华西医学大系

U0254798

解读"华西现象"

讲述华西故事

展示华西成果

慢性肾脏病随访管理实用手册

MANXING SHENZANGBING SUIFANG GUANLI SHIYONG SHOUCE

名誉主编　付　平　刁永书　陈　懿　石运莹
主　　编　马登艳　刘　敏
副主编　陈崇诚　袁怀红

四川科学技术出版社
·成都·

图书在版编目（CIP）数据

慢性肾脏病随访管理实用手册 / 马登艳, 刘敏
主编. -- 成都 : 四川科学技术出版社, 2021.9
（华西医学大系. 临床实用技术）
ISBN 978-7-5727-0300-3

Ⅰ. ①慢… Ⅱ. ①马… ②刘… Ⅲ. ①慢性病—肾
疾病—随访—手册 Ⅳ. ①R692-62

中国版本图书馆CIP数据核字(2021)第193545号

慢性肾脏病随访管理实用手册

主　编　马登艳　刘　敏

出 品 人	程佳月
责任编辑	罗小燕　税萌成
封面设计	经典记忆
版式设计	大　路
责任出版	欧晓春
出版发行	四川科学技术出版社
地　　址	四川省成都市锦江区三色路238号　邮政编码：610023
成品尺寸	156 mm × 236 mm
印　　张	33.75　字　数 680 千
印　　刷	四川墨池印务有限公司
版　　次	2022年5月第 1 版
印　　次	2022年5月第 1 次印刷
定　　价	138.00元

ISBN 978-7-5727-0300-3

本书编委会

名誉主编

付　平　刁永书　陈　懿　石运莹

主　编

马登艳　刘　敏

副主编

陈崇诚　袁怀红

秘　书

黄月阳

编委会成员

（排名不分先后）

陈崇诚	陈　娟	刁　萍	段棣飞	胡晓坤
黄月阳	李　果	李　莎	李兴诚	李　幸
李雪芹	刘莉莉	刘　敏	刘　霞	柳　园
龙燕琼	罗承宜	罗　芳	马登艳	宋晓丽
苏东美	王　芳	王　凤	王　静	王怡兰
肖开芝	颜　钰	袁怀红	张　娥	张文倩
周雪丽	周子琪	朱雪丽	曾小庆	

《华西医学大系》总序

由四川大学华西临床医学院/华西医院（简称"华西"）与新华文轩出版传媒股份有限公司（简称"新华文轩"）共同策划、精心打造的《华西医学大系》陆续与读者见面了，这是双方强强联合，共同助力健康中国战略、推动文化大繁荣的重要举措。

百年华西，历经120多年的历史与沉淀，华西人在每一个历史时期均辛勤耕耘，全力奉献。改革开放以来，华西励精图治、奋进创新，坚守"关怀、服务"的理念，遵循"厚德精业、求实创新"的院训，为践行中国特色卫生与健康发展道路，全心全意为人民健康服务做出了积极努力和应有贡献，华西也由此成了全国一流、世界知名的医（学）院。如何继续传承百年华西文化，如何最大化发挥华西优质医疗资源辐射作用？这是处在新时代站位的华西需要积极思考和探索的问题。

新华文轩，作为我国首家"A+H"出版传媒企业、中国出版发行业排头兵，一直都以传承弘扬中华文明、引领产业发展为使命，以坚持导向、服务人民为己任。进入新时代后，新华文轩提出了坚持精准出版、精细出版、精品出版的"三精"出版发展思路，全心全意为推动我国文化发展与繁荣做出了积极努力和应有贡献。如何充分发挥新华文轩的出版和渠道优势，不断满足人民日益增长的美好生活需要？这是新华文轩一直以来积极思考和探索的问题。

基于上述思考，四川大学华西临床医学院/华西医院与新华文轩出版传媒股份有限公司于2018年4月18日共同签署了战略合作协议，启动了《华西医学大系》出版项目并将其作为双方战略合作的重要方面和旗舰项目，共同向承担《华西医学大系》出版工作的四川科学技术出版社授予了"华西医学出版中心"铭牌。

人民健康是民族昌盛和国家富强的重要标志，没有全民健康，就没有全面小康，医疗卫生服务直接关系人民身体健康。医学出版是医药卫生事业发展的重要组成部分，不断总结医学经验，向学界、社会推广医学成果，普及医学知识，对我国医疗水平的整体提高、对国民健康素养的整体提升均具有重要的推动作用。华西与新华文轩作为国内有影响力的大型医学健康机构与大型文化传媒企业，深入贯彻落实健康中国战略、文化强国战略，积极开展跨界合作，联合打造《华西医学大系》，展示了双方共同助力健康中国战略的开阔视野、务实精神和坚定信心。

华西之所以能够成就中国医学界的"华西现象"，既在于党政同心、齐抓共管，又在于华西始终注重临床、教学、科研、管理这四个方面协调发展、齐头并进。教学是基础，科研是动力，医疗是中心，管理是保障，四者有机结合，使华西人才辈出，临床医疗水平不断提高，科研水平不断提升，管理方法不断创新，核心竞争力不断增强。

《华西医学大系》将全面系统深入展示华西医院在学术研究、临床诊疗、人才建设、管理创新、科学普及、社会贡献等方面的发展成就；是华西医院长期积累的医学知识产权与保护的重大项目，是华西医院品牌建设、文化建设的重大项目，也是讲好"华西故事"、展示"华西人"风采、弘扬"华西精神"的重大项目。

《华西医学大系》主要包括以下子系列：

①《学术精品系列》：总结华西医（学）院取得的学术成果，学术影响力强；②《临床实用技术系列》：主要介绍临床各方面的适宜技术、新技术等，针对性、指导性强；③《医学科普系列》：聚焦百姓最关心的、最迫切需要的医学科普知识，以百姓喜闻乐见的方式呈现；④《医院管理创新系列》：展示华西医（学）院管理改革创新的系列成果，体现华西"厚德精业、求实创新"的院训，探索华西医院管理创新成果的产权保护，推广华西优秀的管理理念；⑤《精准医疗扶贫系列》：包括华西特色智力扶贫的相关内容，旨在提高贫困地区基层医院的临床诊疗水平；⑥《名医名家系列》：展示华西人的医学成就、贡献和风采，弘扬华西精神；⑦《百年华西系列》：聚焦百年华西历史，书写百年华西故事。

我们将以精益求精的精神和持之以恒的毅力精心打造《华西医学大系》，将华西的医学成果转化为出版成果，向西部、全国乃至海外传播，提升我国医疗资源均衡化水平，造福更多的患者，推动我国全民健康事业向更高的层次迈进。

《华西医学大系》编委会

2018 年 7 月

序

2020年，在柳叶刀发表的2017年慢性肾脏病（chronic kidney disease，CKD）数据显示全球有6.975亿患者，中国有1.323亿左右，而2012年中国有1.2亿，短期内呈现快速增长的趋势。最新数据预测，2040年CKD将成为全球负担前五的疾病之一。此外有研究显示，7.6%的心血管疾病死亡可能与肾功能受损有关。相关大健康数据非常不乐观，肥胖、糖尿病、高血压等一系列健康问题在我国已成为普遍现象，导致了CKD患者持续增长，同时医疗经济负担加重。如果早期患者一经诊断就进行规范化CKD管理，可有效延缓疾病进展，减轻医疗经济负担。

然而目前中国CKD管理现状不容乐观，虽然各地已开展各种模式的CKD管理，但其整个管理欠规范，管理人员差异较大，缺乏同质化、专业性的指导实施，更无科学的管理方案和指南参考，肾脏科医护人员面临着巨大挑战，也肩负着很大的责任。

四川大学华西医院肾脏内科于2011年8月率先成立了CKD随访管

理中心，率先开展以患者为中心，肾脏内科医生、护士、营养师三位一体的随访管理项目，通过多学科（multi-disciplinary team，MDT）协作，实现CKD患者全病程的闭环管理，极大地延缓了CKD进展，提高了患者的生活质量。

以上种种原因敦促我们有必要将十年经验提炼总结，编著一本可供医护人员及专职CKD管理类教师实用的工具书，规范CKD管理，造福更多的患者。

期望未来CKD患者全程管理人人可享，我们一起戮力齐心，致力服务，以帮助患者提高生活质量，共创慢性病管理新未来！

付平

（四川大学华西医院肾脏内科主任／华西肾脏病研究所所长）

前　言

　　慢性肾脏病近年来发病率逐渐上升，且呈现年轻化趋势。CKD全球发病率约为13.4%，中国成人CKD发病率约为10.8%，已成为威胁人类健康的公共卫生问题之一。针对庞大的CKD患者群体的照护管理，目前全国无统一模式，且缺乏相关循证依据。开展CKD全程管理，需要多学科人员共同管理，贯穿疾病各诊治环节，从药物、饮食、运动、心理等全方位着手让患者受益，减缓疾病进程，提高患者的生活质量。

　　本书旨在为从事CKD管理的相关人员提供一本有实际操作意义的工具书，帮助已开展或即将开展CKD管理的相关人员提高CKD全病程管理意识及专业能力。

　　本书分为CKD慢病管理概述、CKD相关理论知识、CKD相关药剂学知识、CKD相关科研素养、CKD相关教学素养和CKD相关健康资源等六部分。全书采用理论知识、常见误区、案例分析、选择题形式相结合，大量图表与文字表述相结合，在介绍专业理论知识的同时，通过临床真实案例剖析难点、疑点，便于读者清晰地理解内容；随着互联网高速发展，当下各种健康知识层出不穷，针对常见误区逐一举例说明；选择题有利于读者加深记忆重点内容。

本书是四川大学华西医院慢性肾脏病管理中心医疗团队、肾脏专科护士、血液净化专科护士、肾移植团队、营养科团队、康复科团队、心理卫生中心团队及四川大学华西第二医院小儿肾脏科团队等，总结自身长期的临床实践，结合CKD疾病特点以及目前国内外新进展而形成的集体智慧，不仅为CKD专职护士提供指导，同时也可供各级医疗机构肾脏科的工作人员阅读。由于编者经验有限，书中内容难免有不足之处，衷心恳请各位同仁与读者对本书提出宝贵意见，让我们再版时予以改进和完善。

刁永书

（四川大学华西医院肾脏内科护士长）

目　录

第一篇

CKD慢性病管理概述

第一章

CKD概述

一、CKD的概念及诊断

CKD是对绝大多数肾脏疾病的临床统称。2002年，美国《国家肾脏病基金会肾脏病预后质量指南》（NKF–K/DOQI）中对CKD的定义为：肾脏损害（血、尿成分异常或影像学、病理学检查异常）超过3个月，有或无肾小球滤过率（GFR）异常；肾小球滤过率<60 ml/（min·1.73 m²）且超过3个月，有或无肾损害证据。以上两条中有一条满足，即可诊断为CKD。

二、CKD的分期

美国国家肾脏基金会制定的《CKD分期指南》根据患者临床表现的严重程度、并发症的发生情况以及疾病预后的影响程度，将CKD分为5期，其中肾小球滤过率（GFR）是CKD分期的重要依据（见表1–1–1）。

表 1-1-1　CKD 分期

分期	描　述	GFR ml/ （min · 1.73 m²）	治疗计划
1期	肾损害，GFR正常或升高	≥90	延缓肾脏病的进展，减少心血管疾患危险因素
2期	肾损害，GFR轻度下降	60～89	估计肾脏病进展的快慢
3期	肾损害，GFR中度下降	30～59	评估和治疗并发症
4期	GFR严重下降	15～29	准备肾脏替代治疗
5期	肾功能衰竭	<15或透析	肾脏替代治疗

三、国内外流行病学情况

　　CKD是危害人类健康的主要疾病之一，自2002年世界卫生组织提出CKD的定义及分型分期以来，CKD发病率相较于其他慢性疾病一直处于较高水平。CKD的全球患病率为8%～16%。在美国、挪威、韩国、澳大利亚等国，成年人CKD患病率为10.2%～16.2%。在我国，2012年，成年人CKD患病率为10.8%，而我国西南地区CKD的患病率更是高达18.32%。CKD因具有高患病率、高心血管病患病率、高病死率，低认知率、低防治率、低心血管病认知率"三高三低"的特点，被公认为是21世纪人类面临的全球性公共健康问题，其不良危害仅次于肿瘤、心脏病，成为危害人类健康的第三大杀手。1%～2%的CKD患者会进入终末期肾病（ESRD）阶段，其中70.3%的ESRD患者会选择进行血液透析。我国ESRD患者已超过200万。在发达国家，进入ESRD且需要透析或肾移植的患者，按照每例患者每年花费10万人民币计算，我国每年要为这些透析患者支付2 400亿元人民币的费用，造成了巨额的卫生资源消耗。

　　CKD 1～2期患者人数占全体CKD患者人数的84%，CKD 3～5期占1.73%，所以我国CKD患者群体以早期患者为主。国内外调查研究显示，不同分期的CKD患者，普遍都存在焦虑、抑郁和生活质量下降的情况，CKD 5期的患者生活质量下降尤其明显。因此，

CKD给我国的医疗卫生、社会、家庭和个人均带来了极大的挑战和负担。

肾功能轻中度下降者，病死率较正常者增加20%，心血管病事件增加40%。随着肾功能继续下降，风险呈线性增加趋势。CKD1期患者，老年男性罹患恶性肿瘤的风险增加200%。目前，全球超过5亿人患有不同类型的慢性肾脏疾病，每年有上百万人死于与CKD相关的心脑血管疾病，如突发心力衰竭、脑卒中等疾病。有研究显示，51%的尿毒症患者死于心血管疾病；部分患者出现肾性骨病，引起病理性骨折，从而增加患者身体的伤害和痛苦，严重影响患者的正常生活和工作。根据中国肾脏病网2015年度数据报告，2015年，全国1 850万住院患者中CKD占4.8%，住院CKD患者的住院病死率为2.6%，高于非CKD患者（0.8%）和糖尿病患者（1.5%）。

四、CKD的病因及危险因素

（一）CKD的病因

CKD的病因主要有两大类，即原发性肾脏疾病和继发性肾脏疾病。原发性肾脏疾病包括急性肾小球肾炎、慢性肾小球肾炎、肾病综合征、慢性肾盂肾炎、多囊肾、肾结石、肾癌等。继发性肾脏疾病包括糖尿病、高血压、系统性红斑狼疮、痛风、其他系统肿瘤、药物损害等引起的肾脏疾病。在发达国家，引起CKD的主要原因是糖尿病肾脏疾病、高血压肾小动脉硬化。在我国，由于人们生活水平的提高、生活节奏的加快，糖尿病相关性肾病已取代肾小球肾炎成为我国慢性肾脏疾病的首要病因。

（二）CKD 的危险因素

（1）年龄（如年龄＞65岁）。

（2）不良生活习惯，如长期高盐、高脂、高蛋白饮食，酗酒，过度劳累，肥胖，抽烟等。

（3）感染，如呼吸系统、泌尿系感染或全身感染、肝炎病毒（如乙型或丙型感染等）。

（4）药物损害，应用肾毒性药物，特别是抗生素中的庆大霉素、氨基糖苷类等，以及解热镇痛药、造影剂，中药中的木通、牵牛子、苍耳子、雷公藤等。

（5）尿路梗阻，结石、肿瘤或腹腔内包块压迫引起的尿道梗阻。

（6）中毒、农药、重金属、鱼胆、蜂毒、蛇毒等。

（7）其他疾病，如CKD家族史（包括遗传性和非遗传性肾病）、糖尿病、高血压、高脂血症、高尿酸血症、自身免疫性疾病、泌尿系或全身肿瘤、心血管病、贫血、出生时低体重等。

（8）其他危险因素，如环境污染、经济水平低、医保水平低、教育水平低等。

五、CKD的早期筛查

（一）早期筛查的意义

CKD常起病隐匿，患者长期处于无症状状态。当疾病进展到CKD 3期时，患者发生并发症的风险及进展到终末期肾病的风险显著增高。如果能进行早期筛查、早期发现、早期治疗，病情可得到良好的控制甚至肾功能逆转。

（二）筛查的对象及方式

《CKD筛查诊断及防治指南》中建议，无论有无危险因素都要进行筛查，建议每年进行1次白蛋白尿及血肌酐的检测。对于CKD高风险人群，如肾脏病家族史、糖尿病、高血压、高尿酸血症、高龄（＞65岁）、肥胖等，应展开一级预防，每半年开展1次CKD防治知识宣教，每年至少1次尿白蛋白/肌酐比（AVR）和血肌酐的检测以估算GFR。

六、慢性病管理的概述

慢性病管理是指慢性病相关的医护人员把健康管理理念应用到慢性病的预防和控制中，向慢性病患者提供全面、主动、连续的管理，以达到促进健康、延缓慢性病病程、预防慢性病并发症、降低病残率和病死率、提高生活质量并降低医疗费用的科学管理模式。而慢性肾脏病具有高发病率、低知晓率和低诊断率的特点，罹患CKD的患者心血管疾病、血管钙化等发病率明显增加，向终末期肾脏病（end-stage renal disease，ESRD）进展的风险也大大增加，从而导致患者生活质量明显降低、病死率增加以及医疗费用负担加重。

通过多学科团队管理和患者自我管理等干预方式，可以有效延缓CKD患者向ESRD进展，甚至可以预防。这些干预措施包括血压的管理、血脂的管理、矿物质和骨骼疾病的管理、血糖控制、改变生活方式、避免肾毒性药物等。而多学科团队管理中的护理人员具有极其重要的作用。护理领域的高级实践护士（advanced practice nurses，APN）、诊所护士、开业护士、社区护士等都对慢性病患者提供专科护理服务，有效地缓解了医生的工作压力，满足了慢性病患者的整体需求。我国台湾的慢性病管理护士又称"卫教师"。通过对CKD患者进行综合干预，可有效延缓疾病进展，但是CKD慢性病管理护士规模并没有与不断增长的CKD患者群体的医疗需求相一致。Jenkins（2007年）强调，由于CKD的管理需要多学科团队合作，肾脏科护士更加需要拓展和丰富其技能，以承担起慢性病管理护士新的角色和责任。现在许多国家已经在CKD管理中采取了这种策略，除了我国外，还有以色列、英国、荷兰、澳大利亚、加拿大、美国等。

目前，由护士介导的慢性病管理模式已经越来越多，慢性病管理护士在营养门诊、电话随访、互联网一体化平台等慢性病管理途径中均发挥了显著作用。未来，CKD慢性病管理护士能够进一步提升专业能力、人文关怀、沟通能力等，可以为CKD患者提供更加有效的、多元化、高品质的慢性病管理服务。

七、开展CKD慢性病管理的意义

（1）从患者层面来说，开展CKD慢性病管理能够减轻患者的心理和经济负担，改善患者的不良状态。CKD因发病率高、病死率高、医疗费用昂贵、知晓率低，已成为全球性的公共健康问题。作为与日常生活方式密切相关的疾病，开展CKD管理有利于患者更加了解CKD相关知识，改变不良生活习惯，调整心态等，从而更有效地控制CKD的疾病进展。进行CKD慢性病管理，能够在降低住院率、改善患者临床指标、改善症状与不适、减轻生活负担、缓解焦虑抑郁、改善患者临床结局等方面起到显著效果。

（2）对科室来说，开展CKD慢性病管理，有利于提高医疗质量，改善医患关系，稳定和增加患者就诊以及促进多学科之间的交流。科室定期开展肾友会、义诊等活动，定期通过微信公众号推送相关知识等，有利于提高患者对科室的信任，改善医患关系，增加科室影响力等。同时，开展CKD慢性病管理，能够促进多学科之间的交流，有利于整合资源，促进科室医务人员综合水平的提高。另外，开展CKD慢性病管理，便于监测患者连续的实验室数据及检查报告等，有利于进行精准诊疗，提高医疗质量。

（3）从卫生系统乃至国家层面来说，CKD作为一个全球性的公共卫生问题已对全球多个国家造成巨大威胁。据估计，全球与终末期肾脏疾病患者相关的护理费用超过1万亿美元。开展CKD慢性病管理，有利于缓解人民的经济负担以及政府的医保负担。同时，《健康中国2030纲要》也将慢性病防控作为重要内容，并将其融入健康中国建设的各方面，开展CKD慢性病管理也是迈向健康中国的重要一步。

八、选择题（1~2题为单选题，3~5题为多选题）

1.下列关于CKD的概念正确的是（A）

A. 肾脏损害（血、尿成分异常或影像学、病理学检查异常）超过3个月，有或无肾小球滤过率（GFR）异常

B. 肾脏损害（血、尿成分异常或影像学、病理学检查异常）超过6个月，有或无肾小球滤过率（GFR）异常

C. 肾小球滤过率<90 ml/（min·1.73 m²），且超过3个月，有或无肾损害证据

D. 肾小球滤过率<60 ml/（min·1.73 m²），且超过6个月，有或无肾损害证据

E. 肾小球滤过率<90 ml/（min·1.73 m²），且超过6个月，有或无肾损害证据

2.下列哪项不是CKD的危险因素的是（D）

A. 感染

B. 年龄

C. 肾脏病家族史

D. 绝经

E. 尿路梗阻

3.关于CKD的病因，下列选项正确的有（ABE）

A. 病因主要有两大类，即原发性肾脏疾病和继发性肾脏疾病

B. 在发达国家，CKD的主要原因是糖尿病肾脏疾病、高血压肾小动脉硬化

C. 中国CKD的常见病因是肾小球肾炎

D. 包括感染、年龄、中毒、肾脏病家族史等

E. 目前中国CKD的主要病因是糖尿病肾脏疾病

4.关于CKD的分期，下列正确的有（ ACE ）

A. CKD 5期为肾功能衰竭期，患者GFR<15 ml/（min·1.73 m²）或透析

B. CKD 3期为肾损害，GFR严重下降期

C. CKD 1期的治疗计划通常为延缓肾脏病的进展，减少心血管疾患危险因素

D. CKD 2期GFR通常为30~59 ml/（min·1.73 m²）

E. CKD 5期治疗计划通常为肾脏替代治疗

5.关于开展CKD慢性病管理的意义，下列说法正确的是（ABCDE）

A. 对患者来说，能够改变不良生活方式，了解肾脏病相关知识，以促进健康

B. 对科室来说，有利于提高患者的信任，提高医疗质量

C. 是迈向健康中国的重要一步

D. 能够提升专业人员的综合素质

E. 延缓患者肾脏病发展，减轻治疗负担

第二章
CKD慢性病管理护士的职责、要求、素养和沟通技巧

一、CKD慢性病管理护士的职责

在慢性病管理模式下，护士被赋予了不同的角色。慢性病管理护士的职责已经不仅是临床护理者，更多的是传递健康信息、促进健康、管理与协调以及建立和管理患者的健康档案管理者等。

（一）传递健康信息

护士根据患者的具体病情以及不同需要，将疾病相关健康信息传递给患者、家属及社会，提高患者及家属对CKD相关健康知识的知晓程度和掌握程度，提升患者及家属的健康素养。

（二）促进健康

CKD慢性病管理护士对患者进行多方面的指导，包括帮助患者采取措施，改变生活方式，促进健康，延缓疾病进展。见图1-2-1。

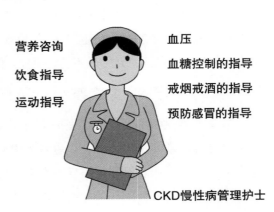

营养咨询
饮食指导
运动指导

血压
血糖控制的指导
戒烟戒酒的指导
预防感冒的指导

CKD慢性病管理护士

图1-2-1

（三）管理与协调

护士应全面评估患者的病情，掌握患者病情的动态变化，有针对性地给予患者生理、心理和社会方面的整体照护计划。同时，护士还应该帮助患者认识潜在的健康问题，给予指导意见，促进患者的身心健康。护士应鼓励患者进行自我管理，以提高患者的参与度，提升患者的成就感等。

（四）管理患者个人健康档案

护士建立并管理患者的个人档案，包括患者的个人信息、实验室检查结果、治疗经过等，协助临床医师为患者进行健康分析、评估，有针对性地进行健康指导、健康干预、复查、追踪服务等，注意患者隐私的保密性。

二、CKD慢病管理护士的要求、素养

（一）良好的职业道德素质

良好的职业道德和高度的责任感是每一位CKD慢性病管理护士应具备的基本素质。CKD慢性病管理护士应为患者提供热情、周到、细致、主动的服务。CKD慢性病管理护士应爱岗敬业、乐于奉献、全心全意为患者服务，树立良好的人生观、价值观，淡泊名利，具有自尊、自爱、自强的思想品质以及一丝不苟、慎独、精益求精的工作作风。

（二）深厚的人文素养

人文素养是CKD慢性病管理护士内在发展的动力和灵魂。护士具备的良好人文素养主要体现在以患者为中心，具体体现在关心和关注患者的生命与健康、权利与需求、人格与尊严。在服务不同层次的人群时表现出恰如其分的礼节、沟通技巧及个性化的健康教育，能充分理解、尊重不同患者的意愿和需求，以更加有利于创造良好的"以人

为本"的人文环境。

（三）良好的心理素质

CKD慢性病管理护士应具备良好的心理素质，做到急事不慌、悲喜有节，排除各种不利于工作的心理障碍和干扰，以积极的心态对待每一位患者。护士良好的心理素质能够增进患者的信任，促进护患关系。

（四）扎实的专业素养

CKD常涉及肾脏学、营养学、康复学、护理学等多学科的知识，CKD慢性病管理护士应不断提升自己的专业能力、不断地充实、更新专业知识，这样才能为患者提供专业的、全方位的健康管理服务。另外，CKD慢性病管理护士需要掌握心理学、沟通技巧等方面的知识，以适应患者多样化的需求。

（五）良好的自我形象

CKD慢性病管理护士优雅的气质、自如的谈吐、得体的服饰是促进护患关系和谐的无声语言。护士对待患者和蔼可亲，处事干练，工作有序、高效及一丝不苟的态度会让患者产生信赖感。因此，护士良好的形象可以释放最大的管理潜能，进行健康教育和健康干预时可提高患者的依从性，从而达到事半功倍的健康管理效果。

（六）护理信息能力或者信息素养

护理信息能力已成为护理核心能力的重要组成部分，包括计算机知识、信息素养、信息管理及应用等内容。CKD慢性病管理护士的护理信息能力包括护士收集、存储、检索、处理和使用信息所需的相关知识、行为和技能，它涵盖了从简单的临床技能到复杂的基于应用程序的知识。具体来说就是，CKD慢性病管理护士对患者的资料、数据进行管理，这就需要护士具备熟练使用相关办公软件如Excel、Word等的能力。此外，为了向患者提供专业、前沿的健康指导，CKD慢性病管理护士的信息检索能力也必不可少。另外，保护好患者的各种资料和数据也同样至关重要，所以信息安全意识也是CKD慢性病管理护士必须具备的专业素养。

三、CKD慢性病管理护士的沟通技巧

CKD病程迁延、并发症多且重、需终身治疗等特点，常使患者出现情绪不稳定、悲观消极、孤僻伤感、矛盾焦虑、求愈心切等心理问题，因此CKD慢性病管理护士在与患者进行沟通交流的过程中，应使用一些恰当的沟通技巧，增加患者的信任，提高依从性，从而促进慢性病管理顺利进行。

（一）充分理解

CKD慢性病管理护士要善于观察患者的心理变化，鼓励患者宣泄不良情绪，运用积极的暗示性语言，调节患者的情绪；向患者介绍慢性病管理在疾病控制、延缓肾脏病进展方面的有效作用，或通过"肾友会"等方式对患者进行同伴教育，减轻患者的心理负担，使患者树立战胜疾病的信心。

（二）注重与病人沟通的内容

某些患者对疾病的认识不到位，认为患病就应该大补、休息等。这种对疾病的认知无疑是有害而无益的。CKD慢性病管理护士在与患者沟通时，应注重倾听患者的倾诉，针对患者的错误认知给予相应指导。另外，与患者的沟通应包括饮食指导、运动指导、预防感冒、疾病相关知识的指导等内容。语言应通俗易懂、易于理解，并及时获取患者的反馈，以确定患者掌握健康宣教内容的程度。

（三）沟通中的语言艺术

与慢性疾病患者沟通时应注意说话简短、多听少发言，适当与患者目光接触，让患者感受到其正在被倾听。不要使用命令式、责问

式、批评式、说教式的口语。可适当地身体接触，如握手、拍肩等，以增进护患感情，利于患者对CKD慢性病管理护士产生信赖。对于说话语速较慢的患者，护士应有足够的耐心，保证充裕的时间，避免做仓促的解释。某些患者因长期患有疾病，对家庭和社会的贡献少，自我感受负担增加，护士在与患者沟通时，应尊重患者的价值，给予肯定与鼓励，增强患者的信心。

（四）GROW 沟通模式

GROW模型由约翰·惠特莫提出，是一种帮助管理者完成有效沟通的方法。GROW分别代表目标（goal）、现状（reality）、选择（options）、意愿（will）。首先，在与CKD患者沟通时，慢性病管理护士要通过一系列启发式问题帮助患者找到自己真正期待的目标（如血压、血糖等的控制），制定明确的、可衡量、可实现、有期限的目标。其次，了解现有的问题，并分析原因；了解影响目标达成的因素和可利用的资源。再次，双方一起探寻解决问题的所有方案，筛选出最合适的方案，共同制订下一步管理计划。最后总结沟通结果，设定完成后的奖励，约定下一次跟进的时间和方式。值得注意的是，在这个过程中，CKD慢性病管理护士的行为是询问而不是告知，是倾听而不是讲述，是赋能而不是指挥。

四、选择题（1~2题为单选题，3~5题为多选题）

1.以下哪项是CKD慢性病管理护士对老年患者进行健康指导时的正确做法（C）

A. 使用专业术语为患者进行专业健康指导以取得患者的信任

B. 鼓励患者多吃肉补充营养，尽量卧床休息

C. 使用患者易于理解、通俗易懂的语言进行宣教

D. 节省时间，尽快向患者讲解CKD慢性病管理的注意事项

E. 直接向患者发放指导手册

2.下面哪项不是CKD慢性病管理护士的职业素养要求（D）

A. 以患者为中心

B. 掌握多学科专业知识

C. 耐心、责任心

D. 保持良好形象，化浓妆、穿高跟鞋

E. 人文关怀

3.CKD慢性病管理护士的语言艺术，下列选项中不正确的有
（ABD）

A. 与患者保持密切目光接触，让患者感受到你正在认真倾听

B. 采用命令式口吻进行健康指导

C. 肯定患者的价值，鼓励患者，增强其战胜疾病的信心

D. 对患者的错误认知给予批评

E. 适当的身体接触

4.CKD慢性病管理护士的要求与素养包括（ABCDE）

A.崇高的职业道德素质

B.深厚的人文素养

C.良好的心理素质

D.扎实的专业素养

E.良好的形象

5.以下哪些内容是CKD慢性病管理护士的职责（ABD）

A.促进健康

B.提供健康信息

C.增加医院及科室收入

D.对患者进行全面管理

E.开具处方

（刘敏　颜钰）

第三章
国内外CKD管理现状

对于CKD的慢性病管理模式，全世界的医务人员都在不断地创新与实践。本书编者通过大量文献检索，整理出国内外CKD管理现状，综述如下，希望能给临床医务人员开展CKD的慢性病管理提供思路。

一、CKD慢性病管理模式

从CKD慢性病管理模式的主要引导者角度出发，将国内外CKD管理模式大致分为四种类型，分别为护士介导、多学科联合、药师介导以及患者自我管理的CKD慢性病管理模式。

（一）由护士引导的CKD慢性病管理模式

该模式由护士在肾脏科医生的监督下，对患者进行综合干预，引导患者进行CKD的慢性病管理。由护士引导的CKD慢性病管理模式在控制血压、延缓肾脏进一步恶化以及预防心血管疾病等方面具有经济且有效的作用。

由护士引导的CKD慢性病管理内容主要包括：

（1）在肾脏科医生的指导下，对患者进行积极的生活方式干预，如指导患者进行体育锻炼、控制体重、戒烟、提供营养咨询等。

（2）提供用药指导。

（3）对患者进行动机性访谈以训练患者的自我管理能力，这是作为CKD慢性病管理护士角色的关键要素。

（4）必要时对患者进行随访，指导患者至少每个季度检查一次实验室指标以及评估使用的药物等，至少每年进行一次更全面的实验室数据检查。

（二）多学科合作的 CKD 慢性病管理模式

理想情况下的多学科治疗团队（MDT）应包括肾脏病医师、护士、营养学家，甚至建议有心脏外科医生、泌尿外科医生、药剂师、心理治疗师等加入。其目的是为CKD患者提供多学科、全方位的专业照护和整体的护理策略，以便在减缓肾脏病发展、控制并发症、改善预后等方面发挥作用。

MDT干预的慢性病管理模式主要内容包括：

（1）肾脏病医师主要负责患者的医疗管理，包括药物（降压药、降脂药、降糖药等）的处方、生化指标的跟踪、确定疾病分期等。

（2）CKD慢性病管理护士重点提供CKD相关的健康教育课程（包括传授CKD知识，了解危险因素、共病、终末期肾脏疾病的体征、肾脏替代治疗、建立透析路径的时机等），指导患者改变生活方式（戒烟、锻炼习惯或减肥）等。

（3）营养师主要为CKD患者提供营养与饮食咨询、饮食健康教育、预防措施。

（4）药师对肾毒性药物的不良反应提供咨询。

（5）社会工作者、心理治疗师或其他专家提供相关的帮助、专业知识和咨询。

（三）药师介导下的 CKD 慢性病管理模式

该模式强调药师、医生合作的CKD慢性病管理，药师根据患者的实验室检查指标对患者的药物进行调整以更好地控制症状、延缓疾病进展。

由药师介导的CKD慢性病管理模式的内容包括：

（1）基于电话干预评估患者的药物治疗方式及调整生活方式。

（2）根据相关指南推荐安排患者进行实验室检查，对晚期CKD患者安排肾脏病咨询及会诊服务。

（3）依据实验室检查结果，根据需要对药物治疗方式进行调整。

（四）自我管理模式

CKD是一种长期的、令人沮丧的、持续进展的疾病，积极的患者参与是有效管理CKD的首要因素。患者自我管理支持（self-management support，SMS）要求卫生保健提供者与患者共同承担治疗决策的责任。该模式强调患者在积极管理自己的疾病方面发挥的重要作用，其目的是帮助患者掌握疾病知识、改善生活方式、增加患者疾病治疗依从性、改善疾病预后以及延缓疾病进展等。

自我管理模式内容主要包括：

（1）提供健康信息，由CKD慢性病管理护士根据相关指南向患者提供综合课程，包括关于肾脏健康、营养管理、生活方式、饮食原则和药理方案的个体化讲座。根据不同分期患者提供针对性指导。

（2）进行患者教育，包括每个月一对一、面对面的CKD自我管理会议。

（3）每周采用电话随访的方式，加强CKD患者的自我管理，并确保及时跟进。

（4）每月开展两次支持小组活动，如肾友会等。

二、CKD管理途径

CKD的管理途径不同，可大致将国内外CKD管理模式分为如下几种：

（一）门诊管理模式

该模式是由医生、护士、营养师等组成的肾脏科门诊小组进行

CKD慢性病管理。通过建立门诊患者的病历档案以记录患者的基本资料、疾病分期、实验室检查结果、治疗经过等，帮助团队更好地制定个体化的治疗方案，进行针对性的健康宣教，有利于患者提高治疗依从性、改善生活方式、提高生活质量、延缓疾病进展。

门诊管理模式的主要内容包括：

（1）建立肾脏门诊患者档案。

（2）肾脏科医生进行CKD的诊断与治疗，确定患者的治疗方案，并根据每次复诊结果及时调整治疗方案。

（3）肾脏科护士对患者进行健康宣教，包括饮食指导、生活方式指导、运动指导、疾病相关知识介绍、血糖血压控制指导、患者自我管理指导、用药指导等。

（4）营养师给予专业的饮食指导意见和咨询服务。

（二）慢性肾脏疾病社区－医院一体化管理模式

社区–医院一体化管理模式以社区、基层医院为依托，建立社区、基层医院与上级医院肾脏病专科互动的、连续的、综合的CKD社区–医院一体化管理模式。该模式有利于实现CKD的早期筛查、早期诊断、早期治疗，在一定程度上减轻三甲医院的压力，有利于医疗资源的合理分配和使用。

社区–医院一体化CKD慢病管理模式主要内容包括：

（1）由肾脏病专家对基层卫生院的医生进行CKD理论知识培训。

（2）根据CKD病情程度实行两层管理。

a.基层管理。由社区、基层医院对高危人群或早期症状人群进行早期筛查；对病情稳定、需要长期随访的患者给予相应指导。

b.上级医院管理。由上级医院对CKD进行诊断，CKD急性期、出现并发症、需强化治疗以及CKD晚期需要进行替代治疗的患者，由上级医院进行管理。

（3）建立疾病电子档案以供基层医院与上级医院共享。

（4）建立社区、基层医院–上级医院的双向转诊制度。当患者出现病情变化、控制不佳时及时转诊上级医院，当患者病情稳定后转往基层医院进行随访巩固治疗。

（三）微信＋全病程慢性病管理模式

微信＋全病程慢性病管理模式是在应对慢性疾病的过程中逐渐发展起来的一种全新管理模式，利用微信互动这种使用方便、应用广泛的现代通信交流方式进行CKD慢性病管理。该模式的优势在于简单方便、可利用微信与医务人员实时沟通等；另外，该模式还起到对患者饮食量化、运动监督等作用。但该模式可能并不适用于一些不能熟练使用微信软件及智能手机的患者。

微信＋全病程慢病管理模式主要内容包括：

（1）微信平台信息每月推送、网络互动联系和随访。

a.专人维护微信公众号，定期进行信息推送。

b.微信平台每周发送一次语音、文字、图片宣教。

c.宣教内容包括：关于血糖、血脂、血压的基础知识；心理卫生、饮食治疗、运动治疗及自我保健；指导饮食管理、运动锻炼。

d.建立微信群，将微信组患者加入群内，进行定期信息推送及健康咨询互动。定期/定向对每位患者进行微信联络以加强随访。建立每周微信签到制度，对无微信回复及签到的患者进行及时跟进联系以加强随访质控，减少失访率。

（2）每月进行一次集中授课，针对CKD进行主题健康指导、答疑。

（3）每周一次慢病管理门诊，进行一对一营养评估，饮食指导。

三、其他慢性病管理模式

1. 层级管理模式

层级护理管理模式是临床较为新型的护理管理模式，其能依照层级对应原则，对患者实施针对性护理干预，能满足不同层级患者的需求，提高护理质量。层级护理管理模式的主要内容包括：

根据CKD患者肾小球滤过率水平，将其分为3个层级，分别为1~2期、3~4期、5期。依照层级管理模式，分别对3个层级患者实施干预。干预内容见表1-3-1。

表1-3-1　层级护理管理模式的具体干预内容

分期	干预内容
1~2期	帮助患者认识肾脏基本构造、功能 介绍肾脏疾病的常见临床症状、疾病危险因子等并讲解疾病分期 告知患者肾脏疾病需要检查的项目、检查项目的目的、检查结果、药物服用方法 告知患者日常生活注意事项、保健事项、并发症疾病预防等 告知患者定期复诊的重要性 讲述健康心理的重要性如健康心理与治疗及转归的关系等，树立患者的治疗自信心、勇气
3~4期	在1期~2期护理基础上，讲解CKD的症状、处理方法、导致肾功能衰竭的恶性因子等，介绍血液透析、腹膜透析治疗、透析治疗时机，讲解血液透析治疗的目的、作用，肾移植治疗的方法及作用，感染等并发症对疾病的影响，并发症的预防及处理方法，使用促红细胞生成素、铁剂治疗贫血等
5期	在3~4期患者护理基础上，充分把握紧急就医黄金时间，照护患者血管通路、透析导管等透析注意事项，讲解并促使患者充分认识替代治疗、肾移植须知等

2. 中医特色的CKD慢病管理模式

中医学治未病理论所说"未病先防，既病防变，瘥后防复"，强调患者需"知己、求己、求医"，将防治疾病融入日常生活当中，让患者学会"养病"，这与慢性病管理理念不谋而合。中医特色的慢性病管理模式为CKD的防治提供了一种新策略，有利于充分发挥中医学的底蕴，建立中国特色的CKD慢性病管理模式。

刘旭生等学者在《建立有中医特色的CKD管理模式》中详细介绍了中医理论在CKD慢性病管理中的应用。具体如下：

（1）可以根据季节阴阳消长的特点、南北地域的不同以及个人体质的差异，制定八段锦等富有中医特色的运动处方。

（2）可通过辨证施膳，将药食同源的中药加入日常食谱中，在保证热量、蛋白摄入量等达标的前提下，通过日常饮食增强体质，有效发挥中医的特色优势。

（3）已有研究发现，一些西医检查指标的异常可能与患者的中医症候变化有一定关联，比如C-反应蛋白的增加与湿热证型密切相关。如果在日常饮食中以健脾清热祛湿立法，通过食疗对日常饮食进行干预，能将治疗寓于日常生活方式中，而且可能收到较好的疗效，简化治疗。

综上所述，CKD慢性病管理模式多种多样，极具特色，各有利弊。在临床实践中，往往并不是单一采取某一种管理模式，如某些医院的CKD慢性病管理融合微信平台慢性病管理、患者自我管理、护士管理、多学科联合管理等理念，制定更完善、更健全的慢性病管理模式。由此，CKD慢性病管理可根据本科室具体情况以及患者的特点，灵活采取相应的CKD慢性病管理模式。同时，也期望有更多富有创新、多元化的CKD慢性病管理模式的出现。

四、选择题（1~2题为单选题，3~5题为多选题）

1.护士主导的CKD慢性病管理模式中，哪项不是护士的主要工作内容（D）

A. 对患者不良生活方式进行干预

B. 饮食营养指导

C. 随访

D. 根据患者的病情变化调整治疗方案

E. 训练患者自我管理能力

2.慢性病管理理念与中医哪项理论不谋而合（D）

A. 阴阳学说

B. 天人合一

C. 辨证论治

D. 治未病

E. 五行学说

3.社区–医院一体化管理模式的优点包括（ABCDE）

A. 早期筛查

B. 早期诊断

C. 早期治疗

D. 实现资源合理分配

E. 减轻上级医院的压力

4.下列关于多学科合作的管理模式叙述正确的是（ABCDE）

A. 理想情况下的多学科治疗团队应包括肾脏病学家、护士、营养学家等

B. 医生主要负责患者医疗处方的开具、确定疾病诊断及分期等

C. 护士主要负责健康宣教的内容

D. 营养师给予专业饮食指导

E. 目的是提供多学科、全方位的专业照护和整体的护理策略

5.国外CKD慢性病管理模式从主要引导者角度出发可分为（ABC）

A. 护士主导的CKD慢性病管理模式

B. 多学科团队主导的CKD慢性病管理模式

C. 自我管理模式

D. 门诊管理模式

E. 社区–医院一体化管理模式

（王芳　颜钰）

第二篇

CKD相关理论知识

第一章

概　述

　　肾脏是机体重要的器官之一，具有多种生理功能。一方面，通过改变尿液中水和电解质的含量来调节机体的体液容量、渗透压、电解质成分和浓度以及酸碱度；另一方面，通过排尿排泄出体内代谢产物和毒素。肾脏同时也是个内分泌器官，可分泌促红细胞生成素、肾素、前列腺素等多种激素及生物活性物质。如此复杂又重要的生理功能都是基于肾脏十分复杂的组织结构。因此，熟悉肾脏基本结构是我们学习肾脏疾病和管理肾脏疾病患者的基础。

第一节　肾脏的结构与功能

一、肾脏的大体解剖

（一）肾脏的位置

　　肾脏位于腹后间隙内脊柱两侧的脂肪囊中，左右各一，左肾较右肾更靠近身体中轴线（图2-1-1）。左肾上极平第11胸椎下缘，下极

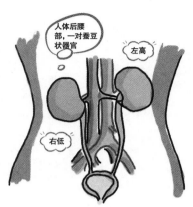

图2-1-1　肾脏的解剖位置

平第2腰椎下缘，左肾门约平第1腰椎。右肾上邻肝脏，受到肝脏位置影响，右肾比左肾略低，右肾上极平第12胸椎，下极平第3腰椎，右肾门平第二腰椎。通常情况下，女性的肾脏位置低于男性，儿童低于成人。肾脏位置可随呼吸和体位做轻微移动，正常肾脏上下移动均在1~2 cm范围内。

（二）肾脏的形态

肾脏形似蚕豆，体积因人而异，与年龄、性别、体型、疾病等因素相关。正常成年男性肾脏长10~12 cm，宽5~6 cm，厚3~4 cm，重120~150 g；成年女性肾脏大小及重量略小于同龄男性，重约135 g。按照部位划分，肾脏分为上下两端、前后两面及内外两缘。上端宽薄，下端窄厚；前面凸，后面平；外缘隆起，内缘凹陷。内缘凹陷处是肾脏血管、淋巴管、神经丛和输尿管的出入口，称为肾门（renal hilum）。经过肾门的肾动脉、肾静脉、淋巴管、肾神经及输尿管统称为肾蒂（renal pedicle）。肾蒂主要结构的排列关系从上到下依次为肾动脉、肾静脉及输尿管；由前至后则为肾静脉、肾动脉及输尿管，少数个体的肾动脉和肾静脉位于输尿管的后方。通常右肾蒂较左肾蒂短，故右肾手术相对困难。肾门向内连接肾窦（renal sinus），肾窦是被肾小盏、肾大盏、肾盂、肾血管、淋巴管、神经、脂肪和结缔组织所填充的腔隙。肾脏表面有三层被膜，由内向外依次为纤维膜、肾周脂肪层（脂肪囊）、肾筋膜。在筋膜外还有大量肾旁脂肪包绕肾脏。肾周脂肪层、肾筋膜及肾旁脂肪共同固定肾脏，若这些结构异常，则可能出现肾下垂或游走肾。

（三）肾脏的组织结构

肾脏是实质性器官，组织结构复杂（图2-1-2）。在冠状切面上，可分为肾实质和肾盂两部分。其中肾实质则由表层的皮质和内层的髓质两部分组成。

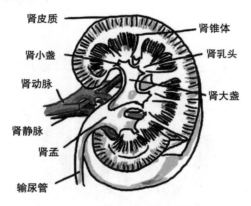

肾皮质 肾锥体 肾小盏 肾乳头 肾动脉 肾大盏 肾静脉 肾盂 输尿管

图2-1-2　肾脏的组织结构

肾皮质大部分位于肾的外周，厚约1 cm，约占1/3，富含血管，新鲜时呈红褐色，肉眼可见的粉红色颗粒即为肾小体，肾皮质大约含100多万个肾小体。部分皮质伸展至髓质锥体间，成为肾柱。

肾髓质位于肾的深部，约占2/3，主要由肾小管构成。肾小管的管路结构有规律地组成条纹，向外放射，向内聚合，形成的锥形体即为肾锥体。肾髓质含15～20个肾锥体。肾锥体底部连接皮质，尖端圆钝，朝向肾窦即为肾乳头。在肾脏上下两极，常有2～3个肾椎体合成一个肾乳头。每个肾脏有7～15个肾乳头，肾乳头顶端的许多小孔是尿液流出通道。肾窦内有边缘附着在乳头周围并包绕肾乳头的肾小盏，呈漏斗状，每个肾含有7～8个肾小盏，相邻的2～3个肾小盏聚合成一个肾大盏，2～3个肾大盏再汇合到肾盂，肾盂呈扁漏斗状。肾盂离开肾门后逐渐缩窄变细，延续为输尿管。

二、肾脏的超微结构

（一）肾单位

肾单位（nephron）是肾脏结构和功能的基本单位，由肾小体和与之相连的肾小管组成，每个肾脏由23万～180万个肾单位构成（图2-1-3）。

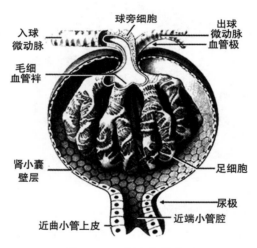

图2-1-3　肾小体模式图

1.肾小体

由肾小球及肾小囊组成，位于肾皮质，近似球形，中央部分是由毛细血管组成的肾小球，球外紧包着肾小囊。肾小体是形成原尿的主要结构。

（1）肾小球。其是一个由毛细血管内皮细胞、上皮细胞以及系膜细胞等成分组成的毛细血管球，包括入球小动脉和出球小动脉组成的血管极、毛细血管袢及系膜组织。血液从入球小动脉进入肾小球，再经出球小动脉流出。由于入球小动脉管径粗而直，出球小动脉细而弯曲，从而形成了显著的血管间的压力差，这种压力差既有助于实现肾小球滤过功能，又促使血液中的免疫复合物等异常物质沉积在肾小球毛细血管壁。

肾小球近似血液过滤器，当血液流经肾小球毛细血管时，肾小球选择性地滤过血浆中的溶质。肾小球毛细血管壁也称滤过膜（滤过屏障），由内向外分别由内皮细胞、基底膜和上皮细胞三层（肾小囊的脏层）结构组成。这个滤过屏障分为机械屏障和电荷屏障。①机械屏障，由肾小球毛细血管壁构成，血管壁内层的毛细血管内皮细胞构成了滤过膜的机械屏障，内皮细胞上称为窗孔的小孔能允许小分子溶质和小分子量蛋白通过，而血细胞及一些大分子物质却不能通过这道机械屏障。②电荷屏障，肾小球毛细血管基底膜所带的丰富负电荷是肾小球滤过膜电荷屏障的重要组成，其中有富含带负电荷的唾液酶蛋白和硫酸类肝素，可阻止带负电荷的物质从滤过膜通过，这对防止血浆蛋白滤出有重要生理意义。另外，肾小球的脏层细胞贴附于肾小球基底膜外侧，有多数足突，又称足细胞，其精细的结构有利于肾小球毛细血管壁选择性的滤过功能。进入肾小球囊腔的滤液即为原尿，原尿除不含血细胞及大分子蛋白外，成分与血浆相似。

（2）肾小囊。它是肾小管盲端扩大形成的双层囊，由内外两层组成，内层为脏层肾小球滤过膜的上皮细胞，包绕在肾小球毛细血管及球内血管系膜区的周围；外层称为壁层，是肾小囊的外壁，壁层上皮细胞在血管极与脏层上皮细胞相连，在肾小体尿极与近端肾小管上皮细胞相延续成近端小管曲部。内外两层之间为一囊腔（肾小囊腔），与近曲肾小管的管腔相连，原尿由肾小球滤出后，经该囊腔进入肾小管。

2.肾小管

肾小管是细长迂回的上皮性管道，具有重吸收和排泄功能。按照部位分为近端小管、细段和远端小管三段。

（1）近端小管。它与肾小囊相连，走形曲直，分为曲部和直部。曲部又称近曲小管。近端小管在肾小管各段中最粗最长，主要位于肾小体周围，构成皮质迷路的大部分，是原尿重吸收的主要场所，在维持机体水、电解质平衡中发挥重要作用。

（2）细段。它是连接近端小管直部与远端小管直部的细直管部分，细段管壁薄，有利于水和离子的通透，以实现对尿液的浓缩功能。

（3）远端小管。其包括直部、致密斑和曲部。由细段升支移行成远端小管直部，远端小管继续行至自身肾小球血管极处，形成致密斑，继而移行为远端小管曲部，最后行至集合管，其中远端小管曲部和皮质集合管起始段的过渡节段称作连接小管。远端小管对钾、钠、氯化物的代谢及酸碱平衡的调节有重要作用，连接小管是不仅有明显的分泌钾离子的功能，而且能影响氢离子的释放，并能调节钙离子的功能。

（二）集合管

集合管是几个肾单位的连接小管直接汇入的管路部分，不属于肾单位。集合管在皮质呈弓状行走，经髓质下行至锥体乳头，形成乳头管。集合管能够进一步重吸收水分和交换离子，进一步浓缩原尿，也是肾脏调节水和电解质平衡的最后部位。

（三）肾小球旁器

肾小球旁器位于肾小球血管极，由致密斑、肾小球外系膜、入球小动脉的终末部和出球小动脉的起始部组成（图2-1-4），具有内分泌功能。其细胞成分包含球旁颗粒细胞、致密斑、和球外系膜细胞等。

（1）球旁颗粒细胞。它存在于入球小动脉中膜内，由血管平滑肌细胞衍化形成，细胞内含有膜包绕的内分泌颗粒，分泌颗粒内含

肾素，产生保钠排钾的作用。此外，球旁细胞还能生成促红细胞生
成素。

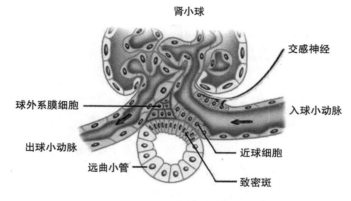

图2-1-4　肾小球旁器

（2）致密斑。它是远端肾小管靠近肾小球血管极处，紧靠肾小
球一侧的上皮细胞形成的椭圆性隆起。致密斑与球外系膜细胞和入球
小动脉有广泛接触，能敏锐感受远曲小管内容量和钠浓度的变化，调
节球旁细胞分泌肾素。致密斑细胞间的间隙随肾脏的功能状态而加大
或关闭。

（3）球外系膜细胞。它是入球小动脉、出球小动脉和致密斑之
间的一群细胞，具有吞噬功能。细胞内的肌丝收缩可调节肾小球的
滤过面积，球外系膜细胞在一些刺激下可以转化为具有肾素颗粒的
细胞。

（四）肾间质

肾间质是位于肾单位及集合管之间的疏松结缔组织。肾间质由间
质细胞、少量网状纤维及含有大量蛋白多糖的细胞外基质组成。肾皮
质含间质少，从皮质到髓质，肾间质数量不断增加。有些间质细胞具
有合成网状细胞及胶原物质的能力，部分皮质间质细胞及髓质间质细
胞具有吞噬功能，有一种髓质间质细胞尚可产生前列腺素及其他降血
压物质。

三、肾脏的血液供应

肾脏的血液供应（renal blood supply）来自肾动脉。肾动脉直接起源于腹主动脉，从腹主动脉分出左、右两支。肾动脉经肾门进入肾脏，然后分为数支叶间动脉，进而分为弓形动脉、小叶间动脉和入球小动脉。入球小动脉在肾小体内分支形成肾小球毛细血管网，过滤血浆中的液体和溶质（除血浆蛋白），再汇集成出球小动脉离开肾小体。出球小动脉离开肾小体后再次分支形成球后毛细血管网，分布在肾小管和集合管周围。球后毛细血管网最终汇合成小叶间静脉、弓形静脉及叶间静脉、肾静脉，汇入下腔静脉（图2-1-5）。

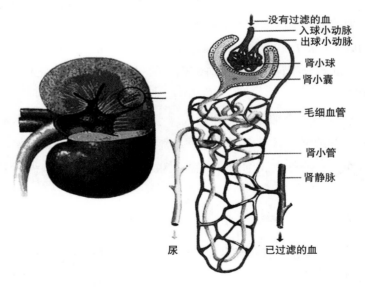

图2-1-5 肾脏的血液循环示意图

肾脏的血液循环与其功能密切相关。肾动脉既是营养血管又是功能血管。肾动脉直接源于腹主动脉，粗短、血流量大，保证了肾脏丰富的血液供应，两侧肾脏的总血流量约占心输出量的1/4。同时，入球小动脉与出球小动脉相比，入球小动脉粗直、血流量大、压力高，有利于水和溶质滤过，形成原尿。另外，由于血流经过肾小球毛细血管网时大量水分被滤出，故进入球后毛细血管内血浆的渗透压较高，这种渗透压差有利于肾小管重吸收的物质进入血流。最后，髓质内自小血管与髓袢伴行，也利于肾小管和集合管的重吸收。

四、肾脏的生理功能

（一）调节水、电解质及酸碱平衡

通过调整入球和出球小动脉的阻力，肾脏能有效地调节肾小球和肾小管周围的毛细血管中的血压，从而改变肾小球的滤过作用和／或肾小管的重吸收，以保证身体的内环境的稳态。

1. 形成原尿

肾脏的血流量约占心输出量的1/4，正常成人安静时大约每分钟有1 000～1 200 ml血液流经双肾。约94%血流分布在皮质部，5%～6%在外髓部分，1%在内髓部分，每日可有180 L血浆滤过。肾血流的调节范围很宽，收缩压波动在80～180 mmHg[①]，肾脏供血仍可维持正常。但当收缩压低于80 mmHg或高于180 mmHg时，将会影响肾脏血流供给。在血液流经肾小球时，除了血细胞和大分子蛋白质外，几乎所有的血浆成分均可通过肾小球滤过膜，进入肾小囊而形成与血浆近似等渗的滤过液即原尿。肾小球滤过功能主要与肾血流量、跨毛细血管静压、肾小球滤过面积、通透性等有关（图2-1-6）。通常用肾小球滤过率（glomerular filtration rate, GFR）来评估肾小球滤过功能。GFR等于净滤过压、液体通透性和超滤面积的乘积。临床上通过测定某种标志物的血浆浓度及其排泄量来测量GFR，所选标志物可被肾小球

[①] 1 mmHg=0.133 kPa。

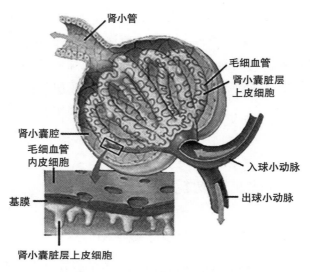

图2-1-6　肾小球滤过膜示意图

滤过膜自由滤过，不被肾小管重吸收和分泌，同时肾脏不能产生和代谢。菊酚具有上述特性，是测量GFR的经典标志物。肌酐是一种内源性物质，其肾脏排泄特点与菊酚相似，血浆浓度可用于GFR的估算。由于部分肌酐由肾小管排泄，使得肌酐总排泄量略大于滤过量，故肌酐清除率比GFR高15%～20%。GFR与体型、年龄和生理状况有关。一般情况下，成年女性GFR正常值约为100 ml/min，成年男性约为120 ml/min，儿童GFR随年龄增长而增加。高蛋白饮食和高盐饮食会导致GFR增加，孕期GFR显著增加，成人GFR可随低蛋白饮食和年龄增长而下降。

2.调节机体的水平衡

肾小管和集合管重新吸收原尿中有用的水、电解质等物质。其中近端小管将原尿中99%的水、电解质、蛋白糖等物质重吸收回血液循环。原尿中绝大部分的葡萄糖、氨基酸、蛋白质、维生素、钾、钙、钠、水、无机磷等都在近曲小管重吸收。正常人在机体缺水时，组织渗透压升高，通过渗透压感受器促进抗利尿激素的分泌，使远端小管和集合管对水的重吸收增加，尿比重上升，尿液浓缩；反之，当体内水分过多时，抗利尿激素的分泌减少，肾小管和集合管对水的重吸收减少，从而使尿比重降低，尿液稀释而排出机体多余的水分（图2-1-7）。

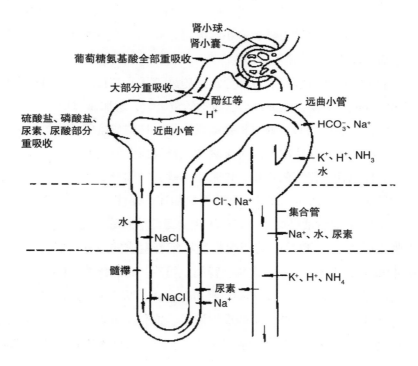

图2-1-7　肾小管各段的重吸收和分泌示意图

3.调节电解质酸碱平衡

肾脏是钠、钾、氯的主要排泄器官。近端小管上皮细胞有摄取功能，能将上述电解质经肾小球滤过后由出球小动脉带到近端小管间质摄取到细胞内，再分泌到肾小管腔内。肾小管上皮细胞能够将本身产生的或血液内的物质如 H^+ 、 NH_3 、肌酐、尿酸、有机酸、抗生素、造影剂等以这种方式排泄、分泌到尿中，调节人体电解质和酸碱平衡，排出代谢产物和进入人体内的某些药物等物质。

五、肾脏的内分泌功能

（1）血管活性激素。它作用于肾本身，参与肾脏的生理功能，主要调节肾脏的血流动力学和肾小球滤过，并与其他激素共同维持血压和水盐代谢平衡。包括：

a.肾素,可通过收缩血管和增加细胞外液量升高血压，通过刺激醛固酮的合成和分泌，促进肾小管对钠的重吸收，增加血容量。

b.前列腺素（PG）,通过扩张或收缩肾血管调节血压。

c.激肽释放酶,肾皮质内所含缓激肽释放酶促使激肽还原生成缓激肽，对抗血管紧张素的作用，扩张小动脉，增加肾血流量，促进水和钠的排泄，降低血压。此外，激肽释放酶还可促使前列腺素释放。

（2）非血管活性激素。它作用于全身调节新陈代谢。包括：①红细胞生成激素（EPO），肾脏是控制红细胞生成的内分泌器官，生成机体90%的EPO 。②Ia羟化酶，肾间质可产生Ia羟化酶，使25—羟维生素D_3转化为有活性的1，25—二羟维生素D_3，调节钙、磷代谢。

此外，肾脏是肾外分泌的促胃液素、抗利尿激素、降钙素等作用的重要靶器官，以及促胃液素、胰岛素、胰高血糖素等肾外激素降解的主要场所。

六、选择题（1~2题为单选题，3~5题为多选题）

1.左侧肾脏的位置（D）

A. 左肾上极平第12胸椎，下极平第3腰椎，左肾门约平第2腰椎

B. 左肾上极平第12胸椎下缘，下极平第2腰椎下缘，左肾门约平第1腰椎

C. 左肾上极平第11胸椎下缘，下极平第3腰椎下缘，左肾门约平第1腰椎

D. 左肾上极平第11胸椎下缘，下极平第2腰椎下缘，左肾门约平

第1腰椎

　　E. 左肾上极平第11胸椎下缘，下极平第2腰椎下缘，左肾门约平第2腰椎

　　2.正常成年男性肾脏（A）

　　A. 长10～12 cm，宽5～6 cm，厚3～4 cm，重120～150 g

　　B. 长10～12 cm，宽5～6 cm，厚3～4 cm，重110～140 g

　　C. 长12～13 cm，宽4～5 cm，厚3～4 cm，重120～150 g

　　D. 长10～12 cm，宽4～5 cm，厚3～4 cm，重110～150 g

　　E. 长9～11 cm，宽4～5 cm，厚3～4 cm，重110～140 g

　　3.组成肾单位结构的有（ABCD）

　　A. 肾小球

　　B. 近端小管

　　C. 远端小管

　　D. 肾小囊

　　E. 中端小管

　　4.属于肾脏的生理功能的有（ABC）

　　A. 形成原尿

　　B. 调节机体的水平衡

　　C. 调节电解质酸碱平衡

　　D. 排除机体多余水分

　　E. 排除机体部分代谢产物

　　5.肾脏表面有三层被膜（ACD）

　　A. 纤维膜

　　B. 肾内膜

　　C. 肾周脂肪层（脂肪囊）

　　D. 肾筋膜

　　E. 肾周壁膜

（马登艳）

第二节　慢性肾脏病患者的护理评估

一、常见症状与体征

（一）肾性水肿

肾性水肿是肾脏疾病最常见的临床症状。其分为两类：

1.肾炎性水肿

首先发生的部位是在眼睑、颜面部、头皮等组织疏松处，然后发展至足踝、下肢，重者呈全身性，可伴血压升高，常见于急、慢性肾炎患者。肾炎性水肿主要因肾小球炎症使滤过膜受损致滤过率下降，肾小管重吸收功能正常，导致"球-管失衡"，引起水、钠潴留，血管内部分液体渗出血管外使细胞外液增加而出现的水肿。

2.肾病性水肿

肾病性水肿多从下肢开始，一般较严重，发展较迅速，常为全身性、凹陷性水肿，体位最低处为甚，可无高血压表现。其主要因大量蛋白从尿中丢失导致血浆蛋白降低，血浆胶体渗透压下降，使液体从血管进入组织间隙而产生水肿。

（二）排尿异常

1.尿路刺激征

包括尿频、尿急、尿痛、排尿不尽感及下腹坠痛等。常见于尿路感染、结石等。

（1）尿频。排尿次数增多，而每次尿量不多，每日排尿大于8次。

（2）尿急。一有尿意即不能忍受，需迫不及待地排尿，常伴有尿失禁。

（3）尿痛。排尿时会阴及下腹部有疼痛或尿道有灼热感。

2.尿量异常

正常人每天尿量平均约为1 500 ml。尿量异常包括少尿、无尿、多尿及夜尿增多。

（1）少尿与无尿。少尿指每天尿量少于400 ml；无尿指每天尿量少于100 ml。可因血容量不足，急、慢性肾功能衰竭，尿路梗阻等因素引起。

（2）多尿。多尿指每天尿量超过2 500 ml；超过4 000 ml称为尿崩。多尿常见于糖尿病、尿崩症、溶质性利尿等非肾性多尿以及各种原因引起肾小管功能不全的肾性多尿，如慢性肾盂肾炎、肾动脉硬化、肾髓质退行性病变等。

（3）夜尿增多。夜尿增多即夜间尿量超过白天或夜间尿量持续超过750 ml，多为肾浓缩功能减退，提示肾脏疾病的慢性进展。

3.尿液异常

（1）蛋白尿（proteinuria）。24小时尿蛋白含量持续超过150 mg，蛋白质定性实验阳性反应。若每天持续超过3.5 g/1.73 m²（体表面积）或每公斤体重50 mg，称为大量蛋白尿。

（2）血尿（hematuria）。其指不同原因所致的红细胞持续进入尿中，可分为镜下血尿和肉眼血尿。当新鲜尿沉渣每高倍视野红细胞超过3个，或1小时尿红细胞计数超过10万个/μl，或12小时计数超过50万个/μl，可诊断为镜下血尿。尿液外观呈洗肉水样、血样或有血凝块，称肉眼血尿。

（3）白细胞尿（leukocyturia）、脓尿（pyuria）和菌尿（bacteruria）。新鲜离心尿液每个高倍视野白细胞超过5个，1小时新鲜尿液白细胞计数超过40万个/μl或12小时计数超过100万个/μl，称为白细胞尿或脓尿。用中段尿涂片镜检，每个高倍视野均可见细菌，或培养菌落计数超过10⁵/ml，称为菌尿。可作为泌尿系统感染的诊断依据。

（4）管型尿（cylinderuria）。其指12小时尿沉渣计数管型超过5 000个，或镜检出现其他类型管型。尿中管型可分为细胞管型、颗粒管型、透明管型和蜡样管型等，是由蛋白质、细胞或其他碎片在肾小管内形成的。正常人尿中偶见透明和颗粒管型。白细胞管型是诊断肾盂肾炎或间质性肾炎的重要依据；红细胞管型提示急性肾小球肾炎，急性肾小管坏死可见大量上皮细胞管型。

（5）血红蛋白尿（hemoglobinuria）。正常人尿液一般为淡黄色，当尿中游离的血红蛋白增加，尿液呈茶色、红葡萄酒或酱油色，实验检查尿隐血阳性。严重的血管内溶血，如溶血性贫血、输血时血型不合、恶性疟疾、大面积烧伤等均会出现血红蛋白尿。

（6）肌红蛋白尿（myoglobinuria）。肌细胞因各种原因发生破坏，从尿中排出肌红蛋白，称之为肌红蛋白尿。

（7）乳糜尿（chyluria）、脂肪尿（lipiduria）。尿中混有淋巴液而呈现稀牛奶样的乳白色尿液，当混有较多血液时称乳糜血尿。当泌尿系统及其邻近器官淋巴管破裂后可出现乳糜尿。脂肪尿中呈现脂肪小滴，加用乙醚等有机溶剂抽提乳糜微粒，脂肪小滴尿液变清亮，称为脂肪尿。

（三）肾性高血压

肾性高血压指因肾脏疾病引起的继发性血压过高，是CKD常见并发症之一。在CKD进展过程中，80%~85%的患者可能发生高血压，并且随肾小球滤过率下降呈线性升高。

1.临床特点

（1）血压难控制，容易发展至恶性高血压，常常需几种降压药联合应用。

（2）心血管并发症发生率高，并且对心血管疾病影响具有自身特点。

（3）加速肾脏疾病进展。高血压是引起CKD肾功能快速进展的危险因素之一。

2.CKD血压控制目标

蛋白尿<1 g/d者，血压控制在130/80 mmHg以下；蛋白尿>1 g/d者，血压控制在125/75 mmHg以下。

（四）肾性骨病

肾性骨病（renal osteodystrophy，ROD）是指慢性肾功能衰竭（chronic renal failure，CRF）时，由于钙、磷及维生素D代谢障碍，继发甲状旁腺功能亢进、酸碱平衡紊乱等而引起的骨痛。它是多种进展性骨病的统称。由于进展缓慢，早期临床症状不明显，一旦发现往往已经是晚期。研究表明，ROD与CKD患者的骨折和心血管疾病有关，是导致CKD患者致残和死亡的重要原因，因此早期诊断和治疗ROD是降低CKD患者病死率和提高CKD患者生活质量的重要措施。现有的检查手段包括骨活组织形态学检查和非侵入性的检查，骨活检无疑是ROD检查的金标准。

（五）肾性贫血

随着肾脏疾病的进展，逐渐出现贫血，CKD 5期患者几乎100%伴有贫血。它不仅引起患者生活质量的下降，也增加了心血管疾病的发生率、住院率和病死率。

肾性贫血属于正细胞正色素性贫血。参与CKD贫血的原因：首要原因是促红细胞生成素（EPO）的减少；其次是与尿毒症相关的红细胞生成抑制因子的增加；再次是红细胞寿命的缩短；最后是食欲减低和血液透析丢失导致的营养缺乏（叶酸和维生素B_{12}）。

（六）肾区痛

肾区痛是自我感觉或体检时发现的肾区部位疼痛，常因肾盂、输尿管内张力增高或包膜受牵拉时发生，表现为肾区胀痛或隐痛。体检时表现为肾区压痛或叩击痛，可有明显的压痛点。

肾脏内科疾病引起肾区痛的特点为：

（1）多为钝痛、胀痛，疼痛一般不剧烈。

（2）活动、体位（如弯腰、转身）与腰痛没有关系。

（3）多为双侧腰痛。

（4）肾区一般没有压痛，多有叩击痛。

二、常用辅助检查及护理

（一）尿液检查

（1）尿常规检查。因不受运动、饮食和酸碱度影响，收集清晨第一次尿标本送检可提高检查结果的准确性。由于夜间饮水少，尿液被浓缩，尿比重较高，晨尿可以反映肾小管浓缩功能的状况，也可随时留取任何时间的新鲜尿液。送检时间最好在10~30分钟内，夏天不应超过1小时，冬天不应超过2小时。时间过长可能造成尿液中的红细胞破坏，导致结果的不准确。收集标本的容器应清洁干燥。女性患者应避开月经期，防止阴道分泌物混入，必要时留中段尿送检。

（2）尿细菌学培养。须先充分清洁外阴及包皮，用0.1%的碘伏进行尿道口消毒，用无菌试管接取中段尿送检。一般停用抗生素5天才能做尿培养，否则由于抗生素对细菌的抑制作用，细菌培养结果阳性率太低。

（3）24小时尿。其用于测定24小时尿蛋白、尿糖、尿酸、尿肌酐、电解质、尿17-羟皮质醇（17-OHCS）、尿17-酮皮质醇（17-KS）以及统计尿量。留取24小时尿者应在早晨排空膀胱后开始计时，准确收集所有尿液，记录尿量。注意将小便放置于通风阴凉处保存，次日混匀后取50 ml及时送检。

（4）尿渗透压（osmotic pressure of urine）。其是反映单位容积尿中溶质分子和离子的颗粒数。尿渗量与尿比重均表示尿中溶质含量。尿渗量指尿中溶质微粒的总数量，因其不受溶质微粒大小和性质的影响，较尿比重更能准确反映肾的浓缩和稀释功能。

（二）肾功能试验

1.肾小球功能检查

单位时间内（分钟）从双肾滤过的血浆的毫升数称为肾小球滤过

率（glomerular filtration rate，GFR）。

（1）血肌酐（serum creatinine，Scr）。体内肌酐来源于内外源性，可从食物中摄取少部分，绝大部分肌酐为机体内肌肉代谢产物。当肾小球滤过率下降到正常的50%以上时，血肌酐才开始迅速上升，因此当血肌酐明显高于正常时，常表示肾功能已严重损害。

Scr正常值：男为44～132 μmol/L，女为70～106 μmol/L；通常60岁以上Scr<100 μmol/L。

（2）内生肌酐清除率（endogenous creatinine clearance，Ccr）。其是指肾小球在单位时间内清除体内多少毫升血浆内的肌酐。

Ccr计算公式：

$$Ccr = \frac{尿肌酐浓度\,\mu mol/L \times 每分钟尿量\,ml/min}{血肌酐浓度\,\mu mol/L}$$

正常值为80～120 ml/min，40岁以后，每年Ccr下降1 ml/min，70岁以上老年人为正常人的60%。

检测血肌酐和内生肌酐清除率前，需让患者连续进食3天低蛋白饮食，并禁食肉类，避免剧烈运动。第4天晨8时，将尿排尽后准确收集24小时总尿液。同一天采血2～3 ml，将24小时尿混匀后取尿液50 ml，同时送检。根据测定的血、尿肌酐值计算出内生肌酐清除率。另外，临床上可采取简化的4小时留尿及一次空腹取血进行测定。

（3）血尿素氮（blood urea nitrogen，BUN）测定。尿素氮是体内氨基酸终末代谢产物，可自由经肾小球滤过。肾小球滤过率下降后血中尿素氮会明显升高。成人正常血清尿素（BU）为1.78～7.14 mmol/L，尿素氮为BUN 3.56～14.28 mmol/L。临床上需结合血肌酐指标综合分析，可协助诊断是肾性或非肾性损伤。肾实质性病变时，肾功能损伤后GFR下降，血BUN与Scr均上升。当机体内有效循环血容量不足时，如心衰、休克、脱水，或长期使用利尿剂，肝硬化等患者，检测血BUN升高而Scr正常。

（4）其他。将血尿酸作为一个肾小球滤过指标看待，因其变化早于血肌酐、尿素氮变化，有一定的临床意义。

2.肾小管功能测定

（1）近端肾小管功能检测。常见测定尿 β_2—微球蛋白（β_2-mG）来反映近端肾小管功能。尿 β_2-mG是有核细胞产生的低分子量蛋白，经肾小球滤过后在近端肾小管被吸收和分解。尿 β_2-mG增高称肾小管蛋白尿，提示近端肾小管功能障碍。

（2）远曲小管功能检测。通常通过测定尿量及其比重来判断远端肾小管的功能。

a.昼夜尿比重试验（莫氏试验）。检查当日患者正常饮食，但每餐含水不超过500 ~ 600 ml，三餐外不饮水及任何液体。正常值：成人尿量1 000 ~ 2 000 ml/24 h，夜尿量＜700 ml，昼夜尿之比为（3 ~ 4）：1，尿比重最高＞1.018，最高一次与最低一次尿比重之差应＞0.009。夜尿增多说明早期尿浓缩功能下降。

b.尿渗量测定。前一天晚餐后到次日晨8小时禁饮，留取晨尿并采静脉血。尿渗量/血浆渗量的比值降低，说明尿浓缩功能受损；尿渗量/血浆渗量的比值等于或接近1，说明肾浓缩功能基本丧失。

3.其他测定

如肾功能试验肾血流量测定、酸碱失衡试验、血浆二氧化碳结合力（CO_2CP）测定。

（三）肾病免疫学检查

（1）血浆及尿纤维蛋白降解产物（FDP）测定尿FDP增加，说明肾内有凝血、纤维素沉积及溶纤等改变，有助于疾病分型。

（2）血清补体成分测定（血清总补体、C_3等） 对探讨肾小球疾病的发病机制、指导临床诊断及治疗有一定意义。

（3）抗链球菌溶血素O的测定对链球菌感染后肾小球肾炎的诊断起重要作用。

（四）肾脏影像学检查

肾脏影像学检查包括 X片、B超、CT、磁共振（MRI）、静脉肾盂造影及逆行肾盂造影、肾动静脉造影等，用于协助了解泌尿系统器官的形态、位置、功能及占位情况。其中，静脉肾盂造影术检查前1～2天应进少渣饮食，检查前晚清洁肠道（口服缓泻剂或灌肠），术晨禁食，造影前12小时禁水。术前应做碘过敏试验。检查后嘱患者多饮水，必要时静脉输液以促进造影剂尽快排出，减少对肾脏的不良反应。

三、护理评估

（一）一般情况

评估患者的意识、精神、饮食、睡眠、大小便、活动及自理能力状况，有无明显的体重、血压、体温变化。

（二）患病及治疗经过

详细询问发病时间，患病后的主要症状及特点、诱因情况、相关疾病情况及家族史等患病经过。

（1）注意针对不同疾病特点进行重点内容的评估。

（2）对患者的主要症状、性质、部位、程度、持续时间及症状缓解或加重的原因等都应重点了解。

（3）由于多数肾脏疾病呈现反复发作及慢性迁延的特点，对病情发作的频率以及症状演变发展的经过也要重点了解。

（4）了解既往检查情况，记录主要的阳性检查结果。了解目前的治疗情况，有无长期使用对肾脏有损害的药物，有无食物或药物过敏史。

（三）心理社会评估

慢性肾脏疾病为慢性病，大多病程长、预后差，对患者的工作、学习、生活造成极大的影响，给家庭带来经济、生活上的巨大负担，患者部分或完全丧失正常人的生活，心理承受巨大压力。

（1）对慢性肾脏病患者使用抑郁自评量表（self-rating depression scale，SDS）和焦虑自评量表（self-rating anxiety scale，SAS）进行测评发现，肾脏病患者的抑郁焦虑情况普遍存在，是最常见心理问题，影响患者预后。同时，失眠、不宁腿综合征（restless legs syndrome，RLS）、睡眠呼吸暂停是肾脏病患者中常见的睡眠障碍。在悲观绝望的情绪下，肾脏病患者较正常人群更易于出现自杀倾向。研究表明，透析患者的自杀比例较正常人群高10～25倍。

（2）修订后的《2010年美国精神病学协会指南》强调心理治疗的作用，特别是认知行为疗法（cognitive behavioral therapy，CBT）和选择性再摄取抑制剂（serotonin reuptake inhibitor，SRI类）作为非精神病性重度抑郁症的首选治疗。

（3）健康及疾病知识。评估患者对健康的认识程度，评估患者对现有疾病的性质、防治、预后、康复等方面相关知识的掌握与了解程度。

（4）精神及心理状态。了解患者的精神状态、有无负性情绪及其程度。评估患者的性格特点、心理状态、人际关系与环境适应能力、对治疗的耐受程度以及遵医行为，针对性地给予有效心理支持。

（5）评估患者的家庭经济情况、文化教育背景和家庭关系。

（四）生活方式和家族史

（1）询问患者的饮食方式、饮水习惯、卫生习惯，评估患者的食欲、排便和睡眠习惯，患病以来有无改变。

（2）了解患者的工作强度、运动情况以及患病后对日常生活、工作、娱乐以及旅游等方面的影响。

（3）了解患者家族中有无同样和类似疾病的人。

（五）压疮评估

1. 压力性溃疡

压力性溃疡（pressure ulcer，PU）简称压疮，是皮肤或皮下组织由于压力、剪切力或摩擦力而导致的皮肤、肌肉和皮下组织的局限性损伤，常发生在骨隆突处。部分终末期肾脏病晚期患者因为多脏器衰竭，活动耐力下降等原因导致活动受限、卧床时间延长，加之存在不同程度的贫血、皮肤水肿、疼痛、抵抗力下降等各种综合因素作用；另外，长期消耗、营养不良所致低蛋白血症，都极易造成压疮的发生。

2.压疮危险因素评估量表

该量表简便、易行、无创，国内外许多医疗机构已开展使用，其中Braden量表、Norton量表和Waterlow量表是最常应用的3种量表。

Braden量表包含6个项目：

（1）感官知觉，指机体对压力所引起的不适感的反应力。

（2）湿度，指皮肤处于潮湿状态的程度。

（3）灵便性，即机体活动的能力。

（4）移动性，指改变、控制躯体位置的能力。

（5）营养，即平常的食物摄入模式。

（6）摩擦力和剪切力。

评分为6~23分，分数越低显示危险程度越高。通常以18分为界限，15～18分显示轻度危险，13～14分显示中度危险，10～12分显示高度危险，9分以下为极高危。

压疮危险程度的分级有助于临床上决定和实施合理的分级预防措施。

（六）跌倒评估

跌倒是指身体的任何部位因失去平衡而意外地触及地面或其他低

于平面的物体。5%～15%的跌倒会造成脑部损伤、软组织损伤、骨折和脱臼等伤害。肾病患者作为一个特殊的群体，常见的临床症状为水肿、低蛋白血症、高血压、蛋白尿、血尿等，肾病终末期患者、肾活检术后的患者需长时间卧床休息；腹膜透析、血液透析患者会出现不同程度的贫血、双下肢虚弱无力等症状。长时间卧床休息会造成直立性低血压、步态平衡失调等。另外，贫血、双下肢虚弱无力患者需借助助行器或他人的搀扶。以上种种因素均增加了肾病患者发生跌倒的危险性。

跌倒危险因素评估表包括10个项目：

（1）年龄。

（2）认知能力。

（3）走动能力。

（4）自理程度–排泄。

（5）住院前一年跌倒/坠床史。

（6）目前使用镇静药/止痛/安眠/利尿/泻药/降血压/降血糖/其他特殊药物。

（7）双眼视力模糊。

（8）依从性低或沟通障碍。

（9）躁动不安。

（10）其他高位因素。

评估总分≥4分，提示患者有跌倒/坠床/受伤的高度危险，分数越高显示危险程度越高。

（七）自我管理能力评估

（1）自我管理是指通过患者的行为来保持和增进自身健康，监控和管理自身疾病的症状和征兆，减少疾病对自身社会功能、情感和人际关系的影响并持之以恒地治疗自身疾病的一种健康行为。

（2）自我管理行为主要包括躯体活动、心理社会行为、饮食及液体摄入行为、服药行为和治疗随访行为。自我管理计划是通过给患者提供相关信息，教授患者解决问题的技巧和技术，对患者进行授权，从而改进其自我管理能力和增强医患之间的互动，最终的目标是提高患者的治疗效果，延缓肾功能的进一步恶化，提高患者生活质量并降低医疗费用。

四、选择题（1~2题为单选题，3~5题为多选题）

1.肾炎性水肿首先发生的部位是在（D）

A.足踝

B.全身性水肿

C.下肢

D.眼睑、颜面部、头皮等组织疏松处

E.腰腹部

2.尿渗透压是反映（A）

A.单位容积尿中溶质分子和离子的颗粒数

B.单位容积尿中肾小球分子和离子的颗粒数

C.单位尿量中血浆溶质分子和离子的颗粒数

D.单位容积尿中溶质分子和离子的比值。

E.单位尿量中血浆溶质分子和离子的比值。

3.尿路刺激征下列描述正确的有（ABCDE）

A.尿频

B.尿急

C.尿痛

D.排尿不尽感

E.下腹坠痛

4.参与CKD贫血的原因描述正确的有（ABCDE）

A.促红细胞生成素（EPO）的减少

B.食欲减低

C.尿毒症相关的红细胞生成抑制因子的增加

D.红细胞寿命的缩短

E.血液透析丢失导致的营养缺乏（叶酸和维生素B_{12}）

5.压疮危险因素评估Braden量表描述正确的有（ABCD）。

A.15～18分显示轻度危险

B.13～14分显示中度危险

C.10～12分显示高度危险

D.9分以下为极高危

E.15～19分显示轻度危险

（马登艳）

第三节　肾穿刺术的护理

一、概述

肾穿刺术是目前较普及的肾活检方法。它是通过穿刺取适量肾组织做病理活检，以确定肾脏病的病理类型，对协助肾实质疾病的诊断、指导治疗及判断预后有重要意义。

肾穿刺可分经皮肾穿刺或开放性直视下穿刺，普通肾脏病患者或肾移植后怀疑有排斥反应的患者一般行经皮肾穿刺术。在术中需对肾脏行活检则行开放性穿刺术。

二、肾穿刺的适应证

（1）急性肾炎综合征。

（2）肾病综合征。

（3）无症状血尿或蛋白尿者。

（4）全身系统性疾病累及肾脏者。

（5）遗传性肾脏病。

（6）原因不明的急性肾功能衰竭。

（7）供肾活检，可以全面、准确地了解供肾情况。

（8）移植肾无尿或少尿，急、慢性移植肾功能减退，蛋白尿或多形性血尿。

三、肾穿刺的禁忌证

（一）绝对禁忌证

（1）有明显出血倾向（血小板 $<50\times10^9$/L，凝血酶原时间 $>$ 16秒）。

（2）重度高血压患者。

（3）有精神病或不配合操作者。

（4）有高危因素的孤立肾。

（5）小肾。

（二）相对禁忌证

（1）肾脏有未控制的炎症或感染。

（2）肾肿瘤或肾脏动脉瘤。

（3）多囊肾或肾脏大囊肿。

（4）肾脏位置过高或游走肾。

（5）慢性肾衰竭。

（6）过度肥胖。

（7）重度腹水。

（8）难以控制的高血压、心力衰竭、严重贫血、低血容量、妊娠或年迈体衰。

（9）严重贫血（血红蛋白 <80 g/L）及血小板减少（血小板 $<80\times10^9$/L）。

四、主要护理问题

（1）焦虑/恐惧，与患者担心疾病和穿刺活检并发症有关。

（2）舒适改变，与穿刺及要求平卧24小时有关。

（3）潜在并发症，如肉眼血尿、肾周血肿、急性尿潴留等。

五、护理目标

（1）患者焦虑情绪减轻，配合治疗及护理。

（2）患者主诉不适感减轻或消失。

（3）没有发生相关并发症，或并发症得到及时治疗与护理。

六、肾穿刺前的护理

（一）心理护理

（1）向患者解释说明肾穿的目的和意义、肾穿的方法、肾穿前后的注意事项等，使患者欣然接受治疗，又不盲目乐观。

（2）与患者进行良好的交流沟通，根据患者的个性、职业、文化水平不同，有针对性地进行指导。

（3）鼓励患者家属给予关心和支持，促进患者间相互交流沟通，解除其思想顾虑。

（4）向患者和家属介绍同病房穿刺成功的患者，让患者相互沟通，增强自信心。

（二）术前训练

（1）训练患者屏气。术前向患者说明屏气的重要性，教会患者正确的俯卧方法并进行吸气、吐气、屏气练习，有利于术中更好地配合医生穿刺。

（2）训练患者床上排便。患者术后需卧床休息24小时，术前需练习床上大小便，并注意保护患者隐私。

（三）术前常规准备

（1）完善术前检查，如血常规、出凝血时间、输血前全套及肝肾功能、心电图、胸片、双肾B超检查等，了解患者有无贫血、出血倾向及肾功能水平，了解肾脏的形态、大小、位置及活动度。若是输血前全套有阳性患者，采用的是专用阳性穿刺枪。

（2）术前用药。术前应停用双嘧达莫和丹参等抗凝及活血化瘀类药物，以免诱发出血。

（3）避免患者受凉感冒；女性患者避开月经期。

（4）患者术前肾区清洁皮肤，移植肾穿刺时需备皮，多体毛者根据情况备皮，更换病员服，排空大小便，将盐袋带入穿刺间，以便术后将患者送回病房的途中压迫伤口。

（5）术前避免进食过饱。

（6）床单位准备。为患者更换床单，备好心电监护仪、温开水、便器、吸水管，必要时备好氧气装置。同时备好贴有标签、编有序号的3个透明塑料尿杯，以备术后留取前3次小便标本送检。

七、操作过程及配合

采用超声定位由肾穿刺针经背部皮肤刺入肾下极取材。穿刺点：背部第12肋下缘和腰方肌、背长肌外缘的三角区内，第一腰椎棘突水平。以穿刺左肾居多。

穿刺时，患者取俯卧位，双上肢放置于头前，腹下垫5～10 cm厚的硬枕，以将肾脏充分顶向背侧。B超定位后常规消毒、铺孔巾，2%利多卡因逐层局麻。在穿刺部位切一小口后，将穿刺针顺着B超定位方向垂直刺入。刺入脂肪囊达肾被膜表面，再核实穿刺针位置无误后嘱患者屏气,将针快速刺入肾内完成取材。

移植肾穿刺时,患者取仰卧位,双手自然放置于胸前,暴露左、右髂窝,穿刺枪选取移植肾下极外侧1/3区域(下极无合适穿刺点时选取肾上极),进针皮肤、皮下至移植肾表面,嘱患者平静呼吸状态下屏气,斜角进针,与穿刺点肾脏表面的垂直线呈20°~30°夹角,尽量避开输尿管和肾血管,快速刺入移植肾实质完成取材。

标本取出后,可采用放大显微镜观察检测标本有无肾小球,并可重复取材1~2次。为确保穿刺肾组织病理检查成功,一般取2块肾组织。

将取好的肾组织分成3份,1份置3%戊二醛数小时内送电镜室处理和检查;1份置生理盐水纱布上,送冰冻切片作免疫荧光检查;大部分置于10%甲醛溶液固定,送病理切片光镜检查。将标本放入置有冰块的恒温瓶内送检。

八、穿刺术后护理

肾穿刺术是对肾实质进行的创伤性检查,可发生出血、尿潴留、感染等多种并发症。因此,我们在护理上应加强观察和护理,尽量避免或减轻并发症的发生。

(一)常规护理内容

穿刺术后护理常规内容见表2-1-1。

表 2-1-1　常规护理

项　目	护理措施
生命体征观察	术后24小时心电监护,观察血压、脉搏、呼吸的变化 必要时术后24小时持续低流量吸氧
穿刺部位观察	有无胀痛、局部包块 穿刺处敷料是否干燥,有无渗血、渗液,勿弄湿

（二）体位与活动

穿刺术后体位与活动护理见表2-1-2。

表 2-1-2 体位与活动

项目	护理措施
术后24小时内	取仰卧位，头下垫枕，自体肾穿刺后保持绝对平卧4～6小时，腰部制动，卧床24小时 自体肾穿刺后立即用手掌按压穿刺部位2～3分钟，然后用盐袋压迫穿刺部位，利用身体的重力压迫穿刺部位，继续压迫止血4～6小时 移植肾穿刺后需手指或大鱼际部压迫止血10分钟，不需用盐袋，卧床8～12小时 腰背部避免扭动、用力，但可以小幅度活动头部和上肢，下肢可以支起，严禁侧卧及翻身 鼓励活动四肢，防止血栓形成
术后24小时后	无肉眼血尿者可下床轻微活动 避免突然弯腰、碰撞及使用腹压等动作 禁止剧烈运动和重体力劳动
术后1个月内	避免腰部负重，如跑步、提重物等

（三）排尿情况以及尿液性质的观察

穿刺术后排尿情况及尿液性质的观察见表2-1-3。

表 2-1-3 排尿情况以及尿液性质的观察

项目	护理措施
观察排尿情况，预防急性尿潴留	观察患者术后2~3小时内的排尿情况，是否有排尿困难 饮水量视病情而定，如患者无水肿；尿量正常，则鼓励患者多饮水 患者有水肿者，则根据患者的尿量来决定饮水量 诱导排尿 必要时留置尿管
观察尿液性质及量	了解有无肉眼血尿，有无血凝块，尿色是否清亮，有无浑浊和絮状物 记录每次小便的量及性质

（四）术后并发症的观察及处理

术后并发症的观察及处理见表2-1-4。

表 2-1-4　术后并发症的观察及处理

常见并发症	临床表现	处理
血尿	镜下血尿发生率几乎为100%，部分患者可出现肉眼血尿	常于术后1~5天消失，无须处理。出现肉眼血尿伴血块时，可静滴 Vit K_1或垂体后叶素缓解症状 鼓励适量饮水 延长卧床时间
肾周血肿	患者感觉明显的腰部、腹部胀痛或绞痛，甚至鼓肠、恶心呕吐等，应疑为肾周大血肿或误穿相邻器官	立即通知医生做好相应检查，给予止血，延长卧床时间等措施 必要时服用止痛药 移植肾肾周血肿者，可卧床休息，局部小沙袋压迫
动静脉瘘	患者持续血尿、无法解释的血压高、听诊肾区有血管杂音，应疑为动静脉瘘的发生	通知医生，纠正休克，手术治疗
移植肾破裂	肾区剧烈疼痛，明显肿胀，压痛明显，同时伴失血性休克表现	通知医生，纠正休克，手术治疗
感染	发热、尿频、尿急、白细胞增高；剧烈腰痛	补液抗感染治疗
肾周疼痛	多为轻度钝痛，或较长时间，较剧烈的疼痛，或双下肢内侧疼痛	严密观察肾周局部有无渗血、渗液、局部血肿等，绝对卧床休息。监测心率、血压变化，测定血球压积和血红蛋白浓度，确定出血时及时处理

（五）饮食护理

穿刺术后饮食护理见表2-1-5。

表 2-1-5 饮食护理

种类	进食低盐、低脂、优质蛋白饮食 进食适量水果蔬菜，防止大便干燥，避免增加腹压而诱发出血 避免进食易产气食物，如豆类、甜食、牛奶、面食、洋葱等，以免引起腹胀不适
量	少吃多餐 注意防止噎呛

九、选择题（1~2题为单选题，3~5题为多选题）

1.彩超定位肾穿刺时，穿刺点位于（D）

A.背部第11肋下缘和腰方肌、背长肌外缘的三角区内，第二腰椎棘突水平

B.背部第11肋下缘和腰方肌、背长肌外缘的三角区内，第二腰椎棘突水平

C.背部第12肋下缘和腰方肌、背长肌外缘的三角区内，第二腰椎棘突水平

D.背部第12肋下缘和腰方肌、背长肌外缘的三角区内，第一腰椎棘突水平

E.背部第11肋下缘和腰方肌、背长肌外缘的三角区内，第一腰椎棘突水平

2.移植肾穿刺时，（A）

A.患者取仰卧位

B.患者取俯卧位

C.患者取左侧卧位

D.患者取移植肾侧卧位

E.患者取非移植肾侧卧位

3.肾穿刺的适应证描述正确的有（ABDE）

A.急性肾炎综合征

B.肾病综合征

C.无症状乳糜尿者

D.全身系统性疾病累及肾脏者

E.遗传性肾脏病

4.肾穿刺术后24小时健康宣教哪些选项正确（ACD）

A.鼓励活动四肢，防止血栓形成

B.女性患者应避免在月经期

C.无肉眼血尿者可下床轻微活动

D.避免突然弯腰、碰撞及使用腹压等动作

E.正常情况下建议卧床5～7天

5.肾穿刺绝对禁忌证有（ABCDE）

A.有明显出血倾向

B.重度高血压患者

C.有精神病或不配合操作者

D.有高危因素的孤立肾

E.小肾

十、常见误区

误区1　肾穿刺术就是肾脏病的手术治疗。

这个说法是不正确的。因为肾穿刺也叫肾活检术，是一项检查肾脏病变的手段，它是通过穿刺取适量肾组织做病理活检，以确定肾脏病的病理类型，对协助肾实质疾病的诊断、指导治疗及判断预后有重要意义，所以肾穿刺术是一种有创的检查手段，不属于手术治疗范畴。

误区2　肾穿刺会伤害肾脏，很危险。

这个说法是不正确的。肾穿刺是一种有创的检查手段，存在一定的风险，通常情况下，肾穿刺仅仅取少量肾组织进行活检，类似于日常掉头发的情况，一两根头发的掉落并不会影响整个头皮毛发的情况。但如果出现一些出血等并发症，需及时处理。

十一、案例分析

（一）病史介绍

患者××，女性，24岁。因体检时发现"蛋白尿、血尿3月"，门诊入院。其余无不适。否认高血压、糖尿病、心脏病，否认传染性疾病，无药物过敏史，无吸烟史，有饮酒史。入院时生命体征示体温36.6℃，脉搏70次/分，呼吸20次/分，血压103/66 mmHg，体重51 kg，身高162 cm，24小时尿量1 500～2 000 ml，大便正常。查体示皮肤黏膜无黄染，无瘀血、瘀斑，全身皮肤完好，无水肿。患者自患病以来，精神、食欲、睡眠可。辅助检查结果显示血肌酐67 μmol/L，估算肾小球滤过率102 ml/（min · 1.73 m²），尿酸301 μmol/L；血常规检查血红蛋白、血小板计数、白细胞计数均正常；初凝血时间结果正常；尿常规示尿蛋白++，尿沉渣镜检示尿红细胞 56/Hp；彩超结果显示双肾未见明显异常。

患者个人基本情况：未婚、未育，本科学历，事业单位职员，和父母一起居住，喜饮奶茶及咖啡，经常加班、熬夜（23：00后睡觉），不爱运动。

治疗方案：

（1）一般治疗，进食清淡饮食。

（2）拟行肾活检穿刺术。

临床诊断：IgA肾病，CKD 1期。

（二）CKD 健康教育

作为CKD健康教育专职护士，简单介绍健康教育的主要内容。

1.健康管理的主要内容

（1）饮食管理。患者肾功能正常，建议正常饮食。目前尿量正常，饮水量可不受限制，建议避免饮用奶茶、咖啡等饮料。

（2）运动及生活习惯管理。患者肾穿刺术后1个月以散步为主，1个月以后无异常情况下以有氧运动运动为主（如慢跑、太极拳、游泳等），但应避免剧烈体力活动。尽量少熬夜，晚上23∶00前入睡，不憋尿，不久坐。

（3）用药管理。患者暂未口服药物，嘱不要随意服用抗生素、止痛药等，不要轻信偏方。

（4）自我病情健康管理。告知患者自我监测小便状况，如小便泡沫类似啤酒花、洗衣服水样、尿色异常、尿量异常等；监测肾穿刺处疼痛情况；观察是否有肉眼血尿或茶色尿等。

（5）复查与随访管理。告知患者肾穿刺后光镜结果，嘱患者注意避免感染，因感染易导致IgA肾病复发或加重，定期复查肾功能的各项指标及根据复查结果行全方位的健康管理。

2.评价

通过上述五个方面的健康管理，综合评价患者的健康教育内容掌握情况，总分为25分。该患者对健康教内容整体掌握好，总分为25分，继续目前的健康管理计划实施。

（马登艳）

第二章
CKD基础知识

第一节　慢性肾小球肾炎的疾病知识

一、概述

慢性肾小球肾炎（chronic glomerulonephritis，CGN）简称慢性肾炎，是一组起病方式不同，病理类型及临床表现多样，伴随不同程度肾功能损害的肾小球疾病，最终进展为慢性肾衰竭，临床主要以血尿、蛋白尿、高血压及水肿为特征。本病具有发病率高、病情迁延、进展缓慢等特点。

慢性肾炎是由多种原因引起、由多种病理类型组成的、原发于肾小球的一组疾病，具有病程长、呈缓慢进展的特点。多数患者出现程度不等的高血压和肾功能损害；尿常规检查有不同程度的蛋白尿和血尿；后期出现贫血、视网膜病变、固缩肾和尿毒症。本病可有多种病理类型，如系膜增殖性肾炎、局灶节段硬化性肾炎、膜增殖性肾炎、膜性肾炎、增生硬化性肾小球肾炎等。病程中可因呼吸道感染等原因诱发急性发作，出现类似急性肾炎的表现，部分病例可有自动缓解期。国内有资料表明，在引起终末期肾衰的各种病因中，慢性肾炎占64.1%，居于首位。

二、流行病学

慢性肾炎可发生于任何年龄段，男性多见，发病率占泌尿系统疾病的21.6%，且病情呈缓慢进行性发展，终末期多进入慢性肾功能衰竭期。慢性肾衰竭是威胁人类健康及生命的常见病之一，在引起终末期慢性肾衰的各种病因中，慢性肾炎占首位（64.1%）。1999年6月，在上海召开全国透析与肾移植登记会议，据会议资料统计分析，在血透患者原发病中，第一位病因仍为慢性肾小球肾炎（50%）。在欧美等一些国家，慢性肾炎在慢性肾衰竭的病因中也占有很大比例。

三、发病原因

慢性肾小球肾炎的病因大多不明，发病机制和病理类型不尽相同，常以感染等为诱因，由免疫及非免疫因素导致肾脏损害。极小部分为急性链球菌感染迁延一年以上所致。

（一）主要病因

慢性肾小球肾炎的发生与免疫及非免疫介导的肾脏损害有关。

1.免疫因素

1）体液免疫机制

（1）抗基底膜抗体型。细菌感染机体后产生抗肾小球基底膜抗体，与肾小球基底膜发生免疫反应，激活补体，导致过敏毒素释放、细胞膜溶解，增强毛细血管壁的通透性，使蛋白质和红细胞、白细胞通过破损肾小球基底膜进入肾小囊，经肾小管随尿液排出。肾小球基底膜破损后，使血小板破损、聚集，引起凝血，纤维蛋白在肾小球内沉积，在成纤维细胞的作用下，使部分肾小球纤维化，导致肾功能不全。

（2）循环免疫复合型。在外源性或内源性抗原作用下，机体产生针对抗原的特异性抗体，抗原与抗体在循环中形成中等大小的复合物，沉积在肾小球内，激活补体，引起肾小球损伤及炎症反应。

（3）原位免疫复合物型。外来的抗原可植入肾小球基底膜，刺激机体产生相应抗体而出现于血液循环中，循环抗体与植入肾小球基底膜的抗原在原位结合而形成免疫复合物，引起肾小球损伤及炎症反应。

2）细胞免疫机制

T淋巴细胞释放的淋巴毒素对肾小球基底膜有破坏作用，又可释放巨噬细胞游走抑制因子，吸引单核细胞在肾小球内浸润，引起肾小球损伤。

3）免疫-炎症机制

慢性肾小球的发病不仅通过免疫反应，也有炎症介质的参与。白介素、多肽生长因子、环氧化酶产物、血小板活化因子及活性氧等，均可参与炎症的发生和发展，过量产生均可引起肾小球结构和功能的损害。

2.非免疫介导的肾脏损害

非免疫介导的肾脏损害在慢性肾小球肾炎的发生与发展过程中亦可能起重要作用，如健存肾单位代偿性血清灌注压增高，肾小球毛细血管袢跨膜压力及虑过压增高，均可导致肾小球硬化。疾病过程中高血压长期存在，也可导致肾小动脉狭窄、闭塞，加速肾小球硬化。

（二）诱发因素

感染、肾毒性药物的使用以及劳累等都是造成慢性肾小球肾炎出现的诱因。感染以链球菌感染最为普遍，且儿童居多，也可继发于非链球菌感染，特别是葡萄球菌感染，成人的感染部位比儿童更具异质性，比如上呼吸道、皮肤、肺、心脏、泌尿道、牙齿、口腔黏膜和骨。

四、诊断标准

慢性肾小球肾炎的诊断并不完全依赖病史的长短。一般而言，凡尿化验异常（血尿、蛋白尿、管型尿）、水肿及高血压病史达1年以上，无论有无肾功能损害均应考虑此病，在除外继发性肾小球肾炎及遗传性肾小球肾炎后，临床上可诊断此病。

诊断要点：

（1）起病隐匿、进展缓慢，病情迁延，临床基本表现是蛋白尿、血尿、高血压、水肿及不同程度的肾功能损害。

（2）长期、持续性蛋白尿和（或）血尿，血尿呈肾小球性血尿。

（3）有长期的高血压，轻度肾功能损害或和水肿。

（4）肾功能损害呈缓慢渐进地进展，最终发展至肾衰竭。

（5）双肾可对称性地缩小。

五、临床分型

临床分型见表2-2-1。

表2-2-1　慢性肾小球肾炎的临床分型

临床分型	临床表现	病理组织学特点
1.普通型慢性肾小球肾炎	患者表现为水肿、蛋白尿、血尿、高血压或者肾功能有一定损害，是相对稳定的阶段	以IgA肾病、非IgA系膜增生性肾炎、局灶系膜增生性较常见，也可见于局灶节段性肾小球硬化和（早期）膜增生性肾炎
2.肾病型慢性肾小球肾炎	以肾病综合征为主要改变，可以表现为大量蛋白尿、低蛋白血症以及高度水肿、高脂血症	以微小病变型肾病、膜性肾病、膜增生性肾炎、局灶性肾小球硬化等为多见
3.高血压型慢性肾小球肾炎	以高血压为主，中到重度的高血压，在眼底上可以出现高血压改变，动脉硬化、眼底血管改变	局灶节段肾小球硬化和弥漫性增生为多见或晚期不能定型或多有肾小球硬化表现
4.混合型慢性肾小球肾炎	指普通型和高血压型混合在一起，既有普通型的临床表现，也有高血压型的临床表现	局灶节段肾小球硬化和晚期弥漫性增生性肾小球肾炎
5.急性发作型慢性肾小球肾炎	慢性肾炎病情比较稳定，在持续发展过程中，由于出现感染诱因，会造成慢性肾炎急性加剧	弥漫性增生、肾小球硬化基础上出现新月体和（或）明显间质性肾炎

六、临床表现

慢性肾小球炎可发生于任何年龄，以中青年为多，多数起病缓慢、隐匿。其临床表现：

（1）水肿常为首发症状，整个疾病过程中，多数患者有不同程度的水肿。轻者仅在眼眶周围、面部或下肢踝部出现水肿，重者则全身水肿或伴有浆膜腔积液，呈现肾病综合征。

（2）有些患者以高血压为首发症状，高血压的程度不等，轻者仅140~160 mmHg/90~100 mmHg，重者可达200/100 mmHg。部分患者可出现持续性中等程度以上高血压，数年后可使心肌肥厚、心脏增大、心律失常，患者感心悸、气促，活动后明显，甚至发生心力衰竭。

（3）尿异常，其是慢性肾小球炎必有的表现。尿量变化与水肿及肾功能情况有关，水肿期间尿量减少，无水肿者尿量多数正常。肾功能明显减退、浓缩功能障碍者常有夜尿及多尿表现。部分患者可出现大量蛋白尿（>3.5 g/d）。尿沉渣镜检红细胞可增多，可见管型。

（4）肾功能不全，慢性肾小球炎患者肾功能不全主要是指GFR降低。多数患者就诊时肌酐清除率轻度下降，但血肌酐和尿素氮可在正常范围。若Ccr降至正常值的50%以下，则出现肾功能不全。

（5）慢性肾小球炎在水肿明显时有轻度贫血，可能与血液稀释有关。若出现中度以上贫血，多与肾内促红细胞生成素减少有关，表明肾单位受损及肾功能障碍较严重。晚期可出现严重贫血。

七、辅助检查

（一）尿液检查

有肉眼血尿或镜下血尿、尿中可见多形性红细胞及管型尿等；蛋白尿+~+++，24小时尿蛋白定量1~3 g；尿比重在1.020以下，晚期固定值1.010。

（二）血液检查

晚期血浆白蛋白降低，血脂升高，内生肌酐清除率下降，肌酐、尿素氮上升，血红蛋白下降，血沉增快，血免疫复合物阳性，补体正常或降低。

（三）肾功能检查

尿酚红排泄试验尿酚红排泄率降低，尿浓缩稀释功能减退。

（四）B超检查

双肾对称性缩小。

（五）肾活检

可确定慢性肾小球肾炎病理类型。

八、治疗

慢性肾小球肾炎的治疗应以防止或延缓肾功能进行性损害、改善或缓解临床症状及防治严重并发症为主要目的，而不是以消除蛋白尿、血尿为目标。一般采取综合治疗措施，强调休息，避免剧烈运动，限制饮食，预防感染。

（一）一般处理

无明显水肿，轻度高血压、血尿和蛋白尿，无肾功能不全表现的患者，可以自理生活，可从事轻微劳动，但要防止呼吸道感染，切忌劳累，勿使用对肾脏有毒性作用的药物。有明显高血压、水肿者或短期内有肾功能减退者，应卧床休息，并限制食盐的摄入量为2~3 g/d。对尿中丢失蛋白质较多，肾功能尚可者，宜补充生物效价高的动物蛋白，如鸡蛋、牛奶、鱼类和瘦肉等，已有肾功能减退者（内生肌酐清除率在30 ml/min左右），应适量限制蛋白质在30 g/d左右，必要时加口服适量必需氨基酸。

（二）积极控制高血压和减少尿蛋白

高血压和尿蛋白是加速肾小球硬化、促进肾功能恶化的重要因素，积极控制高血压和减少尿蛋白是两个重要的环节。高血压的控制目标：尿蛋白≥1 g/d者，血压应控制在125/75 mmHg以下；尿蛋白<1 g/d者，血压控制可放宽至130/80 mmHg。尿蛋白的控制目标为<1 g/d。

根据患者具体情况，下述各类降压药可单用，也可两种以上联合应用。尿蛋白量也是影响肾脏疾病预后的一个因素。肾实质性高血压且肾功尚可者应首选血管紧张素转换酶抑制剂（angiotensin converting enzyme inhibitor，ACEI）治疗。

1.ACEI

ACEI具有较好的肾保护作用，在降血压的同时还可降低肾小球内压，减轻肾小球高血流动力学，减少尿蛋白，减轻肾小球硬化，从而延缓肾衰竭进展。

临床常用ACEI有：

（1）卡托普利（巯甲丙脯酸，开博通），一般剂量每次25～50 mg，3次/天，饭前服用，每天最大剂量不超过450 mg。

（2）依那普利（苯脂丙脯酸），为不含巯基的ACEI，用药剂量小，作用强，作用时间长，副作用小。常用剂量为5～10 mg，1次/天。

（3）贝那普利（洛丁新），10 mg，1次/天。

（4）培哚普利（雅士达），4 mg，1次/天。

（5）西拉普利（抑平舒），2.5 mg，1次/天。

应用中应注意副作用，如高血钾、贫血、皮疹、瘙痒、干咳、味觉减退等。少数患者有粒细胞减少表现。部分学者报道，ACEI可引起间质性肾炎、一过性血肌酐增高。肾功能不全者，如Scr>188～376 μmol/L，应禁用。

2.钙离子拮抗剂

治疗高血压和延缓肾功能恶化有较为肯定的疗效，ACEI和钙拮抗药这两类药物现已作为一线降压药物。钙拮抗药具有抑制Ca^{2+}内流作用，能直接松弛血管平滑肌，扩张周围小动脉，降低外周血管阻力，从而使全身血压下降。此外，钙离子拮抗药还能减少氧消耗和抗血小板聚集，以达到减轻肾脏损伤及稳定肾功能作用。

常选用长效钙拮抗药：

（1）氨氯地平（络活喜）5～10 mg，1～2次/天。

（2）硝苯地平（拜心通）30～60 mg，1次/天。

（3）尼卡地平（佩尔地平）40 mg，1～2次/天。

（4）尼群地平20 mg，1～2次/天。

需要强调的是，应注意二氢吡啶类药物的使用。有研究者报道，硝苯地平（心痛定）的使用可加重肾小球高滤过状态，增加心血管危险性等。

3.β受体阻滞剂

对肾素依赖性高血压有较好的疗效。某些β–受体阻滞剂，如氨酰心安和奈羟心安，脂溶性低，自肾脏排泄，故肾功能不全时应调整剂量和延长用药时间。常用美托洛尔，12.5～25 mg，2～3次/天。

4.α受体阻滞剂

对小动脉和小静脉均有扩张作用。哌唑嗪0.5~2.0 mg，2～3次/天。因其主要不良反应为直立性低血压和过敏，故应从小剂量开始逐步增至治疗剂量。

5.利尿剂

对有明显水钠潴留或使用ACEI者可加用利尿剂，以加强降压效果。但应注意电解质紊乱、高凝状态的出现和加重高脂血症。

（三）糖皮质激素和细胞毒药物

鉴于慢性肾小球肾炎为临床综合征，其病因、病理类型及程度、临床表现和肾功能等差异较大，故此类药物是否应用，宜区别对待。一般不主张积极应用，但患者肾功能正常或仅轻度受损，肾脏体积正常，病理类型较轻（如轻度系膜增生性肾炎、早期膜性肾病等），尿蛋白较多，如无禁忌者可试用，无效者逐步撤去。

（四）避免加重肾脏损害的因素

感染、劳累、妊娠及肾毒性药物（氨基糖苷类抗生素、含马兜铃酸中药、磺胺药及非类固醇消炎药等）均可能损伤肾脏，导致肾功能恶化，应予以避免。

（五）限制食物中蛋白及磷入量

低蛋白与低磷饮食可以减轻肾小球高压、高灌注与高滤过状态，延缓肾小球硬化，根据肾功能的状况给予优质低蛋白饮食，保证进食优质蛋白质（动物蛋白为主）。在进食低蛋白饮食时，应适当增加碳水化合物的摄入以满足机体生理代谢所需要的热量，防止负氮平衡。限制蛋白摄入量后同样可以达到低磷饮食的作用。

（六）中医药治疗

慢性肾小球肾炎的中医病机特点为本虚标实，虚实相兼。肺、脾、肾虚为本；风寒湿热浊毒侵袭、瘀血交阻为标。脏腑虚损与外邪侵袭为本病的中心环节，故慢性肾小球肾炎的治疗，以治本和治标相兼为原则。脏腑虚损以脾肾两脏气虚为主，故以培补脾肾、温阳化气为基本治疗方法。

九、健康管理

慢性肾小球肾炎是目前发病率比较高的肾脏类疾病，因此，合理、针对性的健康管理尤为重要，应从疾病评估、制订计划、计划实施、效果评价四个方面实施一体化、连续的健康管理。

（一）疾病评估

疾病评估包括以下六点：

（1）一般状态评估。其包括生命体征（尤其是血压情况）、小便情况（量、颜色、有无泡沫等）、精神状态、睡眠、食欲等。

（2）身体评估。其包括查体有无皮肤水肿、破溃，有无呼吸道感染症状，有无肉眼血尿，有无高血压等。

（3）实验室指标评估。其指根据肾小球滤过率判断疾病分期等；查看血液、尿液等检查结果。

（4）其他检查结果评估。其指查看肾穿刺活检术结果、彩超或胸部X线检查结果等。

（5）病史评估。其包括有无食用肾损害食物或药物等，有无肾脏疾病家族史等。

（6）其他评估。其指评估患者的心理状态、生活习惯、职业、社会支持系统等整体情况。

（二）制订计划

慢性肾小球肾炎具有反复发作的特点，因此在日常生活中避免复发尤为重要。拟从自我病情监测管理、饮食管理、皮肤管理、运动管理、药物管理等方面制订健康、有效的计划方案。

（三）计划实施

1.自我病情监测管理

慢性肾小球肾炎迁延难逾，应密切监测病情变化，每日监测尿量、体重、血压变化；每周查肾功能、血电解质1~2次；每半个月查血常规、尿沉渣自动分析全套1~2次；每月查人血白蛋白、血脂1~2次，血清铁蛋白1次。

2.饮食管理

应视患者有无高血压及水肿情况，分别给予低盐、无盐饮食。轻度水肿及伴有高血压者，宜采用低盐饮食，食盐摄入量每天以不超过3 g为宜；高度水肿者，应忌盐；水肿不明显且无高血压者，可进普食，但饮食不宜过咸。蛋白质的供给量，应根据蛋白尿及血中尿素氮的变化和有无贫血而定，一般宜控制在每天30~40 g，并在饮食中给予优质蛋白质，如鱼类、瘦肉、蛋、奶等；如患者肾功能正常，而又有大量蛋白尿时，则应放宽蛋白质摄入量，但不宜超过每天1 g/kg，以免加重肾小球滤过及肾小球硬化。注意低蛋白饮食时，可适当增加糖类供给量，以达到机体基本能量的需要。

3.皮肤管理

保持床单整洁干燥，注意水肿皮肤的清洁护理，臀部、阴囊、足部可用棉垫托起，减少受压时间，必要时给予按摩，促进血液循环，预防感染。

4.情志管理

中医学理论分析，肝性喜条达而恶抑郁，情志失调容易伤肝。忧思过度伤脾，土郁伤肝，肝气郁结则疏泄不利、气机郁滞，影响膀胱气化功能，或肝气久郁化火，损及肾阴，肝火郁于下焦，影响膀胱气化功能，使病症缠绵难愈。临床实践证明，心情开朗和意志消沉两种心态，在疗效和预后方面有明显的不同。因此慢性肾小球肾炎患者，应该学会调养情志，遇到困难充满信心，避免消极悲观情绪，以便早日康复。

5.药物管理

严格遵医嘱按时、按量给药，补液时应准确计算每小时及每分钟输入量，防止心衰和肺水肿的发生。对使用利尿剂的患者，应密切注意用药后的反应，警惕电解质紊乱的发生。为浮肿患者肌内注射时宜深刺，拔针后用棉签压迫针孔处2～3分钟，以防药液溢出。使用降压药时，要注意观察血压情况，降压不宜过快或过急，以防肾血流量迅速减少而加重肾功能的损害。

6.疾病知识教育管理

向患者及家属讲解本病的发病原因、临床表现等，解释引发本疾病的有关因素和避免再次接触感染源的重要性，这是预防本病的重中之重。患者应注意劳逸结合，加强营养，增强体质，预防感染。

7.随访管理

因本疾病病情反复，迁延难愈，预后不佳。应向患者及家属讲解定期复诊的重要性和必要性，教会患者去正规医院定期随访、定期检测各种指标的具体流程和方法。条件允许的情况下，可在CKD慢性病管理中心进行系统的多学科团队管理。

（四）效果评价

效果评价就是通过计划方案的实施，评估患者对健康教育内容整体掌握的情况，评估患者的临床表现及各项指标是否有所改善，若病情改善，继续目前计划方案治疗；若病情没有改善，分析可能的原因，及时调整治疗方案和慢病管理方案。

评估患者对健康教育内容整体掌握情况采用Likert 5级评分法。其内容为：1分为内容完全没掌握，2分为掌握小部分内容，3分为掌握一半内容，4分为掌握大部分内容，5分为内容完全掌握。

十、常见误区

慢性肾小球炎都是从急性肾小球炎转化而来的。

这个说法是错误的。慢性肾小球肾炎并不都是从急性肾小球肾炎转化而来。慢性肾小球肾炎是一组多病因，由各种细菌、病毒或原虫等感染，通过免疫及非免疫机制等引起的肾小球疾病，多数患者与链球菌感染并无明确关系。据统计，仅15%～20%的患者是从急性肾小球肾炎（以下简称急性肾炎）转化而来。慢性肾炎的病因是很复杂的，很多患者起病隐匿，可以没有急性过程，所以，慢性肾小球炎不全是从急性肾小球炎转化而来的。

十一、案例分析

（一）病史介绍

病史及检验结果：患者××，女性，30岁，因"泡沫尿、浮肿3

年，伴乏力、食欲缺乏2周"入院。患者3年前无明显诱因出现泡沫尿，颜面及双下肢轻度浮肿，以晨起明显，尿量可。为进一步治疗入院，入院生命体征示体温37.1℃，脉搏84次/分，呼吸20次/分、血压146/90 mmHg。查体示颜面轻度浮肿，双下肢轻度浮肿。患者自患病来，精神可、食欲可、睡眠可。

辅助检查结果显示：肌酐88.3μmol/L，尿素12.18 mmol/L，甘油三酯2.33 mmol/L。血常规示血红蛋白104.0 g/L，红细胞计数3.36×10^{12}/L，嗜酸性粒细胞百分比8.8%，血小板计数87×10^9/L。尿常规示尿蛋白+++，尿隐血+++，尿沉渣镜检红细胞+++。大便常规、电解质、凝血功能未见明显异常。胸片未见明显异常。B超示左肾囊肿。心电图示T波改变。心脏彩超示左室心肌松弛性减退。

患者个人基本情况：某公司职员，高中学历，已婚，已育（1个儿子），和爱人一起居住，经常熬夜，饮食喜咸，平素很少运动。

治疗方案：

（1）一般治疗，低盐、低脂饮食。

（2）口服药物治疗，阿托伐他汀10 mg qd，阿魏酸哌嗪片 100 mg tid，硝苯地平控释片30 mg bid，盐酸阿罗洛尔片10 mg bid，百令胶囊1 g tid，盐酸特拉唑嗪片2 mg qd，螺内酯20 mg qd

临床诊断：慢性肾小球肾炎，肾性高血压。

（二）CKD 健康教育

作为CKD健康教育专职护士，简单介绍健康教育的主要内容。

1.健康教育的主要内容

（1）皮肤管理。保持床单整洁、干燥，注意水肿皮肤的清洁护理，臀部、足部可用棉垫托起，减少受压时间，必要时给予按摩，促进血液循环，预防感染。

（2）饮食管理。采用低盐饮食（<3 g/d）；蛋白质的供给量30～40 g/d，优质蛋白质占60%，保证足够的糖类供给量，以达到机体

基本能量的需要。

（3）用药管理。严格遵医嘱按时、按量给药，防止心衰和肺水肿的发生。患者使用利尿剂期间，密切观察患者有无恶心、呕吐、四肢无力等电解质紊乱表现。为患者做肌内注射时宜稍深刺，拔针后用棉签压迫针孔处2~3分钟，以防药液溢出。注意观察血压情况，降压不宜过快或过急。

（4）生活习惯指导管理。避免熬夜，尽量在夜间23：00前入睡，保证充足睡眠，避免抵抗力下降。

（5）心理管理。多鼓励患者及家属消除不良的心理情绪，减轻心理负担，保持乐观情绪，积极治疗。

（6）自我病情监测管理。每日监测尿量、体重、血压变化；每周查肾功能、血电解质1～2次；每半个月查血常规、尿沉渣自动分析全套1～2次；每月查人血白蛋白、血脂1～2次，血清铁蛋白1次。

2.评价

通过上述六个方面的健康管理，综合评价患者的健康教育内容掌握情况，总分为30分。该患者对健康教育内容整体掌握好，总分为27分，其中：皮肤管理5分、饮食管理5分，用药管理4分、生活习惯5分、心理管理4分、自我病情监测管理4分。心理指导及疾病相关知识方面仍需加强健康管理。

十二、选择题（1～2题为单选题，3～5题为多选题）

1.不属于慢性肾小球肾炎主要临床表现的症状是（B）

A.水肿　　　B.尿频尿痛　　　C.高血压

D.尿化验异常　　E.肾功能损害

2.慢性肾小球肾炎继发高血压，且合并肾功能不全、高血钾时，应慎用的降压药是（B）

A.利尿剂　　　　B. ACEI类药物　　　C.β受体阻滞剂

D.钙离子拮抗剂　　　E.中枢降压药

3.需与慢性肾小球肾炎鉴别的继发性肾脏病有（ABCDE）

A.糖尿病肾病　　　B.狼疮性肾炎　　　　C.紫癜性肾炎

D.痛风性肾病　　　E.肾淀粉样变

4. IgA肾病的主要临床表现包括（ABDE）

A.血尿　　　　B.血压高　　　　C.管型尿

D.蛋白尿　　　E.肾功能下降

5. 肾功能的指标主要以（ABC）

A.血尿素氮　　　B.肌酐　　　C.尿酸

D. PTH　　　　E.血红蛋白

（李幸　马登艳）

第二节　肾病综合征的疾病知识

一、概述

肾病综合征（nephrotic syndrome，NS）是肾小球疾病中一组由多种病因引起的临床症候群。临床上以大量蛋白尿、低蛋白血症、高脂血症及不同程度水肿为主要特征。根据病因可分为原发性和继发性两种，前者的诊断主要依据排除继发性肾病综合征。肾病综合征由多种病因引起，其对治疗的反应和预后差异甚大。

二、流行病学

肾病综合征在儿童肾小球疾病中占70%~90%，在成人中占20%~30%。近年来，继发性肾病综合征的发生率明显增加，在欧美等发达国家肾病综合征的小儿发病率为每年2/10万，累积发生率为16/10

万。老年、糖尿病、肿瘤患者及妊娠期女性肾病综合征的发生率呈增长趋势，且治疗困难，预后差。

三、发病原因

肾病综合征在临床上属于比较常见的疾病。引起肾病综合征，主要是原发性的和继发性的两大原因。其中，原发性的肾病综合征以微小病变、膜性肾病、系膜增生性肾小球肾炎等类型最为常见。继发性的肾病综合征，主要是和糖尿病肾病、狼疮性肾炎、紫癜性肾炎这些疾病有关系。

（一）主要病因

肾病综合征发生的主要原因与细胞免疫功能紊乱、体液免疫功能紊乱，白细胞介素功能紊乱、自由基的毒性等有关。

1.免疫介导发病

免疫介导反应引起肾病综合征的主要机制是致敏的淋巴细胞与固定于肾小球的抗原相互作用，引起单核细胞浸润为主的局灶性炎症反应；循环中致敏淋巴细胞与抗原相互作用，导致一系列淋巴因子释放、趋化，并激活其他各种吞噬细胞，引起病变；发挥细胞毒作用。

2.白细胞介素功能紊乱

许多细胞因子及其受体在疾病的某些阶段可表现异常增高，活化的淋巴细胞能释放可溶性白介素-2受体（SIL-2R），它具有免疫调节的作用，能与白介素-2（IL-2）结合，通过阻滞IL-2的刺激或降低相应的表面受体密度而起对IL-2依赖性增生反应的下调作用。SIL-2R在局部细胞的信号传递中可引起特定细胞亚群增生或抑制。而T淋巴细胞亚群异常和肾病综合征的发生有关。

3.自由基毒性

氧自由基也是肾小球损伤的重要介质。若氧自由基生成异常增多或（和）肾脏抗氧化功能下降，就会引起肾脏的损害，出现肾小球内皮细胞肿胀、上皮细胞足突融合、肾小球基底膜降解等一系列病变而导致肾病综合征的发生。

（二）诱发因素

（1）感染。其包括细菌、病毒、原虫、蠕虫等的感染导致肾病综合征的发生。如细菌感染引起的感染性心内膜炎、梅毒、麻风等；病毒感染引起的乙型肝炎病毒、带状疱疹、牛痘、传染性单核细胞增多症、人类免疫缺陷病毒等；原虫感染引起的疟疾、弓形体病等；蠕虫感染引起的血吸虫病、丝虫病等。

（2）药物。包括汞、有机金属、青霉胺、海洛因、丙磺舒、非甾体抗炎药、利福平、造影剂等。

（3）毒素及过敏。包括蜂刺伤、花粉、破伤风类毒素、百日咳、白喉、血清病等。

（4）肿瘤。包括实体瘤、白血病及淋巴瘤等。

（5）多系统疾病。包括系统性红斑狼疮、混合性结缔组织病、皮肌炎、过敏性紫癜、淀粉样变、类风湿性关节炎、溃疡性结肠炎等。

（6）其他。如子痫、移植肾排斥、恶性肾硬化症等。

四、诊断标准

肾病综合征的诊断应将典型的临床症状和体征结合血生化的异常进行。具体如下：

（1）24 h尿蛋白≥3.5 g/d。

（2）血浆白蛋白≤30 g/L。

（3）不同程度的水肿。水肿为肾病综合征的主要症状，特点是水肿首选出现于皮下组织较疏松部位，如眼睑、颜面等处，然后出现于下肢（常从踝部开始），多为指压凹陷性水肿，严重的可发展至全身，引起胸腔积液、腹水、心包积液。水肿与体位有明显的关系，如出现一侧下肢与体位无关的固定性水肿时，应怀疑下肢深静脉血栓形成。但也有部分患者可水肿不明显。

（4）高脂血症。高脂血症是肾病综合征患者的重要表现之一，它以血清中胆固醇、甘油三酯、极低密度脂蛋白（VLDL）、低密度脂蛋白水平（LDL）升高为特征。

前两项是诊断肾病综合征的必要条件，后两项为非必要条件。临床上只要满足上述两项必要条件，肾病综合征的诊断即成立。临床上不能仅满足肾病综合征的诊断，必须对其做出病因、病理、并发症乃至完整诊断，对肾病综合征患者应肾活检明确病理类型，指导临床治疗，以提高肾病综合征治疗的缓解率，改善患者的预后。

五、临床分型

肾病综合征可为原发性和继发性。如考虑为继发性应积极寻找病因，在排除继发性肾病综合征，如糖尿病肾病、紫癜性肾炎、狼疮性肾炎、乙肝相关性肾炎、肾淀粉样变等之后，才能诊断为原发性肾病综合征。

常见的病理类型分为：

（1）微小病变型（MCD）。光镜下肾小球基本正常，近端肾小管上皮细胞可见脂肪变性，故又被称为类脂性肾病。免疫荧光阴性，电镜下特征性表现为弥漫性足突融合，肾小球内一般无电子致密物沉积。

（2）系膜增生性肾小球肾炎（MsPGN）。光镜可见肾小球弥漫性系膜细胞增生伴系膜基质增多，而肾小球毛细血管壁和基底膜正常。按免疫荧光结果可分为IgA 肾病（单纯IgA或以IgA 沉积为主）和非IgA 系膜增生性肾小球肾炎（以IgG 或IgM 沉积为主）。

（3）局灶性节段性肾小球硬化（FSGS）。其病理特征为局灶损害。病变以系膜基质增多、血浆蛋白沉积、球囊粘连、玻璃样变性为特征，伴或不伴球性硬化。电镜可见弥漫性足细胞足突消失，免疫荧光呈现IgM 和C3 沉积。

（4）膜性肾病（MN）。以局限于肾小球基膜的免疫复合物沿肾小球基底膜外侧（上皮下）沉积，刺激基底膜增殖，致使"钉突"形成、基底膜弥漫增厚为特征的一种疾病。

（5）膜增生性肾小球肾炎（MPGN）。其共同特点为肾小球基底膜增厚、系膜细胞增生及系膜基质扩张，毛细血管袢呈"双轨征"为其典型特征性病理改变。

六、临床表现

肾病综合征以大量蛋白尿、低蛋白血症、水肿、高脂血症为基本特征，可合并感染、血栓、栓塞、急性肾衰竭、蛋白质及脂肪代谢紊乱等并发症。

（一）大量蛋白尿

大量蛋白尿指每日从尿液中丢失蛋白质≥3.5 g。尿蛋白的主要成分为白蛋白，亦可包括其他血浆蛋白成分，与尿蛋白的选择性有关。尿蛋白的量还受血浆蛋白浓度的影响，血浆白蛋白严重降低时，可使尿蛋白排出量减少。反之，当静脉输注浓缩蛋白制剂时，尿蛋白排出量可一过性增加。

（二）低蛋白血症

低蛋白血症是肾病综合征的第二个特征，即人血白蛋白水平在30 g/L以下。低蛋白血症见于绝大部分肾病综合征患者，一般来说，蛋白尿程度越重，人血白蛋白浓度也越低，但二者可不完全平行一致。

（三）水肿

水肿是肾病综合征常见的重要体征，在一定程度上影响患者的生活质量和疾病预后。水肿最初在眼睛和腿部周围出现。随着时间的推移，水肿开始在其他部位出现，这可能出现的临床表现为体重增加，腹水和胸腔积液。

（四）高脂血症

脂质代谢紊乱是肾病综合征的突出特征，表现为：

（1）高脂血症。如高胆固醇血症、高甘油三酯血症、高密度脂蛋白变化不定。

（2）脂蛋白的合成增加。低密度脂蛋白和极低密度脂蛋白合成增加。

（3）脂质分解减少。脂蛋白酶减少，卵磷脂胆固醇脂酰转移酶减少。

（4）脂质的运输障碍。脂蛋白B增加，肝脏摄取低密度脂蛋白减少。

七、辅助检查

（1）尿液检查。尿蛋白≥+++，尿蛋白定量>50 mg/（kg·d）或晨尿尿蛋白/尿肌酐比值>2 g/mmol。

（2）血生化检查。人血白蛋白<30 g/L伴或不伴血清胆固醇>5.72 mmol/L。

八、治疗

争取尽早完全缓解，维持长期完全缓解，减少各种并发症，保护肾功能，提高肾脏和患者远期存活率。不同患者、不同病理类型对治疗的反应各异。在任何时候，支持治疗（包括容量管理、血压调整、饮食指导、预防并发症、降脂治疗等）都是基本和非常重要的。在积极治疗时要小心规避治疗可能带来的副作用，强调临床实践中根据患者临床具体情况给以分类和分度的治疗。

（一）病因治疗

有继发性原因者应积极治疗原发病。对原发疾病采取积极有效的治疗包括：手术或化疗治疗肿瘤；停用相关药物；进行积极有效的抗肝炎病毒治疗；治疗感染性疾病；有效控制自身免疫性疾病等。

（二）一般治疗

（1）休息。肾病综合征患者应适当注意休息，有严重浮肿及低白蛋白血症者应以卧床休息为主。卧床休息能增加肾血流量，使尿量增加，并可避免由于接触引起交叉感染。病情稳定者应适当活动，以防止静脉血栓形成。

（2）饮食。在肾病综合征严重低白蛋白血症时，蛋白质的摄入量为$1.2 \sim 1.5$ g/（kg·d）。在严重水肿或高血压时，应限制钠盐的摄入量，一般摄入钠为$2 \sim 3$ g/d。给予少油、低胆固醇饮食。

（三）利尿消肿

对于浮肿明显，限钠限水后仍不能消肿者可适当选用利尿剂。

（1）噻嗪类利尿剂。主要作用于远曲小管，通过抑制Cl^-和Na^+在髓袢升支粗段及远端小管前段的重吸收而发挥利尿作用。常用的有氢氯噻嗪，剂量一般为$50 \sim 100$ mg/d，分次口服。使用时需注意低钠和低钾的发生。

（2）襻利尿剂。主要作用于髓袢升支粗段，抑制Na^+、K^+和Cl^-的重吸收，利尿作用快速而强大。常用的有呋塞米，$20 \sim 100$ mg/d，分次口服。其他袢利尿剂如托拉塞米，利尿作用较强而持久，尿钾、钙的排出作用较呋塞米弱。使用时注意低钠、低钾和低氯的发生。

（3）潴钾利尿剂。主要作用于远端小管后段，抑制Na^+和Cl^-的重吸收，但有潴钾作用，潴钾利尿剂单独使用利尿效果欠佳，与噻嗪类利尿剂合用能增强利尿效果，并减少电解质紊乱的发生。常用的有螺内酯，每次$40 \sim 120$ mg，每日$2 \sim 4$次口服。使用时注意高血钾的发生，肾功能不全者慎用。

（4）补充白蛋白。可提高血浆胶体渗透压，促进组织间隙中的水分吸收到血管内而发挥利尿作用。补充白蛋白的适应证为肾病综合征严重水肿，明显低白蛋白血症，使用利尿剂不能达到利尿消肿效果时。补充白蛋白可以减轻水肿等症状，但对病程没有明显的影响。肾病综合征治疗不应过度补充白蛋白而应强调针对原发病的治疗。

（四）降压治疗

肾病综合征患者应严格控制血压，降压的靶目标应低于130/80 mmHg，虽然血管紧张素转换酶抑制剂（ACEI）和血管紧张素Ⅱ受体拮抗剂（ARB）能有效控制血压、降低蛋白尿、延缓肾衰进展、降低心血管并发症的发生率和病死率等，但在肾病综合征严重水肿时，存在肾血流量相对不足时，应避免使用，以免引起肾前性急性肾衰。在肾病综合征部分缓解或稳定后开始应用，并可根据病情剂量翻倍，降低蛋白尿。

（五）抗凝和抗血小板黏附治疗

肾病综合征患者由于严重的低白蛋白血症、凝血因子的改变和激素的使用，常处于高凝状态，其血栓栓塞并发症发生率较高，以下肢深静脉栓塞和肾静脉血栓形成为常见，尤其是膜性肾病患者，血栓形成率高达50%~60%。建议在血浆白蛋白水平低于20 g/L 的肾病综合征患者中常规应用。

常用的药物有：

（1）普通肝素和低分子量肝素。普通肝素监测活化部分凝血活酶时间（activated partial thromboplastin time，APTT）在正常的1.5~2.5倍；低分子量肝素在使用4 小时左右监测抗凝血因子Xa 活性，维持其活性在1.0 左右。肝素的主要副作用为血小板减少、黏膜出血、伤口出血等，严重者可导致致命性出血。

（1）双香豆素。应密切监测凝血酶原时间（prothrombin time，PT）。主要副作用是出血、血肿，一旦出血严重，应立即停药，并遵医嘱给予维生素K 10 mg 静注对抗。

（2）抗血小板黏附药。阿司匹林，常规剂量50~100 mg，每天1

次，口服。

（3）磷酸二酯酶抑制药。双嘧达莫（见图3-2-3）（dipyridamole），常规剂量为每次100 mg，每天3次口服。较常见的副作用为头痛、胃肠道刺激等。

（六）降脂治疗

由于高脂血症是促使心血管及肾脏疾病发展的重要因素，故肾病患者需要密切关注血脂异常，提倡包括饮食在内的治疗，对激素或免疫抑制剂疗效差的患者更应采取必要措施纠正高脂血症。因此，在治疗上应积极治疗原发病。如用激素和免疫抑制剂降低蛋白尿，以降低血甘油三酯等。此外，用ACEI和ARB降低蛋白尿，同时也是改善血脂水平的一种治疗措施。需要注意降脂药的使用。临床上根据血脂的异常情况选择降脂药物，如以胆固醇升高为主，则选用3-羟基-3-甲基戊二酰单酰辅酶A（HMG CoA）还原酶抑制剂，如辛伐他汀、氟伐他汀、阿托伐他汀、普伐他汀等。对于以甘油三酯升高为主的，则选用纤维酸类药物（fibric acid），如非诺贝特、吉非贝齐等。降脂药物的主要副作用是肝毒性和横纹肌溶解，使用过程中需注意监测肝功能和肌酶，并避免两类降脂药物同时使用。

（七）抗感染治疗

肾病综合征合并感染的治疗原则是根据病原菌培养及药敏试验结果选择药物进行干预。研究发现75%革兰阴性菌对三代头孢菌素敏感较高，25%革兰阳性菌对阿莫西林/克拉维酸、左氧氟沙星、万古霉素敏感性较好。

肾病综合征患者在使用激素及免疫抑制剂类药物过程中易合并感染，且肾病真菌感染以白色假丝酵母菌居多，及时采用抗真菌药物氟康唑、酮康唑等治疗效果尚好。头孢他啶、头孢吡肟和哌拉西林+他唑巴坦和呋喃妥因均对铜绿假单胞菌及摩氏摩根氏菌较敏感，而对于大肠埃希菌和肺炎克雷伯菌、头孢替坦和哌拉西林+他唑巴坦较为敏感。

九、健康管理

肾病综合征是目前发病率比较高的肾脏类疾病，因此进行合理、针对性的健康管理尤为重要，应从疾病评估、制订计划、计划实施、效果评价四个方面实施一体化、连续的健康管理。

（一）疾病评估

疾病评估包括如下几点：

（1）一般状态评估，包括生命体征、精神状态、睡眠、食欲等。

（2）身体评估，即查体有无皮肤水肿及破溃，有无血栓发生等。

（3）实验室指标评估，根据肾小球滤过率判断疾病分期等；查看血浆白蛋白、血脂、尿蛋白总量等检查结果。

（4）其他检查结果评估，查看肾穿刺活检术结果、彩超或胸部X线检查结果等。

（5）病史评估，有无接触过敏源（食物、药物等），有无呼吸道感染症状，有无肉眼血尿，有无高血压等。

（6）其他评估，评估患者心理状态、生活习惯、职业、社会支持系统等整体情况。

（二）制订计划

肾病综合征具有反复发作的特点，因此在日常生活中避免复发尤为重要。拟从自我病情监测管理、饮食管理、皮肤管理、运动管理、药物管理等方面制订健康、有效的计划方案。

（三）计划实施

1.自我病情监测管理

密切观察体温、脉搏、血压变化，有恶心、头晕、腰痛、肢体麻木、疼痛、少尿或无尿等病情变化，及时就医。定期监测血电解质、血清蛋白的情况，准确记录24小时出入量，监测体重。

2.饮食管理

给予高热量、高蛋白、高维生素饮食，限制水、盐（<3 g/d）、钾的摄入量（尿少时应限制钾的摄入量）。维持正常的体液平衡，血清蛋白在正常范围内。

3.皮肤管理

穿宽松全棉内衣、舒适松口软布鞋，做好皮肤清洁护理。避免损伤，无感染，有自我防范意识。

4.运动管理

严重水肿、体腔积液应卧床休息，水肿消失、一般情况好转时可起床活动。

5.药物管理

按医嘱正确使用扩容剂、抗凝剂、利尿剂、白蛋白等，观察疗效及副作用。静脉补液时应控制输液速度和剂量。尽量避免肌肉或皮下注射。

6.起居习惯

每日通风2次，每次15～30分钟，室内每周用紫外线消毒一次。防止感染，防感冒，注意口腔、饮食卫生。

7.疾病知识教育管理

向患者及家属讲解本病的发病原因、临床表现等，解释引发本疾病的有关因素和避免再次接触感染源的重要性，这是预防本病的重中之重。嘱患者注意劳逸结合，加强营养，增强体质，预防感染。

（四）效果评价

通过计划方案的实施，评估患者对健康教育内容整体掌握情况，评估患者的临床表现及各项指标是否有所改善，若病情改善，继续目前的计划方案治疗；若病情没有改善，分析可能的原因，及时调整治疗方案和慢病管理方案。评估患者对健康教育内容整体掌握情况采用Likert 5级评分法。其内容为：1分为内容完全没掌握，2分为掌握小部分内容，3分为掌握一半内容，4分为掌握大部分内容，5分为内容完全掌握。

十、常见误区

误区 1：肾病综合征患者是否可以吃盐？

可以，但是需要限制每日盐的摄入量。吃盐会使得肾病综合征患者水肿现象更加严重，因此大部分的患者都会限制盐分的补充，其实食盐中含有的氯化钠也是人体所需要的一种成分，因此肾病患者也需要每天定量地补充食盐，这样才可以保证身体发育的所需，但是含有钠较高的食物就需要禁止食用，比如说牛肉干、虾等。

误区 2：是否应该摄入高蛋白质的饮食？

肾病综合征患者的尿液中会排出大量的蛋白质，这样就会使得血液中的蛋白质有所减少，患者营养状况和抵抗力会下降，患者应适量地增加蛋白质摄入量，待指标恢复正常后再控制蛋白质摄入量。

误区 3：肾病综合征患者是否可以预防性使用抗生素？

不行。肾病综合征患者因为免疫球蛋白等物质会从尿液中大量地流失，使用激素治疗也会使得自身的机体机能出现下降，一旦患者发生感冒或者腹泻就需要及时接受治疗，否则就可能会因为感染而使得肾病综合征更加严重。但是，为了预防而使用抗生素的话，会使得患者本身的免疫力更加下降，这样是不可取的。

十一、案例分析

（一）病史和辅助检查

病史介绍：患者××，男，35岁，因"双眼睑水肿1周"入院。入院前曾有呼吸道感染，之后出现双眼睑水肿，伴尿量减少。无发热、咳嗽，无吐泻，无肾病家族史。入院时生命体征示体温36.8℃，脉搏90次/分，呼吸20次/分，血压145/95 mmHg，体重80 kg，身高174 cm，

24小时尿量800 ml。查体示双眼睑水肿，双下肢明显凹陷性水肿，心肺无特殊，腹平软。

辅助检查结果：血常规示血红蛋白122 g/L，血小板267×10⁹/L；血液生化检查示总胆固醇7.83 mmol/L，甘油三酯5.21 mmol/L，血肌酐36 μmol/L，人血白蛋白23 g/L，尿素5.6 mmol/L。尿常规：尿蛋白+++；24小时尿蛋白4.04 g；B超示双肾增大，结构欠清。

患者个人基本情况：某公司职员，本科学历，已婚未育，与爱人一起居住，经常熬夜，平素很少运动。

治疗方案：

（1）一般治疗。低盐、低脂饮食，注意休息。

（2）口服药物治疗。百令胶囊1.0 g tid，呋塞米20 mg bid。

临床诊断：肾病综合征。

（二）CKD 健康教育

作为CKD健康教育专职护士，简单介绍健康教育的主要内容。

1.健康教育的主要内容

（1）皮肤管理。保持床单整洁干燥，注意下肢水肿皮肤的清洁护理，臀部、阴囊、足部可用棉垫托起，减少受压时间，必要时给予按摩，促进血液循环，预防感染。穿棉质衣物，避免使用刺激性沐浴露，做好口腔黏膜、眼结膜以及会阴部的清洁。

（2）饮食管理。调节蛋白质摄入量，适量增加优质蛋白质的摄入，以弥补尿蛋白的丢失，摄入量为0.8～1.0 g/（kg·d），其中优质蛋白质的摄入量占总蛋白的50%以上。供给足够能量，能量供给以30～35 kcal/（kg·d）为宜，总量为2 000～2 500 kcal。碳水化合物应占每日总能量的65%～70%。限制钠、水的摄入，根据患者水肿和高血压的不同程度，可给予低盐、无盐或低钠饮食。尿量减少，控制每日水摄入量，一般为前一日尿量加500～800 ml。适量脂肪，宜多选含多不饱和脂肪酸丰富的植物油作为脂肪来源，勿食动物油。每日膳食脂肪供给量为50～70 g，占总能量的20%以下。严重高脂血症者应限制脂类的摄入量，采用低脂、低胆固醇饮食，胆固醇摄入量应低于300 mg/d。补充矿物质、维生素及膳食纤维，应选择富含铁、钙和维生素A、维生素D、维生素C和B族维生素的食物，如蔬菜、水果。

（3）用药管理。严格遵医嘱按时服药。对使用利尿剂的患者，应密切注意用药后的反应，警惕电解质紊乱的发生。为浮肿患者做肌内注射时宜深刺，拔针后用棉签压迫针孔处2~3分钟，以防药液溢出。注意观察血压情况，降压不宜过快或过急,以防肾血流量迅速减少而加重肾功能的损害。

（4）生活习惯管理。患者BMI=26.4kg/m²，体重过重，需要通过适量运动和调整饮食结构。保证充分的休息和睡眠，避免剧烈活动。病情加重或者伴有血尿、心力衰竭以及并发感染者限制活动。高度水肿患者，做床边关节活动，预防血栓的形成。尿蛋白下降到2 g/d以下时，进行室外活动。环境清洁，定时开窗通风。注意保暖，避免着凉，减少去公共场合以及人多的地方活动。预防感染。

（5）自我病情监测管理。密切观察体温、脉搏、血压变化，有恶心、头晕、腰痛、肢体麻木、疼痛、少尿或无尿等病情变化，及时就医。定期监测血电解质、血清蛋白的情况，准确记录24小时出入量，监测体重。

2.评价

通过上述五个方面的健康管理，综合评价患者的健康教育内容掌握情况，总分为25分。该患者对健康教育内容整体掌握好，总分为23分，其中：皮肤管理5分、饮食管理5分，用药管理4分、生活习惯5分、自我病情监测管理4分。用药管理及自我病情监测管理方面仍需加强。

十二、选择题（1~2题为单选题，3~5题为多选题）

1.肾病综合征大量蛋白尿的原因是（A）

A.肾小球滤过率增加

B.血浆胶体渗透压下降

C.肾功能下降

D.尿量增加

E.感染

2.下列哪项是原发肾病综合征主要并发症（D）

A.血栓及栓塞

B.动脉粥样硬化

C.肾功能不全

D.感染

E.心绞痛、心肌梗死

3.下列哪些疾病容易引起肾病综合征（ACDE）

A.急性肾小球肾炎

B.急慢性肾盂肾炎

C.狼疮性肾炎

D.糖尿病肾病

E.过敏性紫癜肾炎

4.肾病综合征治疗下列哪些说法正确（ABCE）

A.应用阿司匹林

B.必要时补充人体白蛋白

C.用激素治疗4周无效加用环磷酰胺

D.用激素治疗，尿蛋白减少立即减量

E.必要时应用环孢素A

5.关于肾病综合征的治疗下列哪项是错误的（ABCD）

A.只要血肌酐不升高，应给予高蛋白饮食

B.限制食盐和水的摄入

C.免疫抑制剂与糖皮质激素可以合用

D.可应用抑制血小板凝集药物

E.因血浆胶体渗透压低，尿量虽少也不能用利尿剂

（李幸　马登艳）

第三节　糖尿病肾病的疾病知识

一、概述

糖尿病肾脏疾病（diabetic kidney disease，DKD）是指由糖尿病所致的慢性肾脏疾病，是糖尿病主要的微血管并发症之一。DKD系慢性高血糖所致的肾脏损害，病变可累及全肾。临床上以持续性白蛋白尿和（或）肾小球滤过率（GFR）进行性下降为主要特征，可进展为终末期肾病（ESRD）。

二、流行病学

随着人均寿命的延长和生活习惯的改变，如营养过剩、高脂饮食、运动减少及生活节奏加快等，糖尿病（diabetes mellitus，DM）的发病率呈上升趋势，随之DKD的发病率也在上升。根据目前使用的DKD诊断标准，1型和2型糖尿病患者的DKD患病率分别为10%和40%。DKD是引起ESRD的主要原因，全球有30%~50%的ESRD是由DKD所致，DKD已成为我国中老年人发生ESRD的首要病因。因此，DKD不仅危害我国居民健康，也严重影响我国社会经济的发展。

三、发病原因

DKD病因和发病机制不清，目前认为系多因素参与，在一定的遗传背景以及部分危险因素的共同作用下致病。DKD的发病机制与遗传因素、代谢紊乱、氧化应激、炎症反应和细胞因子、自噬等多种因素密切相关，各个因素通过各自的作用以及相互之间的影响导致疾病的产生和病情进展。糖尿病肾病的病因包括：

（一）遗传因素

遗传因素显然与DN发生有十分密切关系。在男女两性中，不论1

型或2型糖尿病，男性发生DN的比例一般较女性为高；同一种族中，部分糖尿病中不管是1型或2型糖尿病，某些家族特易患DKD，凡此种种都提示遗传因素存在。

（二）肾脏血流动力学异常

在糖尿病早期就可以观察到肾脏血流动力学异常。这种GFR过高不仅表现为基础值较常人增高，还表现为增加蛋白质摄入后上升的程度更为显著。除GFR过高以外，肾血浆流量在本病中也明显过高，对摄入蛋白增加的反应亦然。

（三）血糖过高引致代谢改变为影响 DKD 发生的关键

DKD的发生率与血糖控制情况有关，血糖过高主要通过肾脏血流动力学改变以及代谢异常引致肾脏损害，其中代谢异常导致肾脏损害的机制主要有肾组织糖代谢紊乱。

（四）高血压

高血压在糖尿病时的发生机制十分复杂，包括容量过多、周围血管由于多种血管活性物质作用失调而阻力上升等。血压控制情况与DKD发展有密切性相关，在1型DKD中，高血压与微量白蛋白尿同时发生，而在2型DKD中则常在DKD发生前即出现。糖尿病还常有脂代谢紊乱，后者可以促进肾小球硬化。

（五）血管活性物质代谢异常

（1）肾素–血管紧张素系统激活。
（2）内皮素系统代谢异常。
（3）前列腺素族代谢异常。
（4）生长因子代谢异常。

四、诊断标准

符合美国糖尿病学会（American Diabetes Association，ADA）2020

年制定的DM诊断标准，有明确的DM病史，同时与尿蛋白、肾功能变化存在因果关系，并排除其他原发性、继发性肾小球疾病与系统性疾病，符合以下情况之一者，可诊断DKD。

（1）随机尿白蛋白/肌酐比值（ urinary albumin-to-creatinine ratio，UACR）≥30 mg/g或尿白蛋白排泄率（urinary albumin excretion rate，UAER）≥30 mg/24 h，且在3~6个月内重复检查UACR或UAER，3次中有2次达到或超过临界值；排除感染等其他干扰因素。

（2）估算肾小球滤过率（eGFR）<60 ml/（min·1.73 m²） 3个月以上。

（3）肾活检符合DKD病理改变。

（4）糖尿病视网膜病变（diabetic retinopathy，DR）是DKD诊断的重要依据，DR并非诊断2型糖尿病（type 2 diabetes，T2DM）导致的DKD的必备条件。

五、临床分型

临床上，依据尿白蛋白水平的不同，将糖尿病肾病分为五期，见表2-2-2。

表 2-2-2　糖尿病肾病分期

分期	描　述	白蛋白尿	临床症状	处理
A1	肾小球高滤过期	<30 mg/24 h	血糖控制后部分患者恢复	控制血糖
A2	正常白蛋白尿期	30 mg~300 mg/24 h	运动后出现微量白蛋白尿，休息后缓解	控制血糖
A3	早期糖尿病肾病期	>300 mg/24 h	持续微量白蛋白尿	控制血糖
A4	临床肾脏病期	增加	已有水肿、高血压、蛋白尿甚至大量蛋白尿等	控制血糖、血压和血脂
A5	肾衰竭期	大量	蛋白尿减少、肾衰竭等	控制血糖、血压和血脂

根据糖尿病肾脏疾病组织病理学的改变，分为Ⅰ~Ⅳ型，具体见表2-2-3。

表 2-2-3　DKD 肾小球病变的病理分型标准

分型	描述	标准
Ⅰ	单纯肾小球基底膜增厚	光镜下显示无或轻度特异性改变；电镜下提示肾小球基底膜增厚：女性＞395 nm，男性＞430 nm（年龄≥9岁）；未出现Ⅱ、Ⅲ或Ⅳ级改变
Ⅱa	轻度系膜基质增宽	在Ⅰ级改变的基础上，超过25%肾小球有轻度系膜基质增宽，未出现Ⅲ、Ⅳ级改变
Ⅱb	重度系膜基质增宽	在Ⅰ级改变的基础上，超过25%的肾小球有重度系膜基质增宽，未出现Ⅲ、Ⅳ级改变
Ⅲ	结节性硬化（K-W病变）	在Ⅰ、Ⅱ级改变的基础上，肾小球系膜区出现结节性硬化（K-W病变），未出现Ⅳ级改变
Ⅳ	晚期糖尿病肾小球硬化	超过50%的肾小球出现球性硬化，同时存在Ⅰ~Ⅲ级病理改变

六、临床表现

（1）蛋白尿。早期糖尿病肾病无临床蛋白尿，只有用放射免疫方法才能检测出微量蛋白尿。临床糖尿病肾病早期唯一的表现为蛋白尿，蛋白尿从间歇性逐渐发展为持续性。

（2）高血压。高血压在糖尿病性肾病患者中常见。严重的肾病多合并高血压，而高血压能加速糖尿病肾病的进展和恶化，故有效地控制高血压是十分重要的。

（3）肾功能不全。糖尿病性肾病一旦开始，其过程是进行性的，氮质血症、尿毒症是其最终结局。糖尿病肾病进展快慢有很大的差异，有的患者轻度蛋白尿可持续多年，但肾功能正常；有的患者尿蛋白很少，可快速发展出现肾病综合征，肾功能逐渐恶化，最终出现尿毒症。

（4）贫血。明显氮质血症的糖尿病患者，可有轻度至中度的贫血，用铁剂治疗无效。贫血为红细胞生成障碍所致，可能与长期限制蛋白饮食、氮质血症有关。

（5）其他脏器并发症。 心血管病变，如心力衰竭、心肌梗死；神经病变，如周围神经病变，累及自主神经时可出现神经源性膀胱；糖尿病肾病严重时几乎100%合并视网膜病变。

七、辅助检查

（一）血液学检查

（1）血糖测定。

（2）肾功能。血肌酐上升显示DN肾功能已严重减退，常为预后不良的指示。DKD晚期，内生肌酐清除率下降和血尿素氮、肌酐增高。

（3）血常规。

（4）肝功能。

（二）尿液检查

（1）尿常规。

（2）尿白蛋白检测。

（3）微量白蛋白尿检测。

（三）眼底检查

可见微动脉瘤等糖尿病眼底病变。

（四）肾穿刺活检术

肾穿刺活检结果是 DKD诊断的金标准，患者应积极行肾穿刺活检以明确病理诊断。其病理特点如下（图2-2-1）：

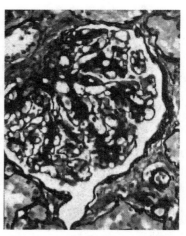

图2-2-1　糖尿病肾病（肾小球病变轻微伴少数小球球性硬化）

1.光镜检查特点

早期可见肾小球肥大，毛细血管基底膜轻度增厚，系膜区增宽。随着病情进展，毛细血管基底膜弥漫增厚，形成典型K-W结节。部分患者也出现弥漫性肾小球硬化。

2.免疫病理检查特点

IgG沿肾小球毛细血管基底膜细线状沉积，尤以1型糖尿病患者常见。此外亦可见IgM沉积。

3.电镜检查特点

主要表现为肾小球毛细血管基底膜均质性增厚和系膜基质增多；无电子致密物沉积，可见足细胞足突广泛融合。

八、治疗

1.优化血糖控制

（1）早期强化血糖控制。在1型或者2型糖尿病病程早期，长期的强化血糖控制是糖尿病并发症，特别是DKD公认的预防措施。

（2）推荐血糖控制标准。对初诊患者进行强化血糖治疗，可以降低远期大血管并发症发生率。根据中国糖尿病防治指南，目前我国的血糖推荐控制标准为：空腹血糖4.4～7.0 mmol/L，非空腹血糖<10.0 mmol/L，糖化血红蛋白（glycosylated hemoglobin A1c, HbA1c）应低于7%。

（3）建议遵循个体化原则，对HbA1c目标值进行分层管理，避免低血糖发生。CKD 1~3a期患者，HbA1c目标值应控制在≤7.0%；CKD 3b~5期患者出现低血糖风险高、依从性不佳、预期寿命较短、合并CVD、已存在微血管并发症这些危险因素中任意一条时，HbA1c应控制在≤8.5%。另外，如CKD 3b~5期不伴有以上危险因素，病程≥10年，HbA1c应控制在≤8.0%；病程<10年则控制在≤7.5%。

（4）胰岛素可作为妊娠期DKD患者的首选降糖药物。对于老年患者应尽量优先选择基础胰岛素，避免低血糖发生。

2.新型降糖药物

2017年，美国糖尿病学会（ADA）指南推荐在没有禁忌证且能耐受的情况下，二甲双胍是血糖控制优选的起始治疗药物。尽管最新指南中放宽了二甲双胍在肾病患者中的使用限制，允许用于$eGFR \geqslant 30$ ml / （min · 1.73 m²）的患者，但是肾功能受损仍限制了口服降糖药物的使用。胰岛素虽然是DKD治疗最有效的武器，但是胰岛素的使用存在细胞功能下降、患者体重增加及心血管疾病风险增加等风险。目前，一些新型口服药物表现出明显的肾脏保护作用，例如胰高血糖素样肽–1受体激动剂、钠葡萄糖协同转运蛋白抑制剂、二肽基肽酶抑制剂等。

3.优化血压控制

多项临床研究显示，优化血压控制可以减少糖尿病患者白蛋白尿发生率，强化降压能有效延缓GFR下降。因此，改善全球肾脏病预后组织指南推荐尿蛋白<30 mg/d的CKD患者血压目标值为140/90 mmHg，而尿蛋白≥30 mg/d的CKD患者血压目标值应为130/80 mmHg。在合理地糖尿病降压方案中，应注重肾脏保护、强调心血管获益，合理地联合、适当的个体化用药，可以减少药物不良反应，提高患者的依从性。

4.优化血脂控制

血脂异常是DKD常见的合并症，高脂血症还可以促进已存在肾损伤的患者更快丧失肾功能。

5.优化体重控制

由于2型糖尿病的进展与饮食习惯和过度肥胖密切相关，改变生活方式被推荐为2型糖尿病的主要治疗方法。目前研究发现，减轻体重可以预防或延缓超重或肥胖的2型糖尿病患者的CKD进展。

6.终末期肾脏病替代治疗或肾移植

终末期糖尿病肾病的替代治疗包括腹膜透析、血液透析或者肾移植这三种方式。由于患者血管的特殊性，建议首先腹膜透析。

九、健康管理

糖尿病肾病是目前发病率比较高的肾脏疾病，下面从疾病评估、制订计划、计划实施、效果评价四个方面实施一体化、连续的健康管理。

（一）疾病评估

（1）一般状态评估。包括生命体征、精神状态、睡眠、食欲等。

（2）身体评估。包括体重、血压、心肺体查、腹部有无腹水及包块、下肢水肿指压特性和程度、下肢动脉有无搏动、足部有无溃疡、有无视网膜病变及周围神经系统病变等。

（3）实验室指标评估。包括尿常规、尿糖、24小时尿蛋白及白蛋白定量、肝肾功能、血脂、血糖、糖化血红蛋白等。

（4）其他检查结果评估。包括查看肾穿刺活检术结果、肾脏超声和眼底检查结果等。

（5）病史评估。包括有无糖尿病史、心血管疾病史等。

（6）其他评估。评估患者的心理状态、生活习惯、职业、社会支持系统等整体情况。

（二）制订计划

糖尿病具有反复发作的特点，因此在日常生活中避免复发尤为重要。拟从饮食管理、皮肤管理、运动管理、药物管理、自我病情监测管理等方面制订健康、有效的计划方案。

（三）计划实施

1.饮食管理

根据患者的病情制订饮食计划，均衡饮食。优质低蛋白饮食可延缓糖尿病肾病的进程，改善糖尿病肾病的预后。高蛋白饮食使体内含氮产物增加，增加肾小球滤过率及高代谢，加重肾脏损害。

（1）建议DKD–CKD 1～2期患者，蛋白质摄入量为0.8 g/（kg·d）；DKD–CKD 3～5期非透析患者，蛋白质摄入量为0.6 g/（kg·d），同时补充复方酮酸治疗；建议DKD–CKD 5期透析患者，蛋白质摄入量为1.0～1.2 g/（kg·d）。蛋白质占总热量不超过10%，以优质动物蛋白为主。

（2）限制蛋白质后有可能引起营养不良，热量摄入应达到30～35kcal/（kg·d）。尽量选择升糖指数（glycemic index，GI）较低的碳水化合物。

（3）建议脂肪摄入量为1.3～1.7 g/（kg·d），减少饱和脂肪酸和反式脂肪酸的摄入，适当提高ω–3多不饱和脂肪酸和单不饱和脂肪酸的摄入。

（4）建议各期DKD患者钠摄入量为3.75～5 g/d，透析患者盐摄入量为5～5.75 g/d。

（5）建议适量补充维生素C、维生素B以及叶酸，其中维生素C的推荐摄入量为60 mg/d。

2.血糖管理

强化血糖治疗可以减轻肾小球高滤过、高灌注及肾小球毛细血管内压，降低GFR、肾血浆流量及尿微量白蛋白的排泄率，提高糖尿病肾病患者的生存率。但对于老年和肾功能严重受损患者，空腹血糖目标为5.6～7.8 mmol/L，以减少低血糖的发生率。

3.血压管理

血压一般应控制在130/80 mmHg以下。

4.血脂管理

降脂的目标为：总胆固醇<45mmol/L，低密度脂蛋白胆固醇<2.5 mmol/L，甘油三酯<1.5 mmol/L，高密度脂蛋白胆固醇>1.1 mmol/L。在药物治疗的基础上，应配合低脂饮食。

5.运动管理

根据自身情况进行合理、规律、适度的运动。

（1）运动前准备。糖尿病肾脏疾病患者在运动前，应在医护人员的帮助下制订适合患者的运动计划。外出运动时最好结伴而行，携带糖果及糖尿病病情卡，以便自救。

（2）运动方式多样化、运动强度个体化。糖尿病肾脏病患者运动选择中低强度的有氧运动方式，轻度运动包括购物、散步等，中度运动包括快走、慢跑、骑自行车、太极拳等。糖尿病肾脏疾病患者的运动强度应是最大轻度的60%～70%。患者在运动过程中出现头晕、乏力、出冷汗、心慌等应停止运动。（图2-2-2）

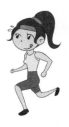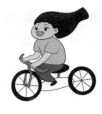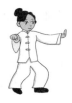

图2-2-2　中低等强度的运动方式

（3）运动时间。糖尿病肾脏病患者运动时间应从吃第一口饭开始计算，在餐后1～2小时开始运动，因为此时血糖较高，运动时不宜发生低血糖，每次运动30～60分钟，注意在达到应有的强度后再坚持20～30分钟，这样才能降低血糖。

（4）其他。若伴有肾病综合征的患者，水肿严重、低蛋白时应卧床休息，待水肿消退、病情好转时方可下床少量活动。

6.皮肤管理

（1）保持皮肤清洁干燥，注意观察皮肤感染。

（2）因糖尿病患者的皮肤破损较非糖尿病愈合缓慢，嘱患者穿宽松棉质衣服、舒适透气的鞋子，注意足部皮肤的护理，避免皮肤破损。

7.用药管理

（1）告知患者遵医嘱服用药物的重要性，养成定时、按量服药的习惯，不能擅自停药或减量。

（2）告知患者药物的不良反应及相关注意事项。

8.心理管理

DKD是糖尿病致死率较高的主要原因之一，且病程长，难治愈，给患者身心均带来极大的痛苦。与患者亲切交流，表现关怀，态度和蔼可亲，细致入微，耐心倾听患者的心理，了解患者的想法，给予宽慰并表示理解和同情。认真给予患者及家属解释DN疾病的相关注意事项，进行健康宣教，解除患者的疑虑不解，讲解相关知识，树立患者乐观开朗情绪。

9.自我病情监测管理

（1）血糖监测。教会患者测量指尖血糖，并做记录。

（2）血压监测。指导患者进行自我血压监测（定时间、定部位、定血压计），并做记录。

（3）体重监测。控制体重指数在18.5～24.9 kg/m²，戒烟。

（4）其他。教会患者评估皮肤水肿情况、24小时尿量、尿色、大便颜色及性状；评估疾病的进展情况，出现严重症状及时到医院就诊。

10.疾病知识教育管理

向患者及家属讲解本病的发病原因、临床表现等，强调血糖控制、血压控制和血脂控制与疾病预后的关系。注意劳逸结合，加强营养，增强体质，预防感染。

11.随访管理

向患者及家属讲解定期复诊的重要性和必要性，教会患者去正规医院定期随访、定期检测各种指标的具体流程和方法。条件允许的情况下，可在CKD慢性病管理中心进行系统的多学科团队管理。

（四）效果评价

通过计划方案的实施，评估患者对健康教育内容整体掌握情况，评估患者的临床表现及各项指标是否有所改善，若病情改善，继续目前计划方案治疗；若病情没有改善，分析可能的原因，及时调整治疗方案和慢病管理方案。

十、常见误区

误区1　注射胰岛素控制血糖会产生依赖性。

这种说法是不正确的。不少患者对胰岛素使用顾虑重重，认为注射胰岛素会产生依赖性，即使肾功能明显受损时仍然固执地服用口服药物降糖。其实胰岛素是人体内正常存在的生理物质，注射胰岛素是为补充体内胰岛素分泌不足。胰岛素治疗可以减少1型糖尿病患者尿蛋白，减缓肾小球滤过率的下降，最大限度地减轻2型糖尿病患者的肝肾负担。连续用药后患者不会对胰岛素产生精神上和躯体上的依赖，与毒品有本质的区别。

误区2　DKD 患者可以根据有无头晕、耳鸣等症状来判断血压高低。

这种说法是不正确的。一般来说，糖尿病肾病患者对血糖、尿蛋白的认知程度远远超过血压，例如糖尿病患者就诊时很少主动要求测量血压，常常根据有无头晕、耳鸣等自觉症状判断血压高低。其实许多糖尿病肾病患者对高血压长期耐受了，自觉症状掩盖了真实血压值，所以还是需要正确地进行血压测量，从而判断血压的高低。

误区3　DKD 患者接受血透治疗后就不需要注射胰岛素。

这种说法是不正确的。DKD患者进展至CKD 5期时，常出现食欲差、进食少等胃肠道症状；肾功能减退导致胰岛素降解减少，使胰岛素半衰期延长。这些因素导致患者胰岛素的需要量减少。为了避免低血糖的发生，建议该期患者使用短效胰岛素或速效胰岛素类似物。经过专业评估，部分DKD患者在血液透析治疗后血糖达正常水平，可不用降糖药物治疗。为了避免DKD患者在血液透析中出现低血糖反应，透析前可不用或少用胰岛素。

误区 4　DKD 患者在 CKD 5 期行肾脏替代治疗。

这种说法是不正确的。当肾小球滤过率<15 ml/（min·1.73 m²），或CKD 4期伴有严重的胃肠道症状、难以控制的高血压病或心力衰竭时，可以考虑给予肾脏替代治疗。终末期糖尿病肾病的替代治疗有三种方式：血液透析、腹膜透析及肾脏移植或胰肾联合移植。三种治疗模式各有优缺点，应根据患者自身条件选择最合适的肾脏替代治疗方式。DKD患者在开始透析的前2年，腹膜透析生存率优于血液透析。由于终末期DKD患者常合并全身病变，特别是心血管并发症，肾脏移植成功率低于非糖尿病肾病患者，病死率较高。但接受肾移植的DKD患者预期寿命比透析患者明显延长，生活质量也显著提高。目前，胰肾联合移植也是治疗终末期糖尿病肾病比较理想的方法之一。因此，有条件的终末期DKD患者，建议行肾移植或胰肾联合移植。

十一、案例分析

（一）病史介绍和辅助检查

患者××，女性，55岁，因"血压升高5年余，血糖升高，尿检异常8月"入院。1年前晨起时出现双眼睑浮肿，可自行消退，未行进一步检查。8月前出现双下肢浮肿，尿蛋白+++、隐血+++，肾功能正常，间断服用利尿剂、保肾康等治疗，浮肿可部分消退。同时多次发现空腹血糖升高（8.0 mmol/L以上），服用格列齐特半月后复查血糖正常后自行停药。母亲有糖尿病病史。入院时生命体征示体温36.5℃，脉搏93次/分，呼吸20次/分，血压159/97 mmHg，体重63kg，身高155 cm，24小时尿量800～1 200 ml，大便正常。查体示：双下肢中度水肿、双下肢痛觉减退。患者自患病来，精神尚可，食欲可，入睡困难。

辅助检查结果显示：

（1）尿液检查，尿蛋白4.64 g/24 h，尿蛋白++++，尿糖定量972 mg/24 h。

（2）血液生化检查，高密度脂蛋白1.58 mmol/L，低密度脂蛋白3.15 mmol/L，尿素 5.69 mmol/L，肌酐89.3 μmol/L，尿酸478 μmol/L，钙2.09 mmol/L，磷1.43 mmol/L。

（3）免疫学，补体C3、C4、抗中性粒细胞包浆抗体（ANCA筛查）均无明显异常。

（4）糖代谢，空腹血糖波动于5.7～7.7 mmol/L，餐后2小时血糖波动在7.7～14.5 mmol/L之间，HbAlc 5.9%。

（5）血常规、血电解质、胆红素均无异常。

（6）肾穿病理结果显示：糖尿病肾病（中期）；肾小球弥漫结节样病变。

患者个人基本情况：患者初中文化，退休，已婚，已育，和爱人一起居住，朋友少，喜高油、高盐食物，平素很少运动。

治疗方案：

1.一般治疗

（1）卧床休息。水肿消失、一般情况好转后，可起床活动。

（2）饮食治疗。限制蛋白饮食，给予优质低蛋白饮食0.8 g/（kg·d），并补充a–酮酸。

2.口服药治疗

氢氯噻嗪25 mg tid，格列齐特60 mg qd，苯磺酸氨氯地平片10 mg qd，贝那普利10 mg bid，阿托伐他汀20 mg qn。

3.并发症防治

阿司匹林防治心脑血管疾病；甲钴胺治疗糖尿病周围神经病变。

临床诊断：2型糖尿病，糖尿病肾病（中期）。

（二）CKD 健康教育

作为CKD健康教育专职护士，简单介绍健康教育的主要内容。

1.健康管理的主要内容

（1）皮肤管理。观察皮肤水肿情况，保持皮肤清洁干燥，勤翻身，保护皮肤完整，穿宽松棉质衣服；注意足部护理，患者末梢感觉受限，避免开水烫脚等行为；预防皮肤感染，皮肤伤口要及时进行正规消毒。

（2）饮食管理。遵医嘱指导患者低盐、低脂、优质蛋白饮食[每日优质蛋白质0.8 g／（kg·d），盐的摄入量建议≤5 g/d]；饮食应清淡、富含维生素，控制热量，指导患者改变高油、高盐的饮食习惯，规律饮食。

（3）用药管理。告知患者应遵医嘱用药，不可自行停药，提高服药依从性。服用降血糖药物时，应注意预防低血糖，低血糖可有如下症状：头痛、极度饥饿、恶心、呕吐、倦怠、头晕、乏力感等，指导患者识别低血糖，并随身携带糖果及身份识别卡。服用降压药时应注意预防体位性低血压的发生。服用利尿剂时，应关注电解质紊乱的情况，如口干、恶心、呕吐等，如果出现不适应及时就医。服用阿托伐他汀降脂药物时，注意定期监测肝功能。服用阿司匹林时，应监测皮肤黏膜出血情况。

（4）运动管理。可根据爱好和具体条件坚持适量活动，对控制血糖及减轻体重有益处。

（5）心理管理。多鼓励患者及家属消除不良的心理情绪，减轻心理负担，保持乐观情绪，积极治疗。关注患者的睡眠情况，行积极心理暗示，指导患者睡前做放松练习，有益于睡眠。

（6）疾病知识健康管理。向患者及家属行疾病相关健康知识宣教，积极解答患者的疑问，提高患者的遵医行为。

（7）自我病情监测管理。教会患者评估皮肤是否有水肿；严格记录24小时尿量；测量血压、血糖；评估疾病的进展情况。

2.评价

该患者对健康教内容整体掌握好，总分为33分，其中：皮肤管理5分、营养管理5分，用药指导5分、运动管理5分、心理管理4分、疾病知识管理4分、自我病情监测管理5分。心理指导及疾病相关知识方面仍需加强。

十二、选择题（1～2题为单选题，3～5题为多选题）

1.糖尿病肾病患者蛋白质摄入应以高生物效价的动物蛋白为主，早期即应限制蛋白质摄入量至（C）g/（kg·d）。

A. 0.6　　　B. 0.7　　　　C. 0.8　　　　D.0.9　　　　E. 1.0

2.下列选项中哪项不是糖尿病肾病的临床表现？（D）

A.蛋白尿　　　　　　B.水肿　　　　　　C.高血压

D.电解质紊乱　　　　E.高血糖

3.糖尿病肾病的特点包括（ACE）

A.肾小球毛细血管基底膜均质性增厚和系膜基质增多

B.肾小球系膜区有IgA沉积

C. IgG沿肾小球毛细血管基底膜细线状沉积

D.血中补体C4降低

E.肾穿刺活检结果是诊断的金标准

4.对于糖尿病肾病的治疗，下列哪些说法正确（ACE）

A.保持皮肤清洁干燥，注意观察皮肤感染

B.停用胰岛素

C.注意检查眼底病变

D.高蛋白饮食补充营养

E.终末期肾衰者可予透析及肾移植治疗

5.糖尿病肾病的病因包括（ABC）

A.血糖过高引致代谢改变

B.遗传因素

C.血管活性物质代谢异常

D.电离辐射

E.慢性肾小球肾炎

（马登艳　李兴诚）

第四节   狼疮性肾炎的疾病知识

一、概述

系统性红斑狼疮（systemic lupus erythematosus，SLE）是一种累及多系统多脏器的自身免疫性疾病。育龄期女性较易受累。SLE累及肾脏时称为狼疮性肾炎（lupus nephritis，LN）。LN主要由循环或原位免疫复合物沉积引起肾脏损伤所致，少部分SLE通过非免疫复合物途径或肾血管病变损伤肾脏。LN虽以肾脏为主要受累器官，但常常伴有其他脏器的损害，包括不明原因的发热、关节炎及皮肤黏膜损害，可有心血管、中枢神经系统、造血系统、消化系统受累以及多发性浆膜炎。

二、流行病学

SLE是我国最常见的系统性自身免疫性疾病，人群发病率为30.13/10万～70.41/10万人。肾脏是SLE最常累及的器官，40%～60%的SLE患者起病初即有LN。在我国，近半数SLE患者并发LN，是我国最常见的继发性免疫性肾小球疾病。遗传因素在SLE的发生和发展中起着重要的作用，并影响治疗效果和远期预后。同时，我国LN的发生存在地域差异。

三、发病原因

SLE是一种多因素包括遗传、性激素、环境、感染、药物、免疫反应等参与的特异性自身免疫病。上述多种因素相互作用，引起机体免疫系统紊乱，其中最重要的特征是产生抗核抗体等多种自身抗体，后者与抗原形成免疫复合物，这是SLE多组织、器官损伤的共同机制。狼疮性肾炎的发病机制可能与以下因素有关：

（1）循环免疫复合物在肾脏沉积。

（2）原位免疫复合物形成。

（3）局部补体激活。

（4）自身抗体的直接作用。

（5）T细胞介导的免疫反应等。

四、诊断标准

红斑狼疮性肾炎首先要明确患者是不是患有系统性红斑狼疮。

SLE患者出现以下一项临床症状和实验室检查异常时，即可诊断为LN，包括：

（1）蛋白尿持续＞0.5 g/24 h，或随机尿检查尿蛋白+++，或尿蛋白/肌酐比＞500 mg/g（50 mg/mmol）。

（2）细胞管型包括红细胞管型、血红蛋白管型、颗粒管型、管状管型或混合管型。

（3）活动性尿沉渣（除外尿路感染，尿白细胞＞5个/HPF，尿红细胞＞5个/HPF），或红细胞管型，或白细胞管型。肾活检病理显示为免疫复合物介导的肾小球肾炎则进一步确定LN的诊断。

五、临床分型

根据LN肾脏组织学的改变，病情轻重程度，临床可细分为6种类型，具体见表2-2-4。

表 2-2-4　狼疮肾炎的病理分型

临床分型	病理组织学特点
Ⅰ型 （轻微系膜病变LN）	多属局灶性增殖性肾炎或弥漫增殖性肾炎
Ⅱ型 （系膜增生性LN）	系膜细胞增生或基质增加，伴系膜区免疫沉积物；电镜或免疫荧光可见孤立性上皮下或内皮下沉积物
Ⅲ型 （局灶增生性LN）	50%以下肾小球表现为毛细血管内或血管外节段或球性细胞增生，通常伴有节段内皮下，伴或不伴系膜区免疫沉积物
Ⅳ型 （弥漫增生性LN）	50%以上肾小球表现为毛细血管内或血管外节段或球性细胞增生，伴弥漫内皮下，伴或不伴系膜区免疫沉积物
Ⅴ型 （膜性LN）	光镜和免疫荧光或电镜检查显示球性或节段上皮下免疫沉积物，伴或不伴系膜病变
Ⅵ型 （晚期硬化性LN）	90%以上肾小球球性硬化，残余肾小球无活动性病变

注：Ⅲ型或Ⅳ型LN如果光镜、免疫荧光或电镜提示肾小球上皮侧有广泛（＞50%血管样）免疫沉积物，诊断为Ⅲ+Ⅴ型LN或Ⅳ+Ⅴ型LN。

六、临床表现

肾脏受累是 SLE常见的临床表现之一，也往往是预后不良的主要原因。结合免疫病理检查，80%～100% 的SLE患者均有不同程度的肾脏受累。

（一）SLE 的肾脏表现

LN的主要表现为蛋白尿，严重者可出现肾病综合征。镜下血尿很常见，肉眼血尿则相对少见。SLE患者有严重肾脏病变的患者更易发生高血压。

半数患者可出现肾功能减退，偶尔发生急性肾功能衰竭。肾小管功能受损可能与免疫复合物在肾小管基底膜沉积以及发生间质性肾炎有关。

（二）SLE的肾外表现

SLE作为一种系统性疾病，可累及关节、皮肤、中枢神经系统、浆膜、肺、心脏和消化道等。出现血管病变如雷诺现象和网状青斑，负抗磷脂抗体启动凝血过程所致反复发生的血栓栓塞和静脉炎。血管炎可导致皮肤黏膜紫癜或溃疡，偶见急腹症或视网膜血管炎伴梗死引起失明（图2-2-3、图2-2-4）。

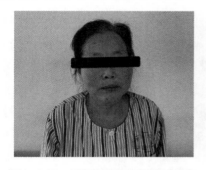　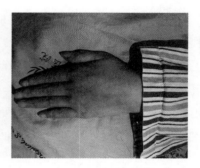

图2-2-3　SLE患者的面部蝶形红斑　　　图2-2-4　SLE患者的手部红斑

七、辅助检查

（一）血液学检查

1.血常规

（1）白细胞减少，至少2次测定＜4×10⁹/L。

（2）淋巴细胞减少，至少2次测定＜1.5×10⁹/L。

（3）血小板减少：＜100×10⁹/L（除外药物影响）。

2.免疫学检查

（1）抗Ds-DNA抗体阳性。

（2）抗Sm抗体阳性。

（3）抗磷脂抗体阳性。

（4）抗核抗体滴度异常。

（5）补体水平，C3、C4下降等。

3.肾功能

重型活动性狼疮性肾炎伴有可逆性的内生肌酐清除率不同程度下降，血尿素氮和肌酐升高，血白蛋白降低或肝功转氨酶增高；终末期狼疮性肾炎内生肌酐清除率明显下降，血肌酐、尿素氮显著升高。

（二）尿液检查

（1）蛋白尿持续＞0.5 g/24 h，或随机尿检查尿蛋白+++，或尿蛋白/肌酐比＞500 mg/g。

（2）细胞管型包括红细胞管型、血红蛋白管型、颗粒管型、管状管型或混合管型。

（3）活动性尿沉渣（除外尿路感染，尿白细胞＞5个/HPF，尿红细胞＞5个/HPF），或红细胞管型，或白细胞管型。

（三）影像学检查

B超示双肾增大提示急性病变；部分患者合并肝、脾肿大或心包炎。

（四）肾活检

肾活检可了解病理类型、病变活动性和决定治疗方案。以肾脏损害为首发表现的系统性红斑狼疮，肾活检有助于确诊。其病理特点如图2-2-5。

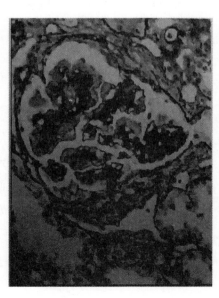

图2-2-5　狼疮性肾炎（新月体形成，节段系膜插入形成双轨征，中性粒细胞浸润）

八、治疗

LN的治疗需要从诱导到维持连续的长期治疗。诱导治疗应个体化，在获得完全缓解后的维持治疗时间应至少3年。治疗过程中需要定期随访，以调整药物剂量或治疗方案，评估疗效和防治并发症。提高患者的长期存活率，改善生活质量是治疗LN的最终目标。

（一）免疫抑制治疗

（1）免疫抑制治疗的强度应根据临床表现、血清学检查结果及肾脏病变的组织学活动度确定。除免疫抑制治疗的效果外，仍然有一些因素对肾脏的最终预后产生重要的影响，包括治疗前后肾实质损伤的不可逆的程度、血压控制的好坏和肾脏病变复发的情况。

（2）狼疮肾炎常用的免疫抑制治疗方案包括糖皮质激素（如泼尼松龙，以下称激素）联合各种细胞毒药物或其他免疫抑制剂，如环磷酰胺、硫唑嘌呤或霉酚酸酯；此外还有钙调磷酸酶抑制剂如环孢素、嘧啶合成的抑制剂来氟米特等。糖皮质激素是高效的免疫抑制剂，是治疗狼疮肾炎的基本药物。患者病情严重或激素减量时还需要加用细胞毒药物或其他免疫抑制剂。各种免疫抑制剂的作用和副作用见表2-2-5。

表 2-2-5　治疗狼疮肾炎的免疫抑制剂的作用及主要副作用

免疫抑制剂	作用	主要副作用
泼尼松龙	高效	免疫力低下，高血压，糖尿病，高血脂，库欣综合征，骨质疏松，股骨头缺血性坏死，消化性溃疡，情绪易波动，青光眼，肌病，体重增加
环磷酰胺	高效	免疫力下降，脱发，肝功能损伤，骨髓抑制，性腺毒性，出血性膀胱炎，致畸，肿瘤发生率增加
硫唑嘌呤	有效，耐受性好	免疫力下降，骨髓抑制，胃肠道不适，肝功能异常

续表

免疫抑制剂	作用	主要副作用
霉酚酸酯	高效，耐受性好	免疫力低下，胃肠道不适，贫血，严重感染
环孢素	对蛋白尿较有效	免疫力低下，高血压，肾毒性，神经毒性，上肢震颤，牙龈增生，高血钾，高脂血症

（二）其他治疗方法

除非存在禁忌证，激素和硫酸羟氯喹应作为治疗LN的基础用药。激素的剂量及用法取决于肾脏损伤的类型、活动性、严重程度及其他器官损伤的范围和程度。硫酸羟氯喹具有免疫调节和抑制肾脏损伤进展的作用，能预防SLE患者肾损害的发生，预防LN复发，延缓肾脏损害的进展并减少终末期肾脏病的发生。

以下是各类型LN的相关治疗方案：

（1）系膜增生型狼疮肾炎的治疗蛋白尿明显的患者，可以给予中等量糖皮质激素的治疗（如泼尼松龙30~40 mg/d）。

（2）轻度局灶增生型狼疮肾炎的治疗可给予中等剂量的糖皮质激素，可同时联合应用硫唑嘌呤，或激素减量时加用硫唑嘌呤。

（3）重度局灶或弥漫增生性狼疮肾炎的治疗。重度增生型狼疮肾炎的治疗可分成两个部分，诱导缓解阶段和维持阶段。诱导治疗的目的是尽快控制肾脏的急性炎性损伤，力求达到完全缓解。诱导治疗3个月内如果肾脏损伤加重（蛋白尿增多，血清肌酐升高）需及时更换治疗方案。治疗6个月获得部分缓解时可继续原方案维持直至完全缓解。治疗12个月仍未获得完全缓解的LN，应通过重复肾活检病理检查调整治疗方案。诱导缓解阶段应联合应用激素和细胞毒类药物，最常用的方案是泼尼松龙联合环磷酰胺，使炎症状态尽快缓解，尽可能减少肾实质受损。随着疾病活动的缓解，维持阶段糖皮质激素开始减量，作用相对较弱但毒性相对较小的药物可代替强效但毒性高的免疫抑制剂。

（4）膜型狼疮肾炎的治疗。系统性红斑狼疮接受肾活检的病例中25%为膜型狼疮肾炎。单纯膜型狼疮通常表现为蛋白尿，狼疮活动的血清学指标不明显，其发生肾衰竭的危险性相对较低。但是同时合并毛细血管内增生和（或）襻坏死的病例进展快，发生肾衰竭的风险高，狼疮活动的血清学指标明显，因此，增生型和膜型狼疮肾炎应给予中度到强化的免疫抑制治疗，通常用激素联合细胞毒类药物治疗。目前对于单纯膜型狼疮肾炎，治疗方案争议较大，尚无最佳治疗方案。

（5）对于LN复发患者，建议再次使用原诱导和维持治疗方案。

（6）对顽固性LN建议进行重复肾活检，根据病理改变、血清学和临床指标调整免疫抑制治疗方案。

（7）LN患者妊娠管理应由多学科团队定期随访，评估LN活动性和妊娠合并症，调整治疗和决定是否继续妊娠。

九、健康管理

SLE是我国最常见的系统性自身免疫性疾病，肾脏是SLE最常累及的器官，是我国最常见的继发性免疫性肾小球疾病，因此合理、有针对性的健康管理尤为重要，应从疾病评估、制订计划、计划实施、效果评价四个方面实施一体化、连续的健康管理。

（一）疾病评估

（1）一般状态评估。包括生命体征、精神状态、睡眠、食欲等。

（2）身体评估。包括查体有无皮肤黏膜损害，有无关节症状，有无血管炎症状等。

（3）实验室指标评估。查看血液、尿液等检查结果。

（4）其他检查结果评估。查看肾穿刺活检术结果、彩超等。

（5）病史评估。评估有无SLE病史，如光过敏、盘状红斑等。结合发病原因评估遗传、性激素、环境、感染、药物、免疫反应等。

（6）其他评估。评估患者的心理状态、生活习惯、职业、社会支持系统等整体情况。

（二）制订计划

LN的复发率高（33%～40%），复发是导致器官损害加重和预后不良的重要因素。拟从饮食管理、皮肤管理、运动管理、药物管理、自我病情监测管理等方面制订健康、有效的计划方案。

（三）计划实施

1.饮食管理

根据患者的病情制订饮食计划。LN患者饮食注意：①不应食用具有增强光敏感作用的食物，如无花果、油菜、芹菜等。尽量避免进食蘑菇、香菇等菌类，避免吸烟，以免诱发SLE。②补充足够的优质蛋白质。③进食低脂低盐、清淡易消化的食物。④LN患者应低糖饮食，患者长期服用糖皮质激素，易引起类固醇性糖尿病及库欣综合征。⑤评估血钙情况，在医生指导下适量补充钙质。

2.皮肤管理

注意保持皮肤清洁、干燥，及时修剪指甲，不要用手抠鼻子，避免搔抓损伤皮肤，造成感染，禁用碱性、刺激性化妆品及染发剂等，以免刺激皮肤；注意皮肤保暖，常穿棉袜，避免赤足行走和穿凉鞋，以避免温度过低引起血管痉挛，导致雷诺现象及疼痛等；发热者应多饮水，必要时行物理降温，以免温度过高、组织充血，出现肿胀疼痛；口腔溃疡者应保持口腔清洁卫生；避免暴露在阳光、白炽灯及某些射线下，阴天也最好擦防晒霜、穿长袖衣物、戴宽边帽或打伞等，如图2-2-6。

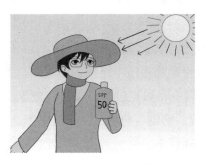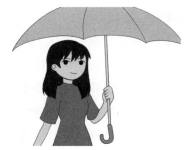

图2-2-6　防晒措施

3.运动管理

（1）病情在活动阶段，患者需卧床休息，积极配合治疗。

（2）病情稳定后可适当体育活动，如散步、打太极等中低强度的运动；长期服用激素者应嘱其不要进行游泳、打篮球等剧烈运动，以防骨折；运动后及时更换衣裤，以防感冒，并注意多饮水。

4.用药管理

（1）告知患者遵医嘱服用药物的重要性，养成定时、按量服药的习惯，定期检查血压、血糖、电解质等，重视补充维生素D、钙剂，保护胃黏膜，不得擅自停减药物，不可服用各类秘方、偏方，以免病情加重恶化。

（2）告知患者药物的不良反应及相关注意事项。例如糖皮质激素是LN患者的常用药物，但不良反应及并发症较多，需定期复查，遵医嘱调整用量；服用免疫抑制剂期间，嘱患者多饮水，避免肾毒性；使用羟氯喹应定期筛查视网膜病变等。

5.预防感染

LN并发感染的概率高，尤其诱导治疗开始的前3个月是感染的高发期，感染是导致患者死亡的主要原因。大剂量激素和其他免疫抑制药物的应用、肾功能不全、营养不良、免疫防御能力低下是LN患者感染发生的主要危险因素。诱导期感染部位以皮肤软组织和肺最常见，病原体以病毒、细菌和真菌常见；维持期感染以泌尿系统和皮肤感染最常见，病原体以细菌最常见。应强调患者在治疗时预防感染的重要性。

6.心理护理

LN引起的面部蝶形红斑、脱发等外貌变化，累及皮肤结缔组织后导致的肢体活动受限，以及长期服用糖皮质激素而出现的库欣综合征，使患者容易出现焦虑、悲观、害怕等负面情绪，影响治疗效果，甚至抗拒治疗。因此，护理人员应通过耐心细致地观察及交谈、指导，消除或减轻患者的思想顾虑，使其保持积极乐观的心态。

7.自我病情监测管理

（1）皮肤观察，教会患者观察皮肤黏膜损害。

（2）教会患者评估皮肤损害情况、小便量及性状；居家测量血压、血糖；评估疾病的进展情况，出现严重症状及时到医院就诊。

8.疾病知识教育管理

向患者及家属讲解本病的发病原因、临床表现等，解释引发本疾病的有关因素。注意劳逸结合，加强营养，增强体质，预防感染。

9.随访管理

因本病病情反复，迁延难愈，向患者及家属讲解定期复诊的重要性和必要性，教会患者去正规医院定期随访、定期检测各种指标的具体流程和方法。条件允许的情况下，可在CKD慢性病管理中心进行系统的多学科团队管理。

（四）效果评价

通过计划方案的实施，评估患者对健康教育内容整体掌握情况，评估患者的临床表现及各项指标是否有所改善，若病情改善，继续目前计划方案治疗；若病情没有改善，分析可能的原因，及时调整治疗方案和慢病管理方案。

十、常见误区

误区1　LN患者绝对不能受孕。

这个说法不正确。LN（尤其活动期）患者妊娠时母体及胎儿不良事件发生的风险显著增加，所有LN患者孕前需评估妊娠时机、妊娠并发症风险和停用妊娠期禁忌药物。无狼疮活动、尿蛋白正常并停用妊娠禁忌药物（如霉酚酸酯、环磷酰胺、来氟米特、甲氨蝶呤、生物制剂等）6个月以上，血压正常及肾小球滤过率（GFR）＞60 ml/min可考虑妊娠。LN患者妊娠应由多学科团队定期随访，评估LN活动性和妊娠合并症，调整治疗和决定是否继续妊娠。

误区2　LN患者的面颊部红斑消失就代表疗效好。

这个说法不正确。临床研究普遍采用的疗效评估标准如下：完全缓解指尿蛋白正常（尿蛋白定量<0.5 g/24 h，或尿蛋白/肌酐比值<50 mg/mmol），无活动性尿沉渣，人血白蛋白≥35 g/L，血肌酐正常或升高不超过基础值的10%；部分缓解指尿蛋白下降较基线值下降超过50%且尿蛋白定量<3.0 g/24 h，人血白蛋白>30 g/L，血肌酐升高不超过基础值的10%；治疗无反应是指治疗未达完全缓解或部分缓解。此外，LN的治疗反应还应评估SLE的疾病活动性，而不是肉眼观察到面颊部红斑消失就代表治疗效果好。

十一、案例分析

（一）病史介绍

病史及检验结果：患者××，女性，23岁，因"面部红斑、双下肢水肿1月"入院。患者于1个月前无诱因下出现双下肢水肿，尿泡沫增多，面部红斑，同时伴四肢关节酸痛及低热。为进一步治疗入院，入院时生命体征示体温37.5℃，脉搏93次/分，呼吸20次/分，血压132/76 mmHg，体重47kg，身高155 cm，24小时尿量1 000～1 500 ml、大便正常。查体示面部红斑；双下肢水肿；右手第二近端腕关节有压痛，无红肿。患者自患病来，精神差，食欲可，睡眠可，大小便正常，无脱发、口腔溃痛、光过敏、口干、眼干、皮疹等症。

辅助检查结果显示：白细胞2.7×10^9/L、肌酐282 μmol/L、尿酸503.8 μmol/L、肾小球滤过率20 ml/（min·1.73 m²）、尿素20.1 mmol/L、白蛋白22 g/L；小便常规示尿蛋白+++、24 h尿蛋白定量6 g/L；补体：C3 0.35 g/L，C4<0.10 g/L；抗Sm抗体+、抗Ds-DNA抗体+、抗磷脂抗体+；EB病毒、巨细胞病毒、腺病毒、水痘-带状疱疹病毒抗体，HIV等均为阴性；肾脏B超检查示双肾大小及结构正常；肾穿病理结果

显示狼疮性肾炎（Ⅳ型）。

患者个人基本情况：大学四年级学生，未婚，有性生活史，善于交际，作息规律，平时喜欢化妆打扮，一周运动2次，喜欢跑步。

治疗方案：

（1）一般治疗，清淡饮食。

（2）口服药物治疗，氯沙坦钾片50 mg qd，硫酸羟氯喹0.2 g qd，醋酸泼尼松25 mg qd，奥美拉唑肠溶胶囊20 mg qd，碳酸钙D3咀嚼片 1粒qd。

临床诊断：系统性红斑狼疮，狼疮性肾炎，CKD 4期。

（二）CKD 健康教育

作为CKD健康教育专职护士，简单介绍健康教育的主要内容。

1.健康教育的主要内容

（1）皮肤管理。注意保持皮肤清洁、干燥；注意向患者强调禁用刺激性化妆品及染发剂等，以免刺激皮肤；注意皮肤保暖；患者现有低热，应多饮水，必要时行物理降温，以免温度过高、组织充血，出现肿胀疼痛；避免暴露在阳光及某些射线下，阴天也最好擦防晒霜、穿长袖衣裤或打伞，保护皮肤。

（2）饮食管理。应告知患者不应食用具有增强光敏感作用的食物，如无花果、油菜、柠檬、芹菜等；避免豆制品、蘑菇、香菇等菌类。进食低蛋白、低脂低盐、清淡易消化的食物，建议每日蛋白质摄入量0.6～0.8 g／（kg·d），盐的摄入量建议≤3 g/d。

（3）用药管理。醋酸泼尼松属于激素类药物，服用方法是在清晨顿服，告知患者在其使用过程中可能出现的不良反应，如食欲增强、满月脸、水牛背等形象改变，告知患者可能出现的不良反应，也不能擅自停药，避免出现反跳现象。硫酸羟氯喹的作用是调节免疫功能，需要服用几周才能发挥它有益的作用；奥美拉唑肠溶胶囊是为了保护胃黏膜，减轻激素对消化道的刺激；氯沙坦钾片的作用是减少尿蛋白和降压的作用；碳酸钙D3咀嚼片是补充钙类的药物。

（4）运动管理。疾病发作期应卧床休息，关节肿痛者应注意局部关节于功能位及保暖，必要时遵医嘱止痛对症处理。病情缓解，可根据爱好和具体条件坚持适量活动。宜选择紫外线较弱的时间段进行运动。

（5）生活习惯指导管理。本患者是一名年轻爱美的女性，应向患者强调保护皮肤的重要性，避免使用刺激性化妆品，避免染发，外出游玩也需做好皮肤的防护。患者有性生活史，注意避孕。

（6）心理管理。患者很年轻，出现身体、形象方面的变化，对患者打击比较大，平时在护理中多关心患者，回答患者的相关提问，加强健康知识的宣教，同时鼓励患者多与病友交谈，树立信心，积极应对。

（7）疾病知识健康管理。向患者及家属讲解本病的发病原因、临床表现等。大剂量激素和其他免疫抑制药物的应用、免疫防御能力低下是LN患者感染发生的主要危险因素，加强患者预防感染相关知识宣教，注意劳逸结合，加强营养，增强体质。

（8）自我病情监测管理。教会患者评估皮肤情况、观察尿量；测量血压、体温；评估疾病的进展情况。向患者讲解定期复诊的重要性和必要性，教会患者去正规医院定期随访、定期检测各种指标的具体流程和方法。

2.评价

通过上述八个方面的健康管理，综合评价患者的健康教育内容掌握情况，总分为40分。该患者对健康教内容整体掌握好，总分为38分，其中：皮肤管理5分、营养管理5分，用药指导5分、活动管理5分、生活习惯5分、心理管理4分、疾病知识管理4分、自我病情监测管理5分。另外，心理指导及疾病相关知识方面仍需加强健康管理。

十二、选择题（1～2题为单选题，3～5题为多选题）

1.下列有关狼疮性肾炎，描述正确的是（C）

A.多发于青年男性

B.起病缓慢，浮肿明显

C.育龄期女性较易受累

D.高热不退

E.双下肢出血性皮疹

2.系统性红斑狼疮最常累及的器官（B）

A.心脏　　　　　B.肾脏　　　　C.胃

D.肝　　　　　　E.脾

3.狼疮性肾炎诊断标准包括（AB）

A.抗ds～DNA抗体阳性

B.抗Sm抗体阳性

C.血中IgA可增高

D.抗磷脂抗体阴性

E.血小板正常

4.狼疮性肾炎的活动性指标包括（ABCD）

A.间质炎症细胞浸润

B.存在"白金耳"现象

C.核碎裂

D.纤维素样坏死

E.毛细血管内细胞减少

5.治疗狼疮性肾炎的高效免疫抑制剂有（ABD）

A.泼尼松龙

B.环磷酰胺

C.硫唑嘌呤

D.霉酚酸酯

E.环孢素

（马登艳　李兴诚）

第五节　过敏性紫癜性肾炎的疾病知识

一、概述

过敏性紫癜（allergic purpura）又称Schonlein-Henoch综合征，是一种常见的血管变态反应性疾病，因机体对某些致敏物质产生变态反应，导致毛细血管脆性及通透性增加，致血液外渗，产生紫癜、黏膜及某些器官出血。可同时伴有血管神经性水肿、荨麻疹等其他过敏表现。而过敏性紫癜性肾炎（henoch-schonlein purpura nephritis，HSPN）简称紫癜性肾炎，它是一种以坏死性小血管炎为主要病理改变的全身性疾病，临床主要以皮肤紫癜、出血性胃肠炎、关节炎、肾脏损害为特征。本病具有发病率高（国外40%～50%，国内29.%～55.1%）、病情反复、迁延难愈、预后不佳等特点。

二、流行病学

过敏性紫癜任何年龄都可发病，多见于儿童及青少年，也可见于成人，主要发生于男性，男女比例为1.5:1。儿童 HSPN主要在秋冬季发病，而成人主要是在夏季和冬季。全球范围内发病，所有种族都可见到，但美国黑人较少发生。本病家族聚集发病罕见。约1/4的患者有过敏史，部分患者再次接触过敏源或遇冷后复发，约1/3患者有前驱感染史。大多数病例多于数周内痊愈，也有反复发作或迁延数月、数年者。过敏性紫癜累及肾脏者占20%～90%，是继发性肾小球肾炎最常见的一种。

三、发病原因

过敏性紫癜性肾炎属于过敏性紫癜累及肾脏的一种表现，导致过敏性紫癜的因素也是导致紫癜肾炎的因素之一。过敏性紫癜的病因尚不完全确定，目前主要认为各种致敏因素，使机体产生变态反应，进而引起血管壁炎症反应，从而累及全身多个脏器。

（一）主要病因

（1）感染。感染溶血性链球菌等细菌引起的呼吸道感染、猩红热及其他局灶性感染；麻疹、水痘、风疹等病毒感染以及寄生虫感染等。

（2）过敏反应。食用海产品，如鱼、虾、禽、蛋、奶及其他类食物中的异种蛋白引起人体产生过敏反应。

（3）药物。抗生素类，如青霉素、金霉素、氯霉素、链霉素及头孢菌素类抗生素等；解热镇痛药，如保泰松、水杨酸类、吲哚美辛等；奎宁类药物及其他药物，如阿托品、磺胺类、异烟肼及噻嗪类利尿药等。

（4）其他。如花粉尘埃吸入、虫咬、疫苗注射、受凉、寒冷刺激等。

（二）诱发因素

当劳累和受凉后，易使自身免疫异常，从而致患者感染病原微生物，出现过敏性紫癜，严重时发展为过敏性紫癜肾炎；当过敏反应激活免疫系统时，也可诱发该病。

四、诊断标准

过敏性紫癜肾炎必须具备过敏性紫癜和肾炎的临床特征才能确诊。由于本病具有特殊的皮肤、关节、胃肠道及肾脏受累表现，肾活检病理改变显示系膜区IgA的沉积和系膜增生为主要病理改变，因此确诊并不困难。约有25%患者肾脏受累表现轻微，需反复行尿液检查才能检出肾脏损害的依据，必要时可通过肾脏组织病理学检查协助确诊。

五、临床分型

根据过敏性紫癜肾炎肾脏组织学的改变，病情轻重程度，临床可细分为5种类型，具体见表2-2-6。

表 2-2-6　过敏性紫癜肾炎临床分型及特点

临床分型	临床表现	病理组织学特点
急性紫癜肾炎综合征	血尿、蛋白尿、水肿及高血压	多属局灶性增殖性肾炎或弥漫增殖性肾炎
轻型紫癜性肾炎	无症状性血尿、蛋白尿、水肿、高血压或肾功能损害	轻微异常或局灶性节段性改变
慢性紫癜肾炎综合征	皮肤改变消退后肾炎症状持续存在，常伴不同程度肾功能损害	呈弥漫增殖性改变，可伴新月体形成或肾小球硬化
紫癜肾病综合征	典型的肾病综合征表现	呈弥漫性增殖性肾炎，常伴不同程度新月体形成
急进性紫癜性肾炎	早期即有少尿或无尿，肾功能进行性损害，呈急进性肾炎表现	50%以上有新月体形成

六、临床表现

多数患者发病前1～3周有全身不适、低热、乏力及上呼吸道感染等前驱症状，随之出现过敏性紫癜肾炎的经典四联症，包括皮肤、胃肠道、关节和肾脏受累，但临床上并非均有四联症。本病除肾脏表现外，在病史、临床表现，尤其是免疫病理改变与IgA肾病十分相似。

（1）单纯型（紫癜型）。其为最常见的类型，主要表现为皮肤紫癜，局限于四肢，尤其是下肢及臀部，躯干极少累及。紫癜常成批反复发生、对称分布，可同时伴发皮肤水肿、荨麻疹。紫癜大小不等，初呈深红色，按之不褪色，可融合成片形成瘀斑，数日内渐变成紫色、黄褐色、淡黄色，经7～14日逐渐消退。见图2-2-7。

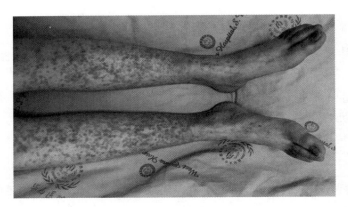

图2-2-7　单纯性紫癜肾炎

（2）腹型（henoch型）。除皮肤紫癜外，因消化道黏膜及腹膜脏层毛细血管受累而产生一系列消化道症状及体征，如恶心、呕吐、呕血、腹泻及黏液便、便血等。其中腹痛最为常见，常为阵发性绞痛，多位于脐周、下腹或全腹，发作时可因腹肌紧张及明显压痛、肠鸣音亢进而误诊为外科急腹症。幼儿可因肠壁水肿、蠕动增强等而致肠套叠。腹部症状、体征多与皮肤紫癜同时出现，偶可发生于紫癜之前。

（3）关节型（schonlein型）。除皮肤紫癜外，因关节部位血管受累出现关节肿胀、疼痛、压痛及功能障碍等表现。多发生于膝、踝、肘、腕等大关节，呈游走性、反复性发作，经数日而愈，不遗留关节畸形。

（4）肾型。过敏性紫癜肾炎的病情最为严重，发生率12%～40%。在皮肤紫癜的基础上，因肾小球毛细血管祥炎症反应而出现血尿、蛋白尿及管型尿，偶见水肿、高血压及肾衰竭等表现。肾损害多发生于紫癜出现后1周，亦可延迟出现。多在3～4周内恢复，少数病例因反复发作而演变为慢性肾炎或肾病综合征。

（5）混合型。皮肤紫癜合并上述两种以上临床表现。

（6）其他。少数本病患者还可因病变累及眼部、脑及脑膜血管而出现视神经萎缩、虹膜炎、视网膜出血和水肿及中枢神经系统相关症状、体征。

七、辅助检查

（一）血液学检查

（1）血小板、出血时间、凝血时间、血块回缩时间均在正常范围内。

（2）血白细胞总数，合并感染者可增高达20×10^9/L，伴核左移。

（3）血沉可增快。

（4）毛细血管脆性实验（束臂试验），急性期部分病例可以阳性。

（5）血清C3和CH50多数正常，血清IgA可增高。

（6）肾功能，严重者可有尿素氮、肌酐升高和肌酐清除率下降。

（7）表现为肾病综合征者，可有血清总蛋白和白蛋白降低、胆固醇升高。

（8）感染及病原学检查，C反应蛋白可增高，抗链球菌溶血素可阳性，咽试纸培养可阳性等。

（9）免疫学检查，抗核抗体及类风湿因子常阴性。

（二）尿液检查

（1）尿常规及尿液镜检，可有血尿、蛋白尿、管型尿。

（2）24小时尿蛋白定量，可阳性。

（三）大便潜血试验

可阳性。

（四）影像学检查

腹部彩超；腹部或胸部X线检查。

（五）肾活检病理检查

肾活检病理检查是评估肾脏损伤的金标准。近年来对紫癜性肾炎的临床及病理研究表明，肾小管间质损伤与紫癜性肾炎的疗效及转归息息相关。过敏性紫癜肾炎主要的病变是肾小球系膜细胞增殖，常伴有不同程度的内皮细胞和上皮细胞增殖。上皮细胞增殖处常与球囊粘连，并形成小新月体，被累及的肾小球多在50%以下，尽管一些很轻的局灶性病变，也可有新月体形成。因此，多数学者认为新月体形成是其突出的病理表现。其病理特点如下（图2-2-8）：

（1）光镜检查特点：典型的肾小球病变局灶阶段性，弥漫性系膜增生性肾小球肾炎，伴不同程度的新月体形成。

（2）免疫荧光检查特点：IgA在系膜区或毛细血管壁沉积。

（3）电镜检查特点：可见系膜细胞增生和基质增加，系膜区免疫复合物样电子沉积。

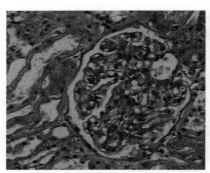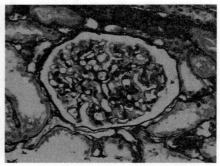

图2-2-8　紫癜性肾炎（广泛新月体形成，小管广泛充血，间质炎症细胞浸润）

根据病变程度及临床病理联系，世界卫生组织将其分类如下：Ⅰ型包括微小病变，微小病变伴轻度局灶增生性肾小球肾炎；Ⅱ型包括轻度弥漫增生性肾小球肾炎，伴或不伴显著节段局灶性增生；Ⅲ型中等度局灶增生性肾小球肾炎，中等度弥漫增生性肾小球肾炎；Ⅳ型重度弥漫增生性肾小球肾炎，终末期肾。

八、治疗

（一）去除诱因

对症处理，积极控制感染。

（二）药物治疗

相关指南或文献推荐对于有肾脏明确损害的患者，多采取与IgA肾脏病相同的治疗方案，见表2-2-7。

表2-2-7　过敏性紫癜肾炎治疗方案

临床分型	治疗方案
1.单纯型血尿或肾脏病理Ⅰ型	仅对紫癜行特殊处理，定期随访
2.孤立性蛋白尿、血尿和蛋白尿或肾脏病理Ⅱa级	（1）血管紧张素转换酶抑制剂（ACEI）和（或）血管紧张素受体拮抗剂（ARB）类药物 （2）雷公藤多甙
3.非肾病水平蛋白尿或肾脏病理Ⅱb、Ⅲa级	（1）雷公藤多甙 （2）糖皮质激素（激素）联合免疫抑制剂治疗（如激素联合环磷酰胺、环孢素A或他克莫司治疗）
4.肾病综合征或病理Ⅲb、Ⅳ级	（1）激素联合免疫抑制剂治疗（如激素联合环磷酰胺、他克莫司、麦考酚酯等） （2）临床症状较重、病理呈弥漫性病变或较多新月体形成者，可选用甲泼尼龙冲击治疗
5.急进性肾炎或病理Ⅳ、Ⅴ级	甲泼尼龙冲击治疗后，口服泼尼松+环磷酰胺（或其他免疫抑制剂）

注意：临床过程中应注意控制患者的血压，血管紧张素转换酶抑制剂（ACEI）和（或）血管紧张素受体拮抗剂（ARB）类可以降低血压，减少蛋白尿，保护肾脏功能，是慢性肾脏病的常用药物，因此也可适用于本病。

（三）其他治疗

（1）血浆置换。血浆置换可有效清除血液循环中的免疫复合物，减轻肾损害，延缓肾功能衰竭的进展速度。

（2）大剂量丙种球蛋白冲击治疗。

（3）肾透析治疗或肾移植适用于终末期肾病患者。

（4）中西医结合疗法。过敏性紫癜肾炎使用糖皮质激素及细胞毒类药物疗效不理想时，可加用双嘧达莫及肝素四联疗法。

九、健康管理

过敏性紫癜性肾炎是目前发病率比较高的肾脏类疾病，因此合理、有针对性的健康管理尤为重要。从疾病评估、制订计划、计划实施、效果评价四个方面实施一体化、连续的健康管理。

（一）疾病评估

（1）一般状态评估。包括生命体征、精神状态、睡眠、食欲等。

（2）身体评估。查体有无皮肤出血及紫癜、有无关节症状等。

（3）实验室指标评估。根据肾小球滤过率判断疾病分期等；查看血液、尿液等检查结果。

（4）其他检查结果评估。查看肾穿刺活检术结果、彩超或胸部X线检查结果等。

（5）病史评估。有无接触过敏源（食物、药物等）、有无呼吸道感染症状、有无肉眼血尿、有无高血压等。

（6）其他评估。评估患者心理状态、生活习惯、职业、社会支持系统等整体情况。

（二）制订计划

紫癜性肾炎具有反复发作的特点，因此在日常生活中避免复发尤为重要。拟从饮食管理、皮肤管理、运动管理、药物管理、自我病情监测管理等方面制订健康、有效的计划方案。

（三）计划实施

1.饮食管理

（1）根据患者的病情制订饮食计划，积极寻找过敏源。

（2）进食营养丰富、维生素含量高、清淡易消化的食物。若合并有高血压伴有水肿的患者，应限制水和盐的摄入量，若有肾功能不全的患者应限制蛋白量的摄入。根据疾病分期安排每日优质蛋白质和盐的摄入量，如CKD 1～2期患者建议每日优质蛋白质的摄入量0.8～1.0 g／（kg·d），盐的摄入量建议≤5 g/d；CKD 3～5期末行透析治疗者每日优质蛋白质的摄入量0.6～0.8 g／（kg·d），盐的摄入量建议≤3 g/d。

（3）针对有胃肠道出血的患者，少量出血者可给予少渣的温凉流食或软食；出血严重者暂时禁食禁饮，必要时安置胃肠减压观察出血情况。

2.皮肤管理

（1）保持皮肤清洁干燥，每日用温开水清洗皮疹部位皮肤，忌用碱性肥皂，勤剪指甲，勿抓伤紫癜部位皮肤。

（2）穿宽松的棉质衣服。

（3）观察紫癜的分布部位、性状、数量，是否反复出现瘙痒。

3.运动管理

（1）疾病发作期应卧床休息，疼痛者协助取舒适体位，伴关节肿痛者应注意局部关节于功能位及保暖，必要时遵医嘱止痛，对症处理。

（2）病情稳定后，可下床活动，应在专业人员指导下进行运动，如散步、打太极拳、慢走等。每日运动量循序渐进，注意预防跌倒。

4.用药管理

（1）告知患者遵医嘱服用药物的重要性，养成定时、按量服药的习惯，不能擅自停药或减量。

（2）告知患者药物的不良反应及相关注意事项。

（3）避免使用可减少血小板的药物，如头孢菌素、奎宁、对氨基水杨酸钠、利福平、阿司匹林、地高辛、奎尼丁、磺胺药、异丙嗪等。避免使用能抑制血小板功能的药物，如双嘧达莫、右旋糖酐等。

5.心理管理

由于此病的病程迁延，治疗过程相对较长，所以患者和家属易产生恐惧、悲伤及焦虑心理。此时医护人员和家属要保证患者对治疗充满信心，多和患者谈心，以鼓励的态度得到患者的信任，通过语言、表情、行为来影响和改善患者情绪。以治疗出院患者的例子消除患者的恐惧心理，增强其战胜疾病的信心。

6.自我病情监测管理

（1）皮肤观察。教会患者观察紫癜的分布情况，有无增多或减退。

（2）疼痛。教会患者评估关节疼痛的部位、性质、持续时间及伴随症状。

（3）其他。教会患者评估皮肤水肿情况、24小时尿量、尿色、大便颜色及性状；居家测量血压、血糖；评估疾病的进展情况，出现严重症状及时到医院就诊。

7.疾病知识教育

向患者及家属讲解本病的发病原因、临床表现等，解释引发本疾病的有关因素和避免再次接触过敏源的重要性，这是预防本病的重中之重。嘱患者注意劳逸结合，加强营养，增强体质，预防感染。

8.随访管理

因本疾病情反复，迁延难愈，预后不佳，应向患者及家属讲解定期复诊的重要性和必要性，教会患者去正规医院定期随访、定期检测各种指标的具体流程和方法。条件允许的情况下，可入住CKD慢性病管理中心进行系统的多学科团队管理。

（四）效果评价

通过计划方案的实施，评估患者对健康教育内容整体掌握情况，评估患者的临床表现及各项指标是否有所改善，若病情改善，继续目前计划方案治疗；若病情没有改善，分析可能的原因，及时调整治疗方案和慢病管理方案。

评估患者对健康教育内容整体掌握情况采用Likert 5级评分法。其内容为：1分为内容完全没掌握，2分为掌握小部分内容，3分为掌握一半内容，4分为掌握大部分内容，5分为内容完全掌握。

十、常见误区

误区1　过敏性紫癜肾炎的病因是过敏。

过敏性紫癜肾炎并不是我们常说的哮喘、荨麻疹之类的过敏性疾病，其实质是全身性IgA 相关性小血管炎。其病因尚不清楚，过敏可作为一个诱因，如鱼、虾等食物过敏，预防接种，昆虫叮咬及药物过敏等。常见的诱因还有细菌、病毒、寄生虫的感染，遗传易感性，某些恶性疾病，抗肿瘤药物如阿糖胞苷，甚至天气变化等等。

误区 2 皮疹越多越严重吗？

表面的出血并不可怕，易被发现可引起足够的重视，表现为对称出血性皮疹，压之不褪色，皮疹分界清晰或融合成片，皮肤活检可见IgA 免疫复合物沉积，容易确诊。

而内脏器官的出血较隐匿，常表现为腹痛、呕吐、血便、镜下血尿，若不伴皮疹，极易误诊。

误区 3 紫癜性肾炎病理分级越高越难治吗？

病理分级为 I 至Ⅵ级，还可继续细分为 a 局灶/节段、b 弥漫性两组（Ⅰ、Ⅵ级不分组），一般Ⅱa 向Ⅲa、Ⅳa、Ⅴa 进展，Ⅱb 向Ⅲb、Ⅳb、Ⅴb 进展。一般来说，局灶/节段病变组比弥漫病变组好治。但同时需结合临床表现及肾小管间质改变来更准确地诊断紫癜性肾炎、评估受累程度和疗效以及判断预后。

误区 4 尿常规没有箭头、"＋"就正常吗？

HSP 有一定自限性，一般预后良好。约 40% 的患者在病发后4～6周进展为紫癜性肾炎（HSPN），其中 1%～3% 可进展为慢性肾功能不全直至终末期肾衰竭。HSPN 临床表现不同，可以为暂时性血尿和/或蛋白尿，也可以表现为少见的肾炎或肾病综合征等明显肾脏损害。因此，确诊甚至疑诊 HSP，均应在起病时常规查尿常规。尿常规化验单首先应看标本是否合格，尿比重偏低的尿标本是稀释标本，无法判读正常与否，需同时查尿蛋白/肌酐比值，或者留晨尿再做判断。

误区 5 肾活检病理学组织只要有新月体，预后就差吗？

新月体可能并不是紫癜肾炎不良预后的独立危险因素。原因可能有：过敏性紫癜肾炎的患者治疗相对更加积极，尤其是合并了新月体的患者，绝大多数接受了激素和免疫抑制剂治疗，这些积极的治疗方案可能会逆转肾脏病理改变从而改善预后。

误区 6　HSP 没有皮疹就不随访了吗？

HSP 病程中尿检阴性者应监测尿常规至少 6 个月，每周1次，计开始时间为最后一次出现新发皮疹的时间。如病程中出现尿检异常，均应延长随访时间，至少 3～5 年。

十一、案例分析

（一）病史介绍和辅助检查

患者××，女性，30岁，因"双下肢皮疹2月"入院。2月前患者无诱因出现双下肢散在暗红色皮疹，压之不褪色，不伴瘙痒。为进一步治疗入院，入院生命体征示体温36.5℃，脉搏93次/分，呼吸20次/分，血压125/90 mmHg，体重51 kg，身高155 cm，24小时尿量1 000～1 500 ml，大便黄色，一天一次。查体示双下肢无水肿，双下肢散在暗红色皮疹，压之不褪色，局部皮温正常，无渗出渗液。患者自患病来，精神可，食欲可，睡眠可，大小便正常。

辅助检查结果显示：血肌酐77 μmol/L，估算肾小球滤过率112 ml/（min·1.73 m²），尿素4.27 mmol/L，白蛋白37.9 g/L；小便常规示尿隐血+++，尿蛋白定性1.0（2+）g/L，尿蛋白/尿肌酐0.095 g/mmol/L，24小时尿蛋白定量1.70 g/L；T细胞亚群：CD3细胞亚群64.40%，CD4细胞亚群31.30%；IgA 3 210 mg/L；甲功，甲状旁腺激素，抗肾小球基底膜抗体，总IgE测定，类风湿因子（RF），补体C3、C4，B因子，抗中性粒细胞包浆抗体（ANCA筛查）均无明显异常；食入及吸入过敏源（19项）检查结果阴性；肾穿病理结果显示紫癜性肾炎（3级B型）。

患者个人基本情况：高中文化，公司职员，已婚，已育（2个女儿），和爱人一起居住，朋友少，经常熬夜，喜辣，平素很少运动。

治疗方案：

（1）一般治疗，避免食用过敏性食物。

（2）口服药物治疗，醋酸泼尼松片30 mg qd、骨化三醇软胶囊0.25 ug qd、百令胶囊1.0 g tid、缬沙坦胶囊80 mg qd、法莫替丁片20 mg qd、碳酸钙D_3咀嚼片 1粒qd。

临床诊断：过敏性紫癜，紫癜性肾炎，CKD 1期。

（二）CKD 健康教育

作为CKD健康教育专职护士，简单介绍健康教育的主要内容。

1.健康教育的主要内容

（1）皮肤管理。保持皮肤清洁干燥；每日用温开水清洗皮疹部位皮肤；忌用碱性肥皂；勤剪指甲，勿抓伤紫癜部位皮肤；穿宽松的棉质衣服；观察紫癜的分布情况、颜色、数量，是否反复出现，每日详细记录皮疹变化情况。

（2）饮食管理。遵医嘱指导患者低盐低脂优质蛋白饮食〔（每日优质蛋白质0.8 ~ 1.0 g /（kg · d），盐的摄入量建议≤5 g/d）〕；补充丰富的维生素；避免食用牛肉、羊肉等发物；避免食用过敏食物（海鲜、蛋类、鱼等）；忌过度饮食，加重胃肠负担，诱发出血。

（3）用药管理。告知患者泼尼松属于激素类药物，此类药物对疾病治疗的重要性；使用过程中可能出现的不良反应（如食欲增强、满月脸、水牛背、高血糖等）；告知患者口服激素的注意事项，应遵医嘱服药，养成定时、按量服药的习惯。法莫替丁片是为了保护胃黏膜，减轻消化道应急症状；缬沙坦胶囊是降血压类药物，服用此药时应注意预防体位性低血压的发生；骨化三醇软胶囊和碳酸钙D_3咀嚼片是补充钙类药物。

（4）运动管理。疾病发作期应卧床休息，疼痛者协助取舒适体位，若伴关节肿痛者应注意局部关节于功能位及保暖，必要时遵医嘱止痛对症处理。病情缓解，可根据爱好和具体条件坚持适量活动。

（5）生活习惯指导管理。避免熬夜，尽量在夜间23：00前入睡，保证充足睡眠，避免抵抗力下降。

（6）心理管理。多鼓励患者及家属消除不良的心理情绪，减轻心理负担，保持乐观情绪，积极治疗。

（7）疾病知识健康管理。向患者及家属讲解本病的发病原因、临床表现等。解释引发本疾病的有关因素和避免再次接触过敏源的重要性，这是预防本病的重中之重。嘱患者注意劳逸结合，加强营养，增强体质，预防感染。

（8）自我病情监测管理。教会患者评估皮肤是否有水肿，严格记录24小时尿量，观察尿色、大便颜色及性状；测量血压、血糖；评估疾病的进展情况。

2.评价

通过上述八个方面的健康管理，综合评价患者的健康教育内容掌握情况，总分为40分。该患者对健康教内容整体掌握好，总分为38分，其中：皮肤管理5分、饮食管理5分，用药指导5分、活动管理5分、生活习惯5分、心理管理4分、疾病知识管理4分、自我病情监测管理5分。心理指导及疾病相关知识方面仍需加强健康管理。

十二、选择题

（1～2题为单选题，3～5题为多选题）

1.下列有关过敏性紫癜肾炎，描述正确的是（E）

A.学龄儿童自上呼吸道感染后1～3周有浮肿，高血压、血尿

B.起病缓慢，浮肿明显，发病男多于女

C.发作性血尿，常伴肾绞痛

D.发热、尿频、尿急，伴腰酸

E.关节肿胀，伴血尿、蛋白尿、腹痛、双下肢出血性皮疹

2.过敏性紫癜肾炎肾脏病理免疫荧光可见（A）

A. 以IgA为主的免疫球蛋白在系膜区沉积

B. C 3呈飘带样沿毛细血管襻沉积

C. IgG和白蛋白呈线样在毛细血管襻沉积

D. IgA和G呈颗粒样在毛细血管襻沉积

E. 各种免疫球蛋白都阳性–"满堂亮"现象

3.过敏性紫癜肾炎的特点，包括（ABCE）

A. 本病理改变为程度不等的系膜增值

B.肾小球系膜区有IgA沉积

C.血中IgA可增高

D.血中补体C 3降低

E.血小板正常

4.对于过敏性紫癜肾炎的治疗，下列哪些说法正确（ABDE）

A.有过敏症状者，可予抗过敏治疗

B.停用一切可疑过敏药物及食物，避免接触可疑过敏源

C.即使肾脏病变轻微，也需予糖皮质激素联合细胞毒性药物治疗

D.达到新月体肾炎诊断标准者，予强化免疫抑制疗法

E.终末期肾衰者可予透析及肾移植治疗

5.过敏性紫癜肾炎临床上可分为哪几种类型（ABCDE）

A.肾病综合征

B.急性肾小球肾炎

C.隐匿性肾炎

D.急进性肾炎

E.慢性肾小球肾炎

（李雪芹）

第六节　遗传性肾脏疾病的疾病知识

一、概述

多囊肾（polycystic kidney disease，PKD）是引起肾功能不可逆转的遗传性疾病，有2种类型：常染色体显性遗传性多囊肾病（autosomal-dominant polycystic kidney disease，ADPKD）和常染色体隐性遗传性多囊肾病（autosomal-recessive polycystic kidney disease，ARPKD）。ADPKD是最常见的遗传性慢性肾脏病，全世界发病率为1/1 000万 ~ 1/400万，我国约有1 500万人患此病。其主要病理特征为双肾广泛形成囊肿并进行性生长，最终破坏肾脏的正常结构和功能，进而导致大部分PKD患者最终需要肾脏替代治疗。本章节将讨论ADPKD。正常肾脏和多囊肾见图2-2-9。

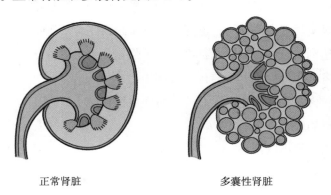

正常肾脏　　　　　　　　　多囊性肾脏

图2-2-9

二、病因和发病机制

ADPKD为常染色体显性遗传性疾病，病因主要是由PKD1（85%）和PKD2（15%）突变引起，这两个基因分别编码多囊蛋白-1（polycystin-1，PC-1）和多囊蛋白-2（polycystin-2，PC-2）。生理状态下，PC-1和PC-2

相互影响，形成多囊蛋白复合体并共同表达在肾小管细胞纤毛上，发挥正常功能，参与调节细胞周期、分裂及凋亡等生物学的过程。

ADPKD的发病机制尚未完全阐明，目前认为胚胎期从亲代遗传的PKD1和PKD2基因杂合子突变（生殖突变）不足以发病，但在感染、中毒等后天环境因素的二次打击下，杂合子正常等位基因也发生突变（体细胞突变）时才引起囊肿的发生，此时，多囊蛋白复合体功能障碍将改变肾小管上皮细胞纤毛介导的信号传导，促进囊肿形成，同时肾间质炎症纤维化，导致血管硬化，最终引起终末期慢性肾脏疾病。

三、遗传概率

（1）男女发病的概率相等。

（2）父母有一方患病，子女有50%获得囊肿基因而发病；若父母均患此病，子女发病率增加到75%。

（3）不患病的子女不携带囊肿基因，其下代（孙代）也不会发病，即不会隔代遗传。真正不经父母遗传而基因突变而发病的情况较少。

四、临床分期

多囊肾分为4期，即发生期、成长期、肿大期及破溃期，各期特点见表2-2-8。

表 2-2-8　多囊肾临床分期及各期特点

临床分期	临床特点
1.发生期	一般出生即有囊肿，只是囊肿较小，不易查出，20岁以前不易查出，若有家族史的家庭，应早期检查，注意囊肿生长情况
2.成长期	患者在30~40岁，囊肿将有一较快的生长，医学上把这一期称为成长期，此期应加强观察
3.肿大期	40岁以后，囊肿会有进一步的肿大，随着囊肿的扩大，继而出现一系列临床症状，如蛋白尿、血尿、高血压等，此期是治疗的关键
4.破溃期	囊肿继续生长，在外力的作用下，囊肿会出现破溃，应积极治疗，以防感染，防止肾功能急剧恶化

五、临床诊断

家族史、临床表现、影像学检查及分子遗传学检测是诊断的主要依据。

（一）家族遗传史

约60％ADPKD患者有明确家族史，呈现典型的常染色体显性遗传特征，即男女发病率相等，父母一方患病，子代发病概率约为50％。

（二）临床诊断标准

临床诊断标准分为主要标准和次要标准，见表2-2-9。

表 2-2-9　ADPKD 临床诊断标准

主要诊断标准	次要诊断标准
①肾皮质、髓质弥漫散布多个液性囊肿	①多囊肝
	②肾功能不全
②明确的ADPKD家族	③腹壁疝
	④心脏瓣膜异常
	⑤胰腺囊肿
	⑥脑动脉瘤
	⑦精囊囊肿

符合两项主要标准及一项次要标准，临床方可确诊。如仅有主要标准的第一项，无多囊肾病家族史，则需要符合三项以上的次要标准，方可确诊。

（三）影像学检查

超声检查敏感性高，无放射性、无创伤，经济、简便，是首选的诊断方法。肾脏体积明显增大，肾内多个大小不等的囊肿与肾实质回声增强是ADPKD三个主要表现。CT和MRI分辨率高，特别在囊肿出血或感染时，可提供有价值的信息，敏感地反映疾病进展。

（四）分子诊断

其目前广泛用于症状前和产前诊断，以及无明确家族遗传史而与其他囊肿性疾病鉴别困难者。基因测序技术的飞速发展显著提高了ADPKD患者基因突变的检出率和诊断效率，推动了产前诊断的临床应用。特别是植入前诊断（PGD）的成功可获得健康胎儿胚胎，对提高出生人口质量意义非常重大。

六、辅助检查

（1）实验室检查：血常规检查、尿液检查、肾功能检查、血生化检查等。

（2）影像学检查：彩超、CT等。

（3）其他检查：基因检查等。

七、临床表现

ADPKD病程长，进展慢，多数患者在30岁以后出现临床症状。该病临床表现多样，主要包括肾脏表现和肾外症状。见表2-2-10。

表 2-2-10 ADPKD 的临床表现特点

肾脏表现	肾外表现（囊性或非囊性）
1.腹部肿块：当肾脏增大到一定体积时，腹部触诊可扪及肾脏质地较坚实、表面结节，且随呼吸上下移动	1.囊性 （1）肝脏，最常见 （2）胰腺
2.腰痛：其是 ADPKD早期症状之一，60%的患者有此表现，多为慢性疼痛。发生频率及疼痛程度随年龄及囊肿的大小有关。急性疼痛常提示囊肿破裂出血	（3）脾脏 （4）卵巢 （5）蛛网膜腔等

续表

肾脏表现	肾外表现（囊性或非囊性）
3.尿检异常：早期一般正常，30%～50%的患者可有镜下血尿或肉眼血尿。多为自发性，也可见于剧烈运动或创伤后	2.非囊性 （1）心脏瓣膜 （2）颅内动脉瘤，危害最大
4.高血压：其是最常见的表现之一。血压的高低与肾脏大小、囊肿多少成正比，且随年龄不断增大而上升	（3）结肠憩室等
5.结石：8%～50%的患者合并肾结石，其中大多数结石的成分是尿酸或草酸钙	
6.感染：泌尿道和肾囊肿感染是多囊肾病发热的重要原，女性较男性多见。表现为膀胱炎、肾盂肾炎等	
7.肾功能损害：早期表现为肾脏浓缩功能下降，在残余肾单位的代偿功能失调后，患者肾小球滤过率逐步下降，最终发展成终末期肾脏病	

八、治疗方式

治疗原则为对症处理、预防和治疗并发症、延缓囊肿生长和肾功能进行性恶化速度。进入ESRD时，则进行肾脏替代治疗。

（一）一般治疗

限制咖啡因饮料摄入，高血压时低盐饮食，病程晚期推荐低蛋白饮食，避免应用肾毒性药物。大多数患者早期无须改变生活方式及限制体力活动，可鼓励患者适量饮水。当囊肿较大时，应避免剧烈的体力活动和腹部受外力撞击，以免囊肿破裂出血。

（二）并发症治疗

（1）疼痛。急性疼痛多为囊肿破裂出血、感染或结石引起，针对病因进行治疗。慢性疼痛，程度轻者或一过性疼痛卧床休息并观察，如疼痛持续或较重按止痛阶梯序贯药物治疗，仍不能缓解者可考虑囊肿穿刺硬化、囊肿去顶减压术及多囊肾切除术。

（2）出血。多为囊肿出血所致，呈自限性，轻者嘱患者绝对卧床休息、止痛、多饮水。针对出血量大、保守疗法效果差可行选择性血管栓塞或出血侧肾脏切除。

（3）高血压。首选血管紧张素转换酶抑制剂（ACEI）、血管紧张素受体拮抗剂（ARB）。血压控制目标值为130/80 mmHg以下，应根据合并症等情况个体化治疗。顽固性高血压常需联合应用多种降压药，甚至考虑肾囊肿去顶减压术或肾脏切除术。

（4）感染。泌尿道感染首选敏感抗生素治疗，疗程为1～2周。囊肿感染时应静脉联合应用水溶性和脂溶性抗生素，必要时囊腔引流，一般需要2周以上。

（三）肾外症状的治疗

（1）多囊肝。多数无症状者不需治疗。肝脏明显增大可引起腹胀、呼吸困难、胃食管反流、门静脉高压等。可根据病情选择肝囊肿穿刺硬化、去顶减压术、肝部分切除术或肝移植术。

（2）颅内动脉瘤。对于有动脉瘤和蛛网膜下腔出血家族史的患者，推荐MRI血管造影检查确诊。直径＞10 mm的动脉瘤应采取介入或手术治疗。

（四）肾脏替代治疗

肾脏替代治疗包括血液透析、腹膜透析和肾移植3种。目前认为ADPKD患者腹膜透析与血液透析的并发症和长期存活率无明显差异。移植后肾存活率、并发症与其他肾移植人群相似。

（五）新型特异性药物治疗

近年来，多项研究显示托伐普坦（精氨酸加压素V2受体拮抗剂）可延缓 ADPKD患者肾脏体积增大和肾功能恶化，已被多个国家批准临床使用。可根据患者的年龄、肾功能及病情进展情况选用，并注意是否有肝功能损伤、脱水、电解质紊乱的并发症。

九、健康管理

从疾病评估、制订计划、计划实施、效果评价四方面行一体化的健康管理。

（一）疾病评估

（1）一般状态评估。包括生命体征、精神状态、睡眠、食欲等。

（2）身体评估。包括有无腰痛、有无腹部肿块等。

（3）血液检查结果评估，包括血常规、生化等。

（4）其他检查结果评估。包括彩超或其他影像学检查结果、基因检测结果等。

（5）病史评估。评估有无多囊肾家族史、有无肉眼血尿、有无高血压等。

（6）其他评估。评估患者的心理状态、生活习惯、职业、社会支持系统等整体情况。

（二）制订计划

拟从饮食管理、皮肤管理、运动管理、药物管理、自我病情监测管理等方面制订健康、有效的计划方案。

（三）计划实施

1.饮食管理

ADPKD患者合理控制饮食对保护残余肾功能尤为重要。医生、护士、营养师应共同参与患者的营养管理，发挥多专业整合优势，根据患者的生活方式、CKD分期、营养状况、经济条件等制定符合患者实际需要的营养方案。

（1）蛋白质管理。CKD 1～2期患者，蛋白质摄入推荐量为0.8～1.0 g/（kg·d）；合并患有糖尿病者，蛋白质摄入推荐量为0.8 g/（kg·d）。对于CKD 3～5期非透析治疗的患者，蛋白质摄入推荐量为0.6 ~ 0.8 g/（kg·d）。血液透析及腹膜透析患者，蛋白质摄入推荐量为1.0 ~ 1.2 g/（kg·d），如果合并高分解代谢急性疾病时，蛋白质摄入推荐量增加到1.2 ~ 1.3 g/（kg·d）。其中至少50%来自优质蛋白质，可同时补充复方α-酮酸制剂0.075 ~ 0.12 g/（kg·d）。再根据患者的体重、年龄、饮食史、合并疾病及应激状况等进行动态调整。

（2）盐的管理。正常情况下，每日盐的摄入量为2~4 g/d；若合并高血压及水肿的患者，应控制盐的摄入量，指南建议≤3 g/d，包括鸡精、味精、酱油（5 ml酱油=1 g盐）等。但要注意：购买的半成品食物时，要注意说明书中钠的含量，尽量不选择额外添加盐的半成品食物。

（3）能量的管理：CKD 1~3 期患者，能量摄入以达到和维持目标体重为准。目标体重可以参考国际推荐适用于东方人的标准体重计算方法：

（男性）标准体重＝[身高（cm）－100]×0.9（kg）

（女性）标准体重 ＝[身高（cm）－100]×0.9（kg）－2.5（kg）。

当体重下降或出现其他营养不良表现时，还应增加能量供给。对于CKD 4 ~ 5 期患者，在限制蛋白质摄入量的同时，能量摄入需维持在35 kcal /（kg·d）（年龄≤60 岁）或30 ~ 35 kcal/（kg·d）（年龄＞60 岁）。再根据患者的身高、体重、性别、年龄、活动量、饮食史、合并疾病及应激状况进行调整。

（4）膳食纤维的管理。鼓励早期CKD患者从健康饮食中摄入一定量的膳食纤维。根据每日摄入能量，推荐膳食纤维摄入量14 g/1 000 kcal。

（5）脂肪摄入量的管理。CKD患者每日脂肪供能比25% ~ 35%，其中饱和脂肪酸不超过10%，反式脂肪酸不超过1%。可适当提高单不饱和脂肪酸摄入量。

（6）液体管理。正常人尿量一般为1 000 ~ 2 000 ml/d，饮水量可不受限制；若有水肿、慢性肾衰竭的患者等应限制水的摄入量。如前1日尿量+500 ml不显性失水量为宜。注意饮水包括蔬菜、水果中水的含量等。

注意：不吃巧克力，不喝咖啡、浓茶等含咖啡因的饮料，不饮酒、不吸烟。

2.运动及生活习惯管理

CKD患者在身体条件允许的情况下坚持运动，不仅可以改善血液循环，改善心肺功能，而且可以减轻体重等。研究表明，慢性肾脏病患者以低、中等强度的有氧运动运动为主（游泳、慢跑、太极拳等），但应避免剧烈体力活动及腹部撞击，以免囊肿破裂出血。少熬夜，尽量在晚上23：00前入睡，不久坐，多饮水，不憋尿，预防感冒及呼吸道感染。

3.用药管理

告知患者遵医嘱服用药物的重要性，养成定时、按量服药的习惯，不能擅自停药或减量；告知患者药物的不良反应及相关注意事项，服用降压药时预防体位性低血压的发生；避免服用有肾毒性的药物。

4.心理管理

由于此病同其他肾脏疾病不一样，是一种终身性的遗传疾病，往往患者情绪低落，甚至有的患者感到绝望等。此时，医务人员、患者家属应关注患者的情绪变化，医务人员应对患者进行疾病的教育，必要时行心理疏导，最终形成以患者为中心的护理，鼓励患者与医务人员共同参与疾病的管理。

5.自我健康管理

（1）预防感冒。告知患者室内开窗通风，尽量少去公共场合。外出勤洗手，正确佩戴口罩，加强感冒的预防。若出现感冒的症状，应去正规医院治疗。

（2）预防创伤。告知患者勿剧烈活动，腹部勿受外力撞击，因为随着囊肿的长大，囊肿内压不断增高，患者的双肾也会长大，腹腔内压也随之增高。若受到外力撞击，会导致囊肿破裂出血等。

（3）控制血压。告知患者血压控制的重要性。绝大多数患者在肾脏受损前已有高血压，若血压控制不佳，会加剧肾功能的恶化进展，因此，血压的管理尤为重要。

6.随访管理

因本疾病为遗传性疾病，医务人员应向患者及家属讲解定期复诊的重要性和必要性，教会患者去正规医院定期随访、定期检测各种指标的具体流程和方法。若是已婚有计划受孕的多囊肾患者应在医务人员指导下科学受孕。条件允许的情况下，可入住CKD慢性病管理中心进行系统的多学科团队管理。

四、效果评价

通过计划方案的实施，评估患者对健康教育内容整体掌握情况，评估患者的临床表现及各项指标是否有所改善。若病情改善，继续目前计划方案治疗；若病情没有改善，分析可能的原因，及时调整治疗方案和慢病管理方案。

评估患者对健康教育内容整体掌握情况，采用Likert 5级评分法。其内容为：1分为内容完全没掌握，2分为掌握小部分内容，3分为掌握一半内容，4分为掌握大部分内容，5分为内容完全掌握。

十、常见误区

误区1 多囊肾囊肿小，可以不用治疗吗？

答案是否定的。因为多囊肾的囊肿是一点点长大的，对肾脏的损伤也是缓慢进展的，所以早期治疗和控制小囊肿，比治疗大囊肿要容易很多，更重要的是会减少肾脏的损伤。对多囊肾患者来说，要定期体格检查，其中包括肾功能检查。

误区2 多囊肾女性患者可以受孕吗？

女性多囊肾病患者如果没有高血压和肾功能受损伤，没有大量的蛋白尿，一般能够顺利地生下一个健康的宝宝，而且也不会使原有的肾脏病加重。我们鼓励这样的患者建立家庭后尽早生育，因为她们的肾脏功能可能会随时间的延长而逐渐下降，从而失去最佳的妊娠机会。对于男性多囊肾患者，是不影响配偶受孕的。

十一、案例分析

（一）病史介绍和辅助检查

患者××，男性，34岁，因打篮球时出现"肉眼血尿伴右侧腰痛1周"由门诊入院。事后患者间断感右侧腰部疼痛，持续性肉眼血尿，其余无不适。有高血压，否认糖尿病、心脏病，否认传染性疾病，无药物过敏史，无吸烟史，有饮酒史。患者的奶奶、爸爸均有多囊肾病家族史。入院时体温36.2℃，脉搏76次/分，呼吸19次/分，血压153/56 mmHg，体重58 kg，身高160 cm，24小时尿量1 500～2 000 ml，大便正常。查体示：皮肤黏膜无黄染，无瘀血瘀斑，全身皮肤完好、无水肿，双侧腰部可扪及实物肿块，质软，表面不平整，右侧腰痛能忍受。患者自患病以来，精神可，食欲一般，睡眠可。

辅助检查结果：肌酐87 μmol/L，估算肾小球滤过率86 ml/（min·1.73 m^2），尿酸461 umol/L；血常规检查示血红蛋白、血小板计数、白细胞计数均正常；凝血常规结果正常；尿常规示尿红细胞满视野、尿蛋白++；彩超结果显示多囊肾、多囊肝（图2-2-10）；MRI结果显示多囊肾、多囊肝。

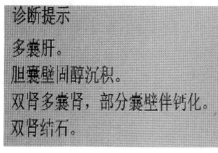
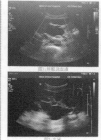
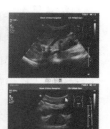

图2-2-10　彩超结果

患者个人基本情况：

本科学历、专业技术人员，已婚，无子女，和父母及爱人一起居住，朋友多，应酬多（喜饮酒），喜浓茶及咖啡，经常加班，熬夜（23：00后睡觉），爱运动。

治疗方案：

（1）一般治疗，卧床休息，适量饮水。

（2）口服药物治疗，缬沙坦胶囊80 mg qd，碳酸氢钠片1.0 g tid，必要时给予止痛治疗。

临床诊断：多囊肾，多囊肝，CKD 2期。

（二）CKD 健康教育

作为CKD健康教育专职护士，简单介绍健康教育的主要内容。

（1）饮食管理。指导患者优质蛋白饮食，每日摄入优质蛋白质 $0.8 \sim 1.0$ g/（kg·d）；盐的摄入量应≤3 g/d，包括盐、鸡精、味精、酱油（5 ml酱油=1 g盐）等；每日热量供给$30 \sim 35$ kcal/（kg·d），尽量选择一些含热量高但蛋白质含量低的主食，如马铃薯淀粉等；根据每日摄入能量，推荐膳食纤维摄入量 14 g/1 000 kcal；脂肪每日脂肪摄入量$25\% \sim 35\%$，尽量少食肥肉等；目前尿量正常，饮水量可不受限制，若出现水肿、肾功能恶化等情况应限制水的摄入量，如前1日尿量+500 ml不显性失水量为宜，注意饮水量应包括水果、蔬菜及米饭中水的含量等。

（2）运动及生活习惯管理。目前病情以有氧运动运动为主（如慢跑、打太极拳、游泳等），但应避免剧烈体力活动及腹部撞击，以免囊肿破裂出血。尽量少熬夜，晚上23：00前入睡，不久坐，多饮水，勤排尿。

注意：不吃巧克力，不喝咖啡、浓茶等含咖啡因的饮料，戒酒，尽量不吃或少吃海鲜类食物等。

（3）用药管理。遵医嘱服用降血压药物，养成按时、按量服药的习惯，避免擅自停药。缬沙坦胶囊主要作用降血压，用药过程中严密监测血压，预防体位性低血压的发生；碳酸氢钠主要作用碱化尿液，应定期监测血生化检查。

（4）自我病情健康管理。告知患者自我监测小便状况，如尿色、尿量等；监测疼痛情况；观察是否有四肢水肿；预防感冒；学会评估疾病的进展情况。

（5）复查与随访管理。告知患者此病是遗传性疾病，若患者有备孕的计划，应在遗传专科门诊行基因筛查后科学备孕。告知患者定期复查及随访的必要性，囊肿的增长情况会影响肾功能的进展进度，定期复查肾功能的各项指标及根据复查结果行全方位的健康管理。

（三）评价

通过上述五个方面的健康管理，综合评价患者的健康教育内容掌握情况，总分为25分。该患者对健康教内容整体掌握好，总分为25分，继续目前的健康管理计划实施。

十二、选择题（1~2题为单选题，3~5题为多选题）

1.多囊肾的囊肿是由于（D）

A.肾小盏的异常发育

B.肾小囊的异常发育

C.输尿管发育异常

D.肾小管与集合管未连通

E.肾盂的异常发育。

2.关于多囊肾的描述正确的是（A）

A.是肾脏的一种先天性异常，有遗传性

B.为反复泌尿系统感染引起

C.以血尿为主要表现

D.水肿为常见症状。

E.多数囊肿与肾单位相通

3.成人型多囊肾中下列描述正确的有（ABDE）

A.该病一般在40～60岁出现症状

B.超声显示两肾内有无数大小不等的囊肿，常合并多囊肝等其他脏器多囊性疾病

C.本病属常染色体隐性遗传病

D.本病为双侧性，临床上少数病例两肾发展可不一致

E.本病晚期症状为高血压、肾功能减退

4.关于多囊肾的治疗，下列哪些选项正确（ACDE）

A.有无症状及发病年龄对患者预后无明显关系

B.女性患者在病程晚期并不影响妊娠以及生育过程

C.多囊肾患者在青年期以后宜做家系调查及基因诊断，早发现风险患者

D.目前遗传性多囊肾尚无有效治疗方法

E.多囊肾患者生育与否，与减少本病发生率有一定关系

5.诊断多囊肾的辅助检查有（ACD）

A.同位素扫描

B.淋巴造影

C.彩超

D.CT

E.逆行性尿路造影

（李雪芹）

第七节 慢性肾衰竭的疾病知识

一、概述

慢性肾衰竭（CRF），是指各种慢性肾脏病持续进展的共同结

局，以代谢产物蓄积、水电解质及酸碱失衡和全身各系统症状为表现的一种临床综合征，常常进展为终末期肾衰竭，慢性肾衰竭晚期又称为尿毒症期（uremia）。

二、流行病学

慢性肾脏病的防治已成为全球所面临的公共卫生话题。近年来，慢性肾脏病的患病率有明显上升趋势。全球一般人群患病率高达14.3%；我国CKD患病率为10.8%，约有1.2亿人，西南地区更高达18.3%。在发达国家，每年约有2%的患者发展为终末期肾衰竭，我国目前尚无明确的调查数据。

三、发病原因和危险因素

（一）慢性肾衰竭发病的原因

慢性肾衰竭是多种原发或者继发肾脏疾病的晚期结局。常见发病原因如下：

（1）原发性肾脏疾病，如肾小球疾病、慢性肾盂肾炎、肾小管间质性疾病、肾血管疾病、遗传性肾病、多囊肾等。

（2）继发性肾脏疾病，如狼疮肾炎、糖尿病肾病、高血压肾小动脉硬化、感染性肾损害等。

（3）尿路梗阻性肾脏疾病，如尿路结石、神经性膀胱、前列腺肥大等。

我国以IgA肾病为主的原发性肾小球肾炎最为多见，其次为高血压肾小动脉硬化、糖尿病肾病、慢性肾盂肾炎、多囊肾、狼疮肾炎等，近年来糖尿病肾病、高血压肾病的发病率有明显的上升；欧美国家常见的发病原因为糖尿病肾病、高血压肾病、肾小球肾炎、多囊肾等。

（二）慢性肾衰竭进展的危险因素

慢性肾衰竭通常进展缓慢，呈渐进性发展，但在某些诱因下短期内可加重、恶化。因此，临床上一方面需要积极治疗渐进危险因素，延缓病情进展。一方面识别诱发因素，以消除可逆诱因，争取肾功能有一定的逆转。常见的危险因素为：慢性肾衰竭渐进性发展的危险因素，如糖尿病、高血压、蛋白尿、低蛋白血症等；慢性肾衰竭急性加重、恶化的危险因素，如累及肾脏的疾病（原发性或继发性肾小球肾炎）复发或加重、有效血容量不足（低血压、休克、出血）、肾毒性药物、泌尿道梗阻等。

四、分期

慢性肾衰竭根据肾脏损害程度分为四期：肾功能代偿期、氮质血症期、肾衰竭期、尿毒症期[分别相当于美国基金会的肾脏病生存质量指导（K/DOQI）的第2、3、4、5期]。具体见表2-2-11。

表 2-2-11　慢性肾衰竭分期

分期	GFR（占正常的%）	内生肌酐清除率（ml/min）	血肌酐（μmol/L）	临床表现
肾功能代偿期	50%～80%	80～50	正常	无症状
氮质血症期	25%～50%	50～25	高于正常，<450	肾衰早期，通常无明显症状，可有轻度贫血、多尿、夜尿
肾衰竭期	10%～25%	25～10	450～707	贫血较明显，夜尿增多，水、电解质紊乱，各系统可有轻度症状
尿毒症晚期	10%以下	<10	>707	肾衰竭晚期，肾衰竭的临床表现和血生化异常已十分显著

五、临床诊断

慢性肾衰竭诊断主要依据病史、肾功能检查及相关临床表现来诊断，但临床表现复杂，各系统表现均可成为首发症状，因此应尽早明确诊断，防止误诊。在病情许可的情况下，可尽早行肾活检以明确导致肾衰竭的基础肾脏病，积极寻找引起肾功能恶化的可逆因素，延缓慢性肾脏病进展至慢性肾衰竭期。

六、临床表现

慢性肾衰竭的病变十分复杂，可累及全身各个器官，出现各种代谢紊乱，进而出现尿毒症的临床表现。见表2-2-12。

表2-2-12 慢性肾衰竭的临床表现

器官病变	临床表现
1.水、电解质和酸碱平衡失调	高钾、低钾血症，高钠或低钠血症，水肿或脱水，低钙血症等
2.心血管系统	高血压和左心室肥大；心力衰竭、心包炎及动脉粥样硬化
3.呼吸系统	尿毒症性支气管炎、肺炎、胸膜炎等
4.血液系统	贫血，皮下出血、鼻出血、女性月经过多，白细胞异常
5.神经、肌肉系统	常出现中枢和外周神经病变，如早期有疲乏、失眠、注意力不集中等；尿毒症晚期患者可有肌无力和肌萎缩等
6.胃肠道表现	食欲不振是最常见的早期表现，还有恶心、呕吐、腹痛、腹胀等；部分患者可有消化道出血等
7.皮肤表现	皮肤瘙痒、面色晦暗、尿毒症面容
8.肾性骨营养不良症	纤维性骨炎、骨质疏松和骨硬化症等
9.感染	感染为主要死因；与机体免疫力低下、白细胞异常有关
10.其他	高尿酸血症、代谢异常、内分泌失调等

七、辅助检查

（1）血常规检查。正细胞正色素性贫血，并随肾功能的减退而加重。酸中毒和感染时，可有白细胞数增高，血小板数正常或偏低。

（2）尿液检查。不同程度蛋白尿、尿红细胞、尿白细胞阳性、颗粒和蜡样管型。

（3）肾功能检查。内生肌酐清除率降低、血肌酐升高、血尿素氮升高。

（4）血生化检查。血清钙降低、血磷升高。

（5）影像学检查。彩超、CT等。

（6）核医学。肾图、肾血流图。

八、治疗要点

积极有效治疗原发疾病和去除导致肾功能恶化的因素是慢性肾衰竭防治的基础，更是保护残余肾功能和延缓慢性肾功能恶化的关键。一般为一体化治疗管理方案，包括饮食管理、并发症的管理（控制高血压、纠正水、电解质紊乱等）及肾脏替代治疗方案（腹膜透析、血液透析、肾移植）。

一体化治疗是由多学科、多团队医护共同完成的，对患者进行长期监测、指导及治疗的过程。

九、健康管理

慢性肾衰竭进展较快，为了防治慢性肾衰竭进展加快或急剧加重，延续性的健康管理势在必行。拟从疾病评估、制订计划、计划实施、效果评价四方面行一体化的管理。

（一）疾病评估

1.身体评估

慢性肾衰竭患者的体征一般是全身性的，应做好全身各系统的评估，包括有无贫血面容，有无皮肤出血点、瘀斑，有无水肿及其部位，水肿程度及特点，有无心率增快等心力衰竭的表现等。

2.病史评估

（1）患病及治疗经过。慢性肾衰竭患者一般有多年的原发性或继发性慢性肾病史，应详细了解患者的初始病因、疾病类型、病程长短等；了解既往用药情况，包括用药种类、疗效、不良反应等。

（2）目前病情与一般状态。目前的主要不适及伴随症状。有无出现食欲差、恶心、呕吐，有无头晕、胸闷、气紧，有无皮肤瘙痒，有无皮下出血，有无少尿等。

（3）实验室指标评估。评估血、尿检查结果，有无红细胞计数减少，有无血红蛋白降低，有无血尿素氮、血肌酐升高等。

（4）其他检查结果评估彩超或胸部X线检查结果等。

3.其他评估

评估患者的心理状态、生活习惯、职业、社会支持系统等整体情况。

（二）制订计划

拟从饮食管理、皮肤管理、运动管理、药物管理、自我病情监测管理等方面制订健康有效的计划方案。

（三）计划实施

1.饮食管理

（1）饮食管理。饮食管理在慢性肾衰竭的治疗中尤为重要。合理的饮食有利于延缓并阻止病情恶化的进展速度，更直接关系到患者的预后。总体原则为：低盐低脂优质蛋白饮食，充足的热量，低磷饮食，补充必需氨基酸，充足的维生素。

a.蛋白质。CKD 1～2期患者，无论是否有糖尿病，指南推荐蛋白摄入量为0.8～1.0 g/（kg·d）。血液透析及腹膜透析病人蛋白质摄入量为1.0～1.2 g/（kg·d）。低蛋白饮食中，约50%的蛋白质应为高生物价蛋白，如蛋、鱼肉等。如有条件，可在低蛋白饮食0.6 g/（kg·d）的基础上同时补充适量0.075～0.12 g/（kg·d）酮酸制剂。

b.热量。无论何种饮食治疗计划方案，必须摄入足够热量，一般为30～35kcal/（kg·d），此外还需要注意补充维生素及叶酸等，同时还要控制钾、磷的摄入量。一般磷的摄入量<800 mg/d。

c.盐。为防止盐的摄入量过多，指南推荐盐的摄入量不应超过6 g/d，若合并有明显水肿、高血压的患者，盐的摄入量应限制在2～3 g/d。

（2）改善患者的食欲。适当增加患者的活动量，提供色、香、味俱全的食物，提供舒适的就餐环境；针对老年患者，进食前可休息片刻，少量多餐。

（3）定期监测肾功能和营养状况。定期监测患者的肾功能指标、体重变化、血红蛋白、人血白蛋白。

2. 用药管理

遵医嘱用药，观察药物的疗效及不良反应，常见药物的不良反应如下：

（1）红细胞生成素。观察患者有无头痛、高血压及癫痫发作等，定期监测血常规。

（2）骨化三醇。定期监测患者的血钙浓度、血磷的浓度，防止内脏、皮下、血管钙化及肾功能恶化。

（3）必需氨基酸。原则上是口服给药；若必须静脉给药时，应注意观察有无输液不良反应。

3.运动管理

慢性肾衰竭患者的活动量应视具体情况而制定，如病情危重的患者应以卧床休息为主，提供清洁安静的休息环境，协助其生活护理；能下床活动的患者，应在专业人员的指导下量力活动，以不出现心慌、乏力为宜；贫血严重者应卧床休息，起身活动时应注意体位性的头晕等；针对长期卧床的患者应指导或帮助其肢体进行被动运动，预防肢体萎缩或静脉血栓。

4.心理管理

护理人员应以热情、关心的态度去接近患者，与患者或家属建立有效的沟通，鼓励家属理解并接受患者的改变。向患者及其家属介绍本病的治疗进展，积极为患者排忧解难，让其树立战胜疾病的信心，积极配合治疗和护理，从而提高生活质量。

5.皮肤管理

指导患者注意个人卫生，做到"三勤"（勤洗澡、勤换内衣、勤剪指甲），保护水肿部位的皮肤；皮肤瘙痒时应遵医嘱使用止痒药物，嘱患者勿抓伤皮肤而造成感染；养成饭后漱口的好习惯，预防口腔及咽喉部感染。

6.自我病情管理

教会患者自我监测血压、血糖，定期监测生化指标，监测体重、尿量情况等；教会患者早期识别病情变化的危险信号。

7.治疗指导随访管理

告知患者遵医嘱服药，避免使用肾毒性药物，不能自行停药。向患者或家属解释尽量保护前臂、肘正中的大静脉，为以后血透做准备。未行肾脏替代治疗的患者，在条件许可的情况下，可入组医院慢性病管理团队行多学科团队的共同指导。已行肾脏替代的治疗的患者教会其透析的注意要点及其相关并发症。

（四）效果评价

通过计划方案的实施，评估患者对健康教育内容整体掌握情况，评估患者的临床表现及各项指标是否有所改善。若病情改善，继续目前计划方案治疗；若病情没有改善，分析可能的原因，及时调整治疗方案和慢病管理方案。

评估患者对健康教育内容整体掌握情况，采用Likert 5级评分法。其内容为：1分为内容完全没掌握，2分为掌握小部分内容，3分为掌握一半内容，4分为掌握大部分内容，5分为内容完全掌握。

十、常见误区

误区1　慢性肾衰竭患者能够完全治愈。

这种说法是不正确的。慢性肾衰竭的患者，如果想要减缓疾病恶化是可能的，但要完全阻止慢性肾功能衰竭的发展或者治愈，目前还达不到。慢性肾衰竭患者，首先要控制好血糖、血压，其次是尿酸。定期到医院复查，定期随访，合理健康饮食，积极治疗并发症等，这样可以有助于减缓慢性肾功能衰竭的发展进程。

误区2　慢性肾衰竭患者想要治好直接肾移植就可以了。

这种说法是不正确的。不是所有的慢性肾衰竭患者都可以肾移植，要排除其禁忌证，如有结核、艾滋病、肝炎活动、药物成瘾、进行性代谢疾病、近期心肌梗死、存在持续性凝血功能障碍、寿命预计小于2年、其他脏器功能存在严重障碍的患者，肾移植是需要分情况而定的，而且肾移植的患者需要长期使用免疫药物，防止排斥反应，也并非移植后就一劳永逸。

十一、案例分析

（一）病史介绍和辅助检查

患者××，女性，38岁，因"血压升高1年，乏力、食欲缺乏10天"入院。1年前，患者于当地医院检查发现血压升高，诊断为高血压病，口服降压药治疗，血压控制不详。10天前，患者自觉乏力、食欲缺乏、伴有头昏、夜尿增多表现。于当地就医，出院后为进一步治疗于门诊收入院。入院后生命体征示体温36.5℃，脉搏96次/分，呼吸20次/分，血压156/110 mmHg，体重55 kg，身高158 cm，24小时尿量1 200~2 000 ml，大便无明显异常。

辅助检查结果显示：血常规示红细胞计数2.34×10^{12}/L，血红蛋白67 g/L，血小板计数226×10^9/L，白细胞计数6.69×10^9/L；小便常规示白细胞6/HP，尿蛋白定性1.0（2+）g/L，红细胞2/HP；尿蛋白/尿肌酐0.265 g/mmol，24小时尿蛋白量3.02 g/24 h；生化示白蛋白31.1 g/L，肌酐729 μmol/L，尿酸502 umol/L，无机磷2.24 mmol/L，钾4.48 mmol/L；泌尿系统彩超示右肾大小约9.0 cm×3.0 cm×4.3 cm，左肾大小约8.6 cm×4.2 cm×4.4 cm，双肾实质回声增强，皮髓质分界不清，双肾实质损害声像图。

患者个人基本情况：初中文化，个体经营者，离异，已育一子。聚会多，经常熬夜，饮食喜辣，平素很少运动，有医保。

治疗方案：

（1）一般治疗，注意休息，避免劳累、受凉，避免使用肾毒性药物。

（2）口服药物治疗，尿毒清颗粒5 g tid，硝苯地平控释片60 mg qd，诺维乐 0.8 g tid，复方α酮酸片2520 mg tid，罗沙司他100 mg tiw，叶酸10 mg tid，多糖铁复合物胶囊300 mg qd。

（3）患者肾脏偏小，交代肾脏替代治疗可行性及风险后，患者及家属同意行动静脉内瘘成形术。

临床诊断：慢性肾功能不全，CKD 5期，肾性贫血，高血压3级（很高危）。

（二）CKD 健康教育

作为CKD 健康教育专职护士，简单介绍健康教育的主要内容。

1.健康教育的主要内容

（1）原发病管理。该患者原发病为高血压，应积极控制血压，将血压降至目标血压，避免使用肾毒性药物。

（2）饮食管理。该患者在进入透析前遵医嘱指导低盐低脂优质蛋白饮食，每日蛋白质0.6 g/（kg·d），并加用复方α-酮酸片治疗。患者进入维持性透析后蛋白质摄入量提高至1.2 g/（kg·d），同时维持每日充足热量30~35 kcal/（kg·d）。饮食清淡，盐的摄入量建议≤3 g/d；补充适量维生素、矿物质等营养素。不进食高嘌呤食物，如啤酒、海鲜、动物内脏等，避免进食含钾高食物，如番茄、猕猴桃、根茎类食物等；避免进食含磷高食物，如坚果、米汤、加工食品等。

（3）用药管理。告知患者硝苯地平控释片是降血压类药物，应定时遵医嘱口服，服用此药时应注意不能嚼服，预防体位性低血压的发生；复方α酮酸片补充氨基酸，可餐中嚼服；罗沙司他、叶酸、多糖铁复合物胶囊是治疗肾性贫血的药物，定期监测血常规。

（4）运动管理。可根据爱好和具体条件坚持适量活动。

（5）生活习惯指导。避免熬夜，尽量在夜间23：00前入睡，保证充足睡眠，避免抵抗力下降，积极控制上呼吸道感染。

（6）心理管理。多鼓励患者及家属消除不良的心理情绪，减轻心理负担，保持乐观情绪，积极治疗。

（7）疾病知识健康管理。向患者及家属讲解本病的发病原因、临床表现等。解释引发本疾病的有关因素。嘱患者注意劳逸结合，加强营养，增强体质，预防感染。

（8）自我病情监测管理。教会患者评估皮肤是否有水肿，严格记录24小时尿量，观察尿色、大便颜色及性状，监测血压、血糖，评估疾病的进展情况，自我监测内瘘成熟情况。

2.评价

通过上述八个方面的健康管理，综合评价患者的健康教育内容掌握情况，总分为40分。该患者对健康教内容整体掌握好，总分为38分，其中：原发病管理5分，饮食管理5分，用药管理5分、活动管理5分、生活习惯5分、心理管理4分、疾病知识管理4分、自我病情监测管理5分。但心理指导及疾病相关知识方面仍需加强健康管理。

十二、选择题（1~2题为单选题，3~5题为多选题）

1.肾功能衰竭是指（E）

A. 持续少尿或无尿的病理过程

B. 引起氮质血症的各种疾病

C. 尿中出现蛋白质、管型、红细胞和白细胞的病理过程

D. 各种肾实质疾病引起的病理过程

E. 因肾功能障碍导致代谢产物蓄积，水、电解质和酸碱平衡紊乱以及全身各系统为症状的综合征

2.我国引起慢性肾衰竭常见的原因（C）

A.慢性肾盂肾炎　　　　　　　B.肾结核

C.慢性肾小球肾炎　　　　　　D.狼疮性肾炎

E.糖尿病肾病

3.慢性肾衰竭的非透析治疗包括（ACDE）

A.低蛋白饮食　　　　　　　　B.高磷、高钙饮食

C.必需氨基酸治疗　　　　　　D.肠道透析

E.纠正水、电解质紊乱

4.尿毒症期可出现哪些电解质紊乱（ABCD）

A.低血钙　　　　　　　B.高血钾　　　　　　C.低血钠

D.高血磷　　　　　　　E.低血钾

5.预防慢性肾衰竭患者发生感染的各项护理措施中，正确的是（ABCE）

A.注意保暖和室内空气消毒

B.避免与呼吸道感染者接触

C.床单、被褥应平整、柔软，防止擦破皮肤

D.勤用温水和肥皂擦身，保持个人卫生

E.进行适当的体育锻炼

（李莎）

第三章

CKD常见合并症的管理

第一节　肾性高血压的健康管理

一、肾性高血压的概述

（一）肾性高血压的定义

肾脏是调节血压的重要器官，肾脏动脉病变或者肾脏实质性病变均可能引起人体血压升高，称之为肾性高血压。在未使用降压药物的情况下，非同日3次测量血压，18岁以上的成人收缩压≥140 mmHg和/（或）舒张压≥90 mmHg，诊断高血压。

（二）肾性高血压的特殊类型

（1）白大衣高血压：是指患者在医疗保健场所（如诊室）测量血压升高，不同日测量可重复，而日常活动时血压正常。对于血压有明显波动者，需要数周内多次来诊室测量血压进行判断。

（2）隐匿性高血压：是指患者在诊室测量血压＜140/90 mmHg，而动态血压监测或家庭测量血压升高（≥135/85 mmHg）。

（3）难治性高血压：是指应用≥3种降压药物血压仍不能达标，或服用≥4种降压药物才能实现血压控制。对具有一定残肾功能的患者，治疗方案中需要包括1种利尿剂，并且药物使用达到最大耐受剂量。

二、流行病学

肾性高血压是最常见的继发性高血压，占成人高血压的5%，占儿童高血压的60%以上。在CKD患者中，高血压患病率高达86.2%。高血压是CKD的危险因素，也是导致终末期肾病的主要原因，因此对CKD患者的血压管理极为重要。随着肾功能下降，高血压的患病率逐渐升高（见表2-3-1）。我国透析前 CKD 患者高血压患病率约为70%。维持性血液透析（maintenance hemodialysis，MHD）患者中高血压患病率为 70%～90%。肾性高血压的发病率逐年上升，高血压增加了患者心脑血管疾病的风险。 CKD患者高血压知晓率为85.8%，治疗率为81.0%，而以＜140/90 mmHg为靶目标的血压控制率为33.1%，以＜130/80 mmHg为靶目标的血压控制率为14.1%。肾脏病患者高血压患病率明显高于普通人群，并且其高血压更难控制。我国肾脏病患者高血压知晓率和治疗率仍有待提高，降压治疗方案需要改善。

表 2-3-1　中国不同 CKD 分期患者高血压患病率

CKD分期	患病率（%）
1期	44.2
2期	65.2
3期	
3a期	75.6
3b期	81.2
4期	86.1
5期	91.0

三、肾性高血压的病因和危险因素

（一）按病因分类

（1）肾血管性高血压主要由肾动脉狭窄或堵塞引起，占肾性高血压的5%~15%，程度较重，易进展为急进性高血压。

（2）肾实质性高血压主要由急性或慢性肾小球肾炎、慢性肾盂肾炎、慢性肾衰竭等肾实质性疾病引起，是肾性高血压的常见原因，超过80%的终末期肾病伴有高血压。

（二）按发生机制分类

（1）容量依赖型高血压占肾实质性高血压的80%以上。由水钠潴留引起，多见于急、慢性肾炎及肾功能不全患者。用排钠利尿剂或限制水钠摄入可使血压明显降低。

（2）肾素依赖型高血压在肾实质性高血压中仅占10%左右。由肾素-血管紧张素-醛固酮系统兴奋所引起，一般降压药治疗效果较差。

（3）有部分病例同时存在两种因素。

（三）危险因素

肾性高血压危险因素包括遗传因素、年龄以及多种不良生活方式等多方面。如：

（1）高钠、低钾膳食。

（2）超重和肥胖。

（3）过量饮酒。

（4）长期精神紧张。

（5）其他危险因素包括年龄、高血压家族史、缺乏体力活动以及糖尿病、血脂异常等，近年来大气污染也备受关注。

四、肾性高血压的诊断标准

《2018年中国高血压防治指南》定义高血压：在未使用降压药物的情况下，非同日3次测量血压，18岁以上的成人收缩压（systolic blood pressure，SBP）≥140 mmHg和/（或）舒张压（diastolic blood pressure，DBP）≥90 mmHg，并根据血压水平分为1级、2级和3级。根据血压水平、心血管危险因素、靶器官损害、临床并发症和糖尿病进行心血管风险分层，分为低危、中危、高危和很高危4个层次（见表2-3-2）。当收缩压和舒张压分属于不同级别时，以较高的分级为准。

表 2-3-2　血压水平分类和定义

分类	SBP（mmHg）	DBP（mmHg）
正常血压	<120和	<80
正常高值血压	120~139和（或）	80~89
高血压	≥140和（或）	≥90
1级高血压（轻度）	140~159和（或）	90~99
2级高血压（中度）	160~179和（或）	100~109
3级高血压（重度）	≥180和（或）	≥110
单纯收缩期高血压	≥140和	<90

五、血压监测方式

（1）诊室血压测量。诊室血压适用于筛查和诊断高血压。见图2-3-1。

（2）家庭血压测量。家庭血压可以反映日常生活状态下整体血压变化，家庭自测血压，高血压的标准为≥135/85 mmHg。见图2-3-2。

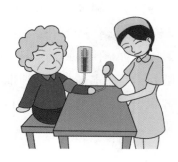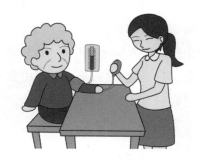

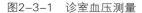

图2-3-1　诊室血压测量　　　图2-3-2　家庭血压测量

（3）动态血压测量。动态血压可记录血压水平、节律变化和血压变异性，识别清晨高血压及隐匿性高血压，对心脑血管并发症及其死亡风险的预测价值优于诊室血压，可为精准血压管理提供科学依据。24小时动态血压诊断高血压标准24小时平均收缩压/舒张压≥130/80 mmHg，白天≥135/85 mmHg，夜间≥120/70 mmHg。见图2-3-3。

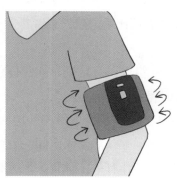

图2-3-3　动态血压测量

六、血压测量的注意事项

（一）三要点

（1）要设备精准。选择经认证合格的上臂式医用电子血压计，定期校对电子血压计测量值是否准确。

（2）要安静放松。去除可能有影响的因素（测量前30分钟内禁止吸烟、饮用咖啡或茶等，排空膀胱），安静休息至少5分钟。测量时取坐位，双脚平放于地面，放松且身体保持不动，不说话。

（3）要位置规范。上臂中点与心脏处于同一水平线上；袖带下缘应在肘窝上2.5 cm（约两横指）处，松紧合适，以袖口可插入1～2指为宜。

（二）四定

（1）定时间。多数高血压患者的血压具有"昼高夜低、两峰一谷"的特点，即在上午6～10点、下午4～8点，各有一个血压高峰，而晚上8点以后血压呈缓慢下降趋势，凌晨0～3点降至最低。这种波动曲线类似勺形，又称为勺形血压。此外，有部分高血压患者的血压波动与上述特点不符，比如，夜间血压下降幅度不明显，甚至还有少数患者出现夜间血压不下降，或者反超白天的反勺形的特点，还有的高血压患者白天血压明显升高，夜间血压明显降低，出现深度勺形血压。所以血压要同一时间才有可比性，建议患者每天尽量固定同一时间监测血压。

（2）定体位。坐位与卧位血压有区别，同一体位血压才具有可比性。建议患者监测血压时保持同一体位。

（3）定部位。正常成年人左右手臂血压相差10～15 mmHg，所以同一侧手臂血压才具有可比性，建议患者固定同一手臂监测血压。

（4）定血压计。不同血压计有一定偏倚，居家监测血压时，建议患者使用同一血压计。

七、肾性高血压的治疗

（一）药物治疗

药物是血压控制的重要手段，常用药物包括血管紧张素转化酶抑制剂（ACEI）、血管紧张素受体阻断剂（ARB）、钙通道阻断剂

（CCB）、利尿剂和β受体阻断剂五类，以及由上述药物组成的复方制剂。根据患者具体情况决定用药方案单药或联合药物起始，优先选择长效制剂的原则个体化制定降压治疗方案。对于控制困难的高血压也可采取3种药物联合（ACEI或ARB+CCB+噻嗪类利尿剂），其中预防和治疗高血压最佳。钙通道阻滞剂（CCB）是我国CKD患者最常用的降压药物，占78%。CKD常需要联合使用降压药物控制血压，我国34.7%的CKD患者使用1种降压药物，使用3种及≥4种降压药物者分别占21.1%和10.9%。

（二）改善生活方式

（1）减少钠盐摄入，每人食盐摄入量逐步降至<6 g/d。

（2）合理膳食，平衡膳食。

（3）控制体重，维持体重（BMI 20～24 kg/m²），应避免体重过低和肥胖；监测腰围：男性<90 cm；女性<85 cm。

（4）不吸烟，循序渐进戒烟，避免被动吸烟；不饮或限制饮酒。

（5）建议患者餐后30分钟适当中低等强度运动；每周3～5次，每次持续30～60分钟（如步行、慢跑、骑自行车、游泳、打太极等）。

（6）调整情绪，减轻精神压力，保持心理平衡。

（三）肾脏替代治疗

不同的血液净化方式降压效果不同，血液透析滤过与血液透析加血液灌流可通过降低血浆肾素、血管紧张素Ⅱ、醛固酮水平而达到降压效果，其降压效果优于血液透析。在腹膜透析患者中，如果接受低钠（125 mmol/L）可导致血压显著下降，减少降压药物的使用。低钠腹膜透析对无残肾功能的患者在降低血压方面反而比具有残肾功能的患者更有效。

（四）手术或介入治疗

近几年来，导管肾神经消融应用于肾性高血压的治疗，肾交感神经阻断术（RD）的治疗在降低患者血压方面发挥一定作用。

八、肾性高血压的控制目标

肾性高血压的控制目标，见表2-3-3。

表 2-3-3　CKD 患者血压控制目标

患者状态	目标血压
尿蛋白＜30 mg/g	＜140/90 mmHg
尿蛋白＞30 mg/g	＜130/80 mmHg
老年患者（60~79岁患者）	＜150/90 mmHg；　如果无低血压症状，可继续降至 ＜140/90 mmHg
老年患者（80岁以上患者）	＜150/90 mmHg；　如果无低血压症状，可降至更低，但避免低于130/60 mmHg
血液透析患者	透析前SBP＜160 mmHg
腹膜透析患者	＜140/90 mmHg
肾移植患者	≤130/80 mmHg

九、肾性高血压健康管理内容

（一）病情评估

（1）一般状态评估。包括生命体征、精神状态、睡眠、食欲等；询问患者是否有头晕头痛、恶心呕吐、视物模糊、体重增加、气短、水肿等症状。

（2）血压监测记录。

（3）饮食评估。包括钠盐的摄入、液体摄入、食物种类。

（4）服药情况评估。患者依从性，是否按时按量服用。

（5）评估实验室检查。如尿常规、尿蛋白/肌酐比值等。

（6）其他评估。评估患者心理状态、生活运动习惯、职业、社会支持系统。

（二）制订计划

（1）设定血压控制总目标（见表2-3-3）。

（2）制定药物治疗方案。使用降压药物时应注意关注对肾功能的保护。降压药物使用的基本原则：小剂量起始，优选长效药物，个体化治疗，合理联合用药。

（3）限制水盐摄入，控制体重，适当运动，合理饮食，戒烟、戒酒。

（三）计划方案实施

（1）用药指导。根据医生医嘱按时服用，掌握药物的用法、用量、可能出现的副作用、配伍禁忌，不得擅自增减药物。用药期间严密监测血压变化情况。需要进行空腹检验或检查前（如检查肾功能、彩超检查前），仍需按时口服降压药物，少量饮水即可，避免高血压意外的发生。维持性血液透析且合并高血压的患者在透析前，应减少或停止服用降压药，密切监测血压情况，避免透析性低血压的发生。

（2）饮食指导。根据患者的血压水平、肾功能及身体状况制定个体化的营养支持方案，叮嘱家属监督患者合理进食。适当食用新鲜的水果和绿色蔬菜。注意低盐饮食，非透析患者每日盐的摄入量5~6 g/d，透析患者<5 g/d，避免腌腊制品等。进食低脂饮食，应选择植物油等不饱和脂肪酸（橄榄油、花生油、山茶油等），控制在25~30 g/d。进食低蛋白饮食，CKD 1~2期患者，建议蛋白摄入量为0.8~1.0 g/（kg·d）；CKD 3~5期患者，建议蛋白质摄入量为0.6~0.8 g/（kg·d）；血液透析及腹膜透析患者蛋白质摄入量为1.0~1.2 g/（kg·d）。根据患者的身高、体重计算BMI和每日蛋白质摄入量。选择优质蛋白质选用瘦肉，尽量去除可见的多余油脂，多食用鱼肉、鸡肉、鸭肉、兔肉，少吃猪肉、牛肉，多采用清蒸、水煮、清炖、凉拌等低油方式烹调食物。

（3）运动管理。坚持每日适量有氧运动，推荐非透析CKD患者在心血管状况和整体可以耐受的情况下，每周运动3～5次，每次至少30分钟；血液透析和腹膜透析患者在透析间期可进行能耐受的运动；有条件开展血液透析过程中运动的单位，需要在医护人员指导下进行。运动时更换体位，动作宜缓慢，以免出现头晕、乏力，预防跌倒或坠床的发生。

（4）调整生活方式。明确建议患者戒烟，提供戒烟咨询；控制体重，维持健康体重（BMI 20~24 kg/m^2），避免体重过低和肥胖；限制饮酒量或不饮酒，减少不必要的应酬。避免熬夜，尽量在夜间23：00前入睡，保证充足睡眠，避免抵抗力下降。

（5）自我病情监测。学会自我监测血压，注意"四定"和规律规范记录血压变化情况，定期对血压计进行校对。

（6）心理护理。正确树立与疾病长期共存的意识，开心工作，快乐生活；调整心理状态，如确诊心理疾病，应专科正规治疗。

（7）疾病知识宣教。讲解血压控制的重要性、高血压的定义、高危因素和诱因、如何进行自我监测等。

（8）定期随访。慢性病管理护士为CKD患者建立健康档案，指导患者定期随访、门诊复查，通过长期规律随访，提高患者依从性，增强患者自我管理的能力。帮助并教会患者进行健康资料的自我记录与整理。

（四）效果评价

通过计划方案的实施，评估患者对健康教育内容整体掌握情况，评估患者的临床表现及各项指标是否有所改善。若病情改善，继续目前计划方案治疗；若病情没有改善，分析可能的原因，及时调整治疗方案和慢病管理方案。

评估患者对健康教育内容整体掌握情况，采用Likert 5级评分法。其内容为：1分为内容完全没掌握，2分为掌握小部分内容，3分为掌握一半内容，4分为掌握大部分内容，5分为内容完全掌握。

十、常见误区

肾性高血压患者血压控制得越低越好。

这个说法是不正确的。因为对于CKD患者来说血压降得过低（≤90/60 mmHg）也是非常危险的。血压过低导致肾脏灌注不够加重肾损害风险，同时容易出现头晕等增加意外跌倒风险，血流速度减慢增加血栓风险。从有效延缓肾损害进展的角度出发，血压控制在目标范围内是比较合适的，这样可以大大降低心脑血管事件发生率。因此肾性高血压患者血压不是越低越好，而是控制在目标范围最适宜。

十一、案例分析

（一）病史介绍和辅助检查

患者××x，男性，44岁，体重87 kg，身高176 cm，因"肌酐升高2年，高血压1年"门诊就诊。2年前患者体检发现，尿隐血+，尿蛋白定性1.0 g/L++，血肌酐179 μmol/L。生命体征示体温36.5℃，脉搏98次/分，呼吸18次/分，血压154/96 mmHg。查体示：双下肢轻度水肿，唇色较淡。辅助检查结果显示：血肌酐459 μmol/L，总蛋白43.1 g/L，白蛋白23.1 g/L，尿素15.52 mmol/L，血红蛋白82 g/L。患者自患病来，精神欠佳，食欲可，睡眠欠佳，大小便正常。

患者个人基本情况：公司经理，平时应酬多，饮酒较多，好辛辣饮食，喜食肥肉和煲汤，熬夜较为频繁，每周周末跑步约30分钟，其余时候未外出运动，因工作原因常出差不在家，脾气较火爆。有市医保。

治疗方案：

（1）一般治疗，低盐低脂优质蛋白饮食。

（2）口服用药，叶酸10 mg tid，多糖铁复合胶囊150 mg qd，硝苯地平缓释片30 mg bid，药用炭片4片tid。

（3）皮下注射，重组人促红细胞注射液10 000 U qw。

临床诊断：CKD 5期，肾性贫血，肾性高血压。

（二）CKD 健康教育

作为CKD健康教育专职护士，简单介绍健康教育的主要内容。

1.健康管理内容

（1）饮食指导。建议患者调整饮食习惯，进食清淡饮食，注意低盐饮食，每日盐的摄入量5～6 g/d，避免腌腊制品等。进食低脂饮食，控制在25～30 g/d。进食低蛋白饮食，建议蛋白质摄入量为0.6～0.8 g/（kg·d），根据患者的身高、体重计算BMI和每日蛋白质摄入量。选择优质蛋白质选用瘦肉，避免进食肥肉和肉汤类，多采用清蒸、水煮、清炖、凉拌等低油方式烹调食物。

（2）用药指导。药物要规律口服，不能间断。降压药物每日按时服用。需要进行空腹检验或检查前（如检查肾功能、彩超检查前），仍然少量饮水，按时口服降压药物，避免高血压意外的发生。

（3）运动管理。建议患者增加运动次数至3～5次/周，每次至少20分钟，若跑步过程中感觉头晕、心慌不适，暂停运动，休息并监测血压。

（4）生活方式指导。控制体重，患者的BMI 28.1 kg/m^2，属于肥胖，需要通过调整饮食结构和适量运动来控制体重。限制饮酒量或不饮酒，减少不必要的应酬。避免熬夜，尽量在夜间23：00前入睡，保证充足睡眠，避免抵抗力下降。

（5）心理护理。正确树立与疾病长期共存的意识，开心工作，快乐生活。

（6）疾病知识宣教。讲解血压控制的重要性，告知患者和家属每日规律监测血压，注意平时活动时动作轻缓，防止出现心血管事件。

2.评价

患者对健康教育内容整体掌握较好，营养指导5分、用药指导3

分、运动管理5分、生活习惯指导5分，心理护理4分、疾病知识宣教5分等，但用药指导和心理护理方面需要继续加强。

十二、选择题（1~2题为单选题，3~5题为多选题）

1.测血压时需要候注意"四定"，不包括以下哪一项（ B ）。

A.定时间　　　　　　B.定体位

B.定部位　　　　　　D.定血压计

E.定测量人

2.高血压的诊断标准是（C）。

A.收缩压≥ 135 mmHg和/（或）舒张压≥90 mmHg

B.收缩压≥140 mmHg和/（或）舒张压≥80 mmHg

C.收缩压≥ 140 mmHg和/（或）舒张压≥90 mmHg

D.收缩压≥ 145 mmHg和/（或）舒张压≥95 mmHg

E.收缩压≥ 145 mmHg和/（或）舒张压≥85 mmHg

3.以下哪些药物是降压药物（ABCD）。

A.硝苯地平缓释片　　　B.哌唑嗪

C.氨氯地平　　　　　　D.厄贝沙坦

E.罗沙司他

4.以下选项哪些是我国18岁以上成年人发生高血压的危险因素（ABCD）。

A.高钠、低钾膳食　　　B.超重和肥胖

C.过量饮酒　　　　　　D.长期精神紧张

E.长期参加马拉松比赛

5.慢性肾脏病 （ CKD ） 患者的降压目标以下哪些说法正确（ABCDE）

A.无白蛋白尿者为＜140/90 mmHg

B.有白蛋白尿者为＜130/80 mmHg

C. 建议18~60岁的CKD合并高血压患者在≥140/90 mmHg时启动

药物降压治疗

　　D.白蛋白尿＜30 mg/d 时血压控制靶目标为＜140/90 mmHg

　　E.白蛋白尿30～300 mg/d 或更高时血压控制靶目标为＜130/80 mmHg

（陈崇诚）

第二节　肾性贫血的健康管理

一、定义

　　肾性贫血是CKD患者常见的并发症，各种肾脏疾病导致肾功能下降，肾脏促红细胞生成素（erythropoietin，EPO）生成减少以及血浆中毒性物质的干扰、抑制红细胞生成并缩短红细胞寿命，铁稳态紊乱等而出现的贫血，其特点是正细胞、正色素、低增生性贫血。

二、流行病学

　　CKD患者随着肾脏功能的下降，贫血更加严重，CKD 程度越重，合并贫血的比例越高。据报道，替代治疗前，CKD 患者的贫血总体患病率可达到52%，随着CKD 分期增高，CKD 患者的贫血患病率也逐渐升高，1 期CKD 患者贫血患病率为22%，至CKD 4 期和CKD 5期患者的贫血患病率可达到79%和90%，对于接受替代治疗的患者，贫血患病率增至98%。替代治疗前CKD 患者对贫血的总知晓率仅为67%。因CKD患者对贫血的了解不足，导致了替代治疗前CKD 患者贫血治疗起始晚，治疗率仅为44%，其中约22%的CKD患者在血红蛋白（hemoglobin,Hb）＜70 g/L 时才开始进行治疗。肾性贫血不仅增加了CKD 患者的住院率和经济开销，影响患者的身心健康和社会回归，严重者可能导致多种不良临床预后，增加心血管事件和死亡。

三、发病原因

（1）红细胞生成减少。促红细胞生成素绝对减少是导致肾性贫血最重要的因素。铁是影响红细胞生成最重要的元素，铁摄入减少以及铁丢失增多，红细胞合成不足。其他因素还有红细胞生成抑制因子作用、机体对促红细胞生成素反应性降低、维生素缺乏、微量元素失衡。

（2）红细胞寿命缩短、破坏过多。常见因素有尿毒症毒素作用、内分泌激素作用、红细胞脆性增加及脾功能亢进等。

（3）红细胞丢失增加，慢性失血、胃肠道糜烂渗血、消化道溃疡出血等。血液透析患者可能还与透析过程中血液丢失有关。

四、贫血的诊断标准

世界卫生组织（WHO）推荐，居住于海平面水平地区的成年人，男性血红蛋白<130 g/L，非妊娠女性血红蛋白<120 g/L，妊娠女性<110 g/L，即可诊断为贫血。在诊断肾性贫血时，需酌情考虑居住地海拔高度对血红蛋白的影响。

五、辅助检查

（1）血细胞计数：血红蛋白（Hb）、红细胞计数及相关指标检测（包括平均红细胞体积、平均红细胞血红蛋白量及平均血红蛋白浓度）、白细胞计数和分类及血小板计数。

（2）网织红细胞计数。

（3）铁储备和铁利用指标，包括血清铁蛋白浓度、转铁蛋白饱和度。

（4）未能明确贫血病因时，应该进一步检验血清叶酸、维生素

B$_{12}$、粪便隐血，骨髓穿刺检查等。贫血的诊断主要依靠Hb测定，但同时需要考量其他指标以评估贫血的严重程度，并与其他病因所致贫血进行鉴别。

六、肾性贫血的检查频率

凡临床症状、体征或其他医学指标提示贫血时应及时测量血红蛋白（Hb）；测量频率根据透析方式、有无贫血和红细胞生成素治疗情况而定。见表2-3-4。

表2-3-4　CKD患者血红蛋白（Hb）检测频率

患者	无贫血	有贫血	有贫血使用红细胞生成素
未行透析治疗	CKD 1～3期至少每年测量Hb1次 CKD 4～5期至少每6个月测量Hb1次	至少每3个月测量Hb1次	至少每月测量Hb1次
腹膜透析	至少每3个月测量Hb1次	至少每月测量Hb1次	至少每月测量Hb1次
血液透析	至少每3个月测量Hb1次	至少每月测量Hb1次	至少每月测量Hb1次

七、肾性贫血的治疗

（一）药物治疗

1.铁剂治疗

（1）原因：铁吸收及利用障碍是肾性贫血的重要发病机制之一。以铁调素为代表的激素在铁代谢中起重要的作用。铁调素主要由肝脏产生，通过结合肠上皮细胞及单核巨噬细胞表面的转铁蛋白减少铁向血浆转运。在CKD患者中，促红细胞生成素（EPO）的减少、炎性因子的聚集、肾脏排泄能力的下降、铁负荷均可促进铁调素的过度表达，最终抑制肠道对铁的吸收、网状内皮系统铁阻滞，导致血红蛋白（Hb）合成减少。

（2）治疗方式：主要是口服及静脉补铁。由于口服铁剂对消化道刺激症状明显，且终末期肾脏病患者肠道吸收铁的能力下降，指南推荐对透析患者静脉使用铁剂补铁。CKD非替代治疗的患者，可尝试使用1～3个月的口服铁剂观察疗效。

2. 红细胞生成刺激剂（ESAs）的应用

治疗肾性贫血的新型药物ESAs及铁剂联合应用是肾性贫血治疗的核心手段。由于肾性贫血发生机制复杂，单纯补充外源性EPO及铁剂，仍有部分患者无法达到理想的治疗效果。罗沙司他应用于尚未透析的CKD患者及已行肾脏替代治疗的终末期肾衰患者可显著降低铁调素，增加总铁结合力。铁调素通路抑制剂，是一种人工合成的类载脂蛋白药物，可与铁调素特异性结合，使其失去生物学活性，可通过抑制铁调素的产生，最终导致血清铁和转铁蛋白饱和度增加，改善贫血。

（二）输血治疗

在肾性贫血的常规治疗中均不建议应用输血治疗，尤其是对于后期可能进行器官移植的患者，因输血可能会增加移植物排异的风险。KDIGO指南建议，仅出现ESAs治疗的风险超过其获益，或患者处于急性失血、术前准备等特殊情况需要Hb快速上升，才考虑输血治疗。见图2-3-4。

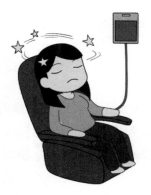

图2-3-4　输血治疗

八、肾性贫血健康管理内容

（一）病情评估

（1）一般状态评估。包括生命体征、精神状态、睡眠、食欲等；询问患者是否有头晕、乏力、易疲倦、认知功能下降等主诉症状。

（2）身体评估。通过观察患者的面色苍白、下眼睑苍白、唇色苍白无光泽、指甲苍白无光泽，简单判断是否存在贫血。

（3）实验室指标评估。主要包括转铁蛋白饱和度（TSAT）、血清铁蛋白、血清铁蛋白浓度、转铁蛋白饱和度、低色素红细胞百分比（%HRC）、网织红细胞、血红蛋白含量（CHr）、血红蛋白、eGFR、血肌酐、红细胞计数、白细胞计数和分类、血小板计数等判断是否贫血。

（4）其他评估。评估患者心理状态、生活习惯、职业、社会支持系统等整体情况。

（二）制订计划

肾性贫血随着CKD患者肾功能的下降，贫血逐渐加重，发展到CKD晚期，合并贫血的比例越高。肾性贫血可能影响患者身心健康和社会回归。拟从饮食管理、运动管理、用药管理、自我病情监测管理四方面制订健康、有效的计划方案。

（三）实施

1.饮食管理

指导患者在生活中注意食用一些改善贫血的富含维生素C的食物，如蛋类、乳类、鱼类、瘦肉类、虾及豆类等，新鲜的水果和绿色蔬菜以及富含铁的食物，如动物肝脏、瘦肉、蛋黄、蘑菇等。

2.运动管理

根据患者贫血情况进行个体化运动指导。轻度贫血的患者，指导患者每日30分钟左右的有氧运动。中重度贫血的患者，根据患者自理能力、血压、乏力等情况进行适度活动。重度贫血的患者，尽量卧床休息，指导患者坐起、下床等体位变化时动作宜缓柔、缓慢，以免出现头晕、乏力，预防跌倒或坠床的发生。

3.用药管理

（1）铁剂。口服补铁，在饭前1 小时或饭后2 小时服用吸收最佳。患者服用铁剂后，可能出现大便颜色的变化，请患者自行观察大便颜色的变化，必要时行大便常规检查。可能出现的副反应包括胃激惹和便秘。静脉补铁，可能发生急性不良反应，所以在开始静脉铁剂治疗之前须详细查看说明书，输注过程中严格控制输入速度，观察有无过敏反应，再给予常规剂量。急性不良反应可能表现为气短、血压低、胸痛、血管性水肿或荨麻疹等。延迟不良反应可能出现关节痛、肌痛等。

（2）罗沙司他。适用于肾性贫血患者，服药频率均为每周2～3次，口服给药。因服药时间的特殊性，患者容易出现遗忘或服药剂量不正确的情况，一定在用药指导时详细描述服药频率、剂量，写上服药的具体日期，并让患者或家属复述一遍确保无误。

（3）促红细胞生成素（ESA）。其正确应用及注意事项如下：

ESA应该存放在2～8℃的环境中，避光保存，以免环境过冷或过热导致的药液变质失效。ESA可以采用静脉注射和皮下注射法两种方式给药，皮下注射法可以使药物在身体内维持的时间更长。针对非血液透析患者，建议选择皮下注射法。皮下注射时，可在上肢、大腿和腹壁轮换部位注射，避免在同一部位反复注射。对于血液透析患者，皮下注射和静脉给药皆可。很多血液透析患者为减少疼痛，更愿意在透析结束后经静脉管路的采样点注入。药物治疗期间，由医生根据患者病情选择个体化的给药剂量及次数。

（4）用药提醒及督促。绝大多数的CKD患者需要长期服药，且药物种类繁多容易遗忘或者出现服药错误等情况。针对互联网APP使用较为熟练的患者，专职慢性病管理护士可以针对患者用药情况，通过慢性病管理系统向患者APP端推送个性化的用药时间提醒及用药健康宣教，督促患者按时、按量正确服药，并通过APP端及时反馈用药情况、效果。医护端及时掌握并动态指导。针对老年患者，应协助整理每日服药清单，制定个体化服药方案，购买电子闹钟药盒，通过闹钟方式进行服药提醒。

4.自我病情监测管理

（1）教会患者正确认识肾性贫血的原因、表现症状等。

（2）教会患者贫血相关检验检查结果的解读与记录。绝大多数的CKD患者不清楚肾性贫血主要通过哪些辅助检查结果进行体现，包括：血常规检查，如血红蛋白（Hb）、血细胞比容（Hct）、低色素红细胞百分比（％HRC）、红细胞（RBC）参数、网织红细胞计数；生化检查，如转铁蛋白饱和度（TSAT）、血清铁蛋白、总铁结合率、血清铁、转铁蛋白饱和度；大便常规检查，如大便隐血情况等。

慢性病管理护士在对患者进行管理的过程中，为患者制定《贫血相关检验检查结果记录表》，教会患者贫血相关指标的解读。见表2-3-5。

表 2-3-5　贫血相关检验检查结果记录表示例

检查日期	项目	检查结果	单位	参考值
2021.03.10	红细胞计数	2.78	$\times 10^{12}$/L	4.3～5.8
2021.03.10	血红蛋白	71	g/L	130～175
2021.03.10	铁蛋白	3.9	ug/ml	24～336
2021.03.10	总铁结合力	29.8	umol/L	48.30～68.00
2021.03.10	血清转铁蛋白饱和度	13.1	％	20～55

5.定期随访

慢性病管理护士为 CKD 患者建立健康档案，指导患者定期随访、门诊复查，通过长期规律随访，提高患者的依从性，增强患者的自我管理能力，帮助并教会患者健康资料的自我记录与整理。

（四）效果评价

通过计划方案的实施，采用Likert 5级评分法，评估患者对健康教育内容整体的掌握情况：1分为内容完全没掌握，2分为掌握小部分内容，3分为掌握一半内容，4分为掌握大部分内容，5分为内容完全掌握。评估患者的临床表现及各项指标是否有所改善。若病情改善，继续目前的计划方案治疗；若病情没有改善，分析可能的原因，及时调整治疗方案和慢性病管理方案。

九、常见误区

促红细胞生成素不要需要长期注射。

这种说法是不正确的。患者肾脏功能受损后造成促红细胞生成素的产生相对或绝对不足，需要外源性补充促红细胞生成素，每1~3月定期检测血常规，观察血红蛋白的水平，腹膜透析患者需要定期皮下注射促红细胞生成素，注射的频率及量依据血红蛋白的水平而定。

十、案例分析

（一）病史介绍和辅助检查

患者，女性，46岁，因"肌酐升高2年"在门诊就诊。2年前患者体检发现尿隐血+，尿蛋白定性1.0 g/L ++，血肌酐112 μmol/L。生命体征示体温36.5℃，脉搏73次/分，呼吸18次/分，血压133/86 mmHg，体重52 kg，身高160 cm。查体示双下肢轻度水肿，唇色较淡。辅助检查结果显示血肌酐349 μmol/L，总蛋白43.1 g/L，白蛋白23.1 g/L，尿素15.52 mmol/L，估算肾小球滤过率20.09 ml/（min·1.73 m²），血红蛋白71 g/L，红细胞计数2.78×10^{12}/L，平均红细胞HGB含量25.5 pg，血清铁3.9 μmol/L，总铁结合力29.8 μmol/L，血清转铁蛋白饱和度13.1%。患者自患病来，精神欠佳，食欲下降，睡眠可，大小便正常。

患者个人基本情况：销售员，平时应酬饮酒较多，好辛辣饮食，熬夜较为频繁，周末游泳1个小时，其余时候未外出运动。成都市医保。

治疗方案：

（1）一般治疗，给予低盐低脂优质蛋白饮食。

（2）口服用药，叶酸10 mg tid，多糖铁复合物胶囊150 mg qd，厄贝沙坦150 mg qd。

（3）皮下注射，益比奥10 000 U qw。

临床诊断：慢性肾功能衰竭，CKD 4期，肾性贫血。

（二）CKD 健康教育

作为CKD健康教育专职护士，简单介绍健康教育的主要内容。

1.健康教育的主要内容

（1）饮食指导。建议患者低盐低脂清淡饮食，避免辛辣饮食。进食优质蛋白饮食，根据患者的身高、体重计算BMI和每日蛋白质摄入量，每日蛋白质摄入量为0.6 g/（kg·d）。注意食用一些改善贫血的富含维生素C的食物，如蛋类、鱼类、瘦肉类、新鲜的水果和绿色蔬菜等。建议每日植物油摄入25 g左右，盐摄入3~4 g，优质蛋白约20 g，主食米饭（生重）约100 g和淀粉（生重）约180 g。

（2）用药指导。药物要规范口服，不能间断。降压药物晨起后口服；叶酸和多糖铁复合物是纠正贫血的药物，每日按时服用；重组人红细胞生成素是可以选择周末家属在家协助注射或者前往诊所进行注射，教会家属居家注射的正确方法。重组人红细胞生成素应该存放在2~8℃的环境中，避光保存，以免环境过冷或过热导致的药液变质失效，注意正确保存。

（3）运动管理。建议坚持适量有氧运动，运动时避免剧烈活动，若出现头昏、心慌等不适，注意避免跌倒。

（4）生活习惯指导。不久坐（超过1小时）；不憋尿，不熬夜，减少外出应酬次数或避免饮酒；避免熬夜，尽量在夜间23：00前入睡，保证充足睡眠，避免抵抗力下降。喝水以白开水和矿泉水为主，不喝浓茶、咖啡、饮料。

（5）心理护理。正确树立与疾病长期共存的意识，开心工作，快乐生活。

（6）疾病知识宣教。讲解肾性贫血治疗的重要性和必要性、贫血的表现、预防的具体措施等疾病知识。

2.评价

患者对健康教育内容整体掌握较好，饮食指导5分、用药指导3分、运动管理5分、生活习惯指导5分，心理护理4分、疾病知识宣教5分等，但用药指导和心理护理方面需要继续加强。

十一、选择题（1~2题为单选题，3~5题为多选题）

1.促红细胞生成素应该存放在以下哪种环境中？（ B ）

A. 0~2℃冷藏保存　　　　　　B. 2~8℃冷藏保存

C. 8~16℃冷藏保存　　　　　　D. 16~20℃保存

E. 常温保存

2.未进入替代治疗的CKD。4~5期肾性贫血且在使用促红细胞生成素的患者建议多久检查一次Hb？（ C ）

　　A.至少每月测量Hb1次　　　　　　B.至少每3个月测量Hb1次

　　C.至少每2个月测量Hb1次　　　　　　D.至少每6个月测量Hb1次

　　E.至少每3个月测量Hb1次

3.肾性贫血患者常规检验检查项目包括以下哪几项？（ABCD）

　　A. 红细胞计数　　　　　　　　B. 血红蛋白

　　C. 血清铁　　　　　　　　　　D. 血清转铁蛋白饱和度

　　E. 尿酸

4.以下哪些药物用于肾性贫血的治疗？（ABCD）

　　A.铁剂　　　　　　B.叶酸　　　　　C.重组人促红细胞生成素

D. 罗沙司他　　　　　E.非布司他

5.下列有关肾性贫血的描述正确的是（ABC）。

A. 肾性贫血是肾脏促红细胞生成素生成减少

B. 肾性贫血是正细胞、正色素、低增生性贫血

C.男性血红蛋白＜130 g/L，非妊娠女性血红蛋白＜120 g/L，即可诊断为贫血

D.肾性贫血患者输血治疗是最好的治疗方式

E. 肾性贫血是小细胞、正色素、增生性贫血

（陈崇诚）

第三节　肾性骨病的健康管理

一、定义

肾性骨营养不良症（ROD），又称肾性骨病，全称是慢性肾脏病矿物质和骨异常（chronic kidney disease-mineral and bone disorder，CKD-MBD），是由慢性肾脏病引起或加重的骨骼疾病，这些骨骼疾病导致骨骼脆弱和骨折，矿物质代谢异常和骨骼外表现。CKD-MBD是全身性疾病，具有下列一个或一个以上表现：

（1）钙、磷、甲状旁腺激素（parathyroid hormone，PTH）或维生素D代谢异常。

（2）骨转化、矿化、骨容量、骨骼线性生长或骨强度的异常。

（3）血管或其他软组织钙化。

可发生在肾脏病的所有阶段，尿毒症患者100%有ROD存在。

二、发病原因

随着肾脏功能恶化，磷酸盐、维生素D、钙、PTH和骨源性成

纤维细胞生长因子23（fibroblast growth factor 23，FGF23）的正常体内平衡发生改变，导致骨转换。CKD-BMD的主要病因是PTH水平升高，导致继发性甲状旁腺功能亢进症与其他上述生物标志物的改变有关。PTH水平在CKD的早期升高，并随着疾病的进展而持续升高。通常，刺激PTH分泌的第一个代谢异常是高磷血症。当GFR降至60 ml/（min·1.73 m²）以下时，肾脏排泄磷的能力受到损害，并且血清中的磷水平居高不下。随后的高磷血症导致对PTH的刺激性补偿性增加，对1-α-羟化酶（负责激活维生素D和降低血清钙浓度的酶）具有直接抑制作用。

三、肾性骨病的诊断标准

CKD患者出现以下临床表现一项或以上即可诊断为CKD-MBD：

（1）钙、磷、PTH或维生素D代谢异常。

（2）骨转化、矿化，骨量，骨线性生长或骨强度异常。

（3）血管或其他软组织钙化。

由于CKD患者常见碱性磷酸酶（AKP）、镁及FGF23水平异常，且与骨异常密切相关，因而这些异常也属于CKD患者矿物质异常。

四、临床表现

肾性骨病临床上以骨痛、骨折、骨变形为主要特征。骨痛常为全身性，好发于下半身持重部位（腰、背、髋、膝关节），运动或受压时加重，走路摇晃甚至不能起床。成人易出现椎骨、胸廓和骨盆变形，重症患者引起身高缩短和换气障碍，称为退缩人综合征（图2-3-5），小儿可发生成长延迟。

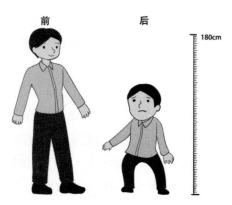

图2-3-5　退缩人综合征

五、辅助检查

（一）骨 X 线检查和骨密度测定

骨X线检查是诊断肾性骨病的经典方法之一。骨X线可以发现继发性甲旁亢所致的骨膜下吸收、骨质疏松、病理性骨折、佝偻病和骨软化等，以及继发性甲旁亢或 β_2-微球蛋白淀粉样变所致的骨囊性病变，但仅靠X线不能明确肾性骨病的组织类型及骨转运率，亦不利于骨病的早期诊断。此外，用骨密度测定来反映骨矿物质的含量，可明显提高肾性骨病骨损害评价的敏感性，但无法明确骨损害是高运转性、低运转性还是铝中毒所致。

（二）骨活检和组织形态学检查

骨活检和组织形态学检查不仅能对肾性骨损害做出早期诊断，并能明确肾性骨病的组织学分型及其发病病因，是目前判断骨转运类型及骨髓重建的"金指标"。

（三）核医学检查

采用核医学骨显像这一非创伤性检查，对于肾性骨病的诊断和分型具有一定价值。利用99 mTC标记的MDP（methylene diphosphonate）

对肾性骨病患者进行骨显像，可发现骨折、假性骨折等局部骨损害，并对高转运型骨病所致纤维性骨炎和低转运性的骨病所致骨软化有鉴别诊断价值。铝中毒所致肾性骨病在骨显像中具有骨组织放射性浓聚，而软组织高浓聚的特点。

（四）生物化学指标

（1）甲状旁腺激素（PTH）。血清中iPTH水平仅表明该激素分泌水平，不能作为肾性骨病诊断的标准。

（2）碱性磷酸酶（AKP）。血清AKP活性测定有助于代谢性骨病，如甲旁亢性骨病的诊断。

（3）骨钙素（BGP）。可借助于BGP的测定了解骨生成和吸收过程，从而有助于肾性骨病的诊断和研究。

（4）α_2-HS糖蛋白。由肝脏合成，反映骨转运水平的指标。

（5）胰岛素样生长因子-1（IGF-1）。IGF-1可能是成骨过程中的一个重要因子，但是血清IGF-1水平与肾性骨病患者骨质形成的相关诊断意义尚不甚明了。

六、肾性骨病的治疗

治疗应在肾功能不全的早期开始，可减缓病程进展，避免甲状旁腺肥大，以防止骨病的不可逆发展。

治疗措施：包括控制高磷血症和纠正低钙血症、维生素D替代治疗、透析钙含量控制和甲状旁腺次全切除术。

（一）控制高磷

（1）限制饮食中磷的含量。

（2）口服磷结合剂，减少肠道对磷的吸收。目前所使用的磷结合剂包括含钙或铝的磷结合剂，不含钙、铝的磷结合剂，含镧的磷结合剂如碳酸镧等。

（3）通过透析降低血磷浓度。

（二）维持血钙正常范围

维持血清校正钙在正常范围内（2.1～2.5 mmol/L），轻中度CKD患者如存在低钙血症可使用钙剂（碳酸钙、醋酸钙），应注意避免出现高钙血症。如血25-羟基维生素D_3低于30 ng/ml，应根据患者血钙和iPTH水平使用活性维生素D。CKD 5期常规血液透析患者建议使用钙离子浓度为1.25～1.50 mmol/L的透析液，腹膜透析患者可使用钙离子浓度为1.25 mmol/L的透析液。

（三）维生素 D 替代治疗

PTH升高是导致CKD-MBD进展和CKD患者心血管病死率和全因死亡率升高的重要危险因素。控制血磷和血钙有助于PTH控制，但部分患者PTH不能达标，需使用维生素D及其类似物以使患者PTH达到目标范围。目前常用维生素D类制剂为骨化三醇、阿法骨化醇、马沙骨化醇、帕立骨化醇、度骨化醇和氟骨化三醇，其中以骨化三醇和阿法骨化醇临床最为常用。

（四）甲状旁腺切除术（PTX）

PTX手术指征：

（1）iPTH持续＞800 pg/ml。

（2）药物治疗无效的持续性高血钙和/或高血磷。

（3）以往对活性维生素D等药物治疗抵抗。

（4）颈部高频彩色超声显示至少一个甲状旁腺增大，直径＞1 cm并有丰富血流。

七、肾性骨病的健康管理内容

（一）病情评估

（1）一般状态评估。包括生命体征、精神状态、睡眠、食欲等；

询问患者是否有骨痛、皮肤瘙痒、失眠、抽搐、肌无力、行走困难等主诉症状。

（2）身体评估。观察有无肌腱断裂、脊柱弯曲、胸廓畸形、骨端的杵状变、骨变形、骨骼畸形、骨折（主要是腰、背、髋、膝关节）及其严重程度等。

（3）实验室指标评估。包括血钙、血磷、维生素D、骨碱性磷酸酶、PTH等。

（4）骨密度检测和X线检查。无论是CKD 1期还是5期，都建议患者进行骨密度检测了解骨量，对于中后期患者还要进行X线检查，可以看到骨膜下的骨吸收及纤维囊性的改变情况。

（5）其他评估。评估患者心理状态、生活习惯、职业、社会支持系统等整体情况。

（二）制订计划

在CKD早期时，骨矿物质代谢和钙磷平衡即开始改变，并随着肾功能下降而进展，即CKD-MBD，包括肾性骨营养不良（纤维性骨炎、骨软化症、无动力型骨病）和骨代谢异常相关性异位钙沉积。拟从饮食管理、运动管理、心理护理、自我病情监测管理四方面制订健康、有效的计划方案。

（三）实施

1.饮食管理

合理进行饮食干预，可改善患者的代谢紊乱，延缓肾性骨病病程进展。控制饮食中磷（主要为肉和乳制品）的摄入，每天的摄入量≤800 mg,非透析患者热量摄入为30~35 kcal/（kg·d），蛋白摄入量为0.6~0.8 g/（kg·d）。

2.运动管理

运动有利于骨代谢的平衡，减轻骨组织脱钙，增强钙的支撑和承重能力，且紫外线照射可促进维生素D_3生成。指导患者坚持有氧运动，从步行、上下台阶、体操、步行机等逐渐增加运动量，并持之以恒。

3.心理护理

骨代谢受机体的精神-内分泌因素影响，良好的精神状态是精神-内分泌功能平衡的保证。因此，要使患者心情愉快，对战胜疾病充满信心。

4.自我监测管理

（1）教会患者正确认识肾性骨病的原因、表现症状等。

（2）教会患者肾性骨病相关检验、检查结果的解读与记录。

慢性病管理护士在对患者进行管理的过程中为患者制定《肾性骨病相关检验检查结果记录表》，教会患者肾性骨病相关指标的解读。如表2-3-6所示：

表2-3-6　肾性骨病相关检验检查结果记录表示例

检查日期	项目	检查结果	参考值
2021.4.28	血钙	2.0	2.1～2.5 mmol/L
2021.4.28	血磷	2.0	0.74～1.39 mmol/L
2021.4.28	甲状旁腺激素	180	<65 pg / ml
2021.4.28	维生素D	15	20～50 ng/ml
2021.4.28	骨碱性磷酸酶	250	≤200 ul/L

5.定期随访

慢性病管理护士为患者建立健康档案，指导患者定期随访、门诊复查，通过长期规律随访，提高患者的依从性，增强患者的自我管理能力，帮助并教会患者健康资料的自我记录与整理。

（四）效果评价

通过计划方案的实施，采用Likert 5级评分法，评估患者对健康教育内容整体掌握情况：1分为内容完全没掌握，2分为掌握小部分内容，3分为掌握一半内容，4分为掌握大部分内容，5分为内容完全掌握。评估患者的临床表现及各项指标是否有所改善。若病情改善，继续目前计划方案治疗；若病情没有改善，分析可能的原因，及时调整治疗方案和慢病管理方案。

八、常见误区

所有的CKD继发性甲旁亢的患者都需要用骨化三醇和维生素D。

这种说法不正确。对于CKD 3a–5期且尚未透析的患者，不建议常规使用骨化三醇和维生素D类似物治疗继发性甲旁亢，骨化三醇或者维生素D类似物应仅适用于重度进展性的继发性甲状旁腺功能亢进。

九、案例分析

（一）病史介绍和辅助检查

病史：患者，男性，81岁，因"发现蛋白尿9年，肾功能异常5年，反复发热2月"就诊。生命体征示体温37.2℃，脉搏62次/分，呼吸20次/分，血压127/60 mmHg，体重56.6kg，身高160 cm。查体：腰骶部间断疼痛，双下肢水肿。辅助检查示：尿蛋白定性+++，肌酐386 μmol/L，白蛋白29.1 ng/L，白细胞计数3.5×10^9/L，C–反应蛋白55.40 mg/L，白细胞介素653.20 pg/ml，降钙素原0.47ng/ml,钙2.09 mmol/L，甲状旁腺素7.6 pmol/L，三碘甲状腺原氨酸0.95 nmol/L，游离三碘甲状腺原氨酸2.54 pmol/L。

患者个人基本情况：退休前是高级工程技师，平均每2天1包烟，不喝酒。76岁时某天坐公交车时，公交司机急刹车致腰椎骨折，骨科住院半年好转出院。几天前弯腰捡东西，致使腰椎再次骨折。

治疗方案：

（1）一般治疗，给予低盐低脂低磷优质低蛋白饮食。

（2）口服用药，骨化三醇软胶囊0.25 ug qd，复方α–酮酸片2 520 mg tid，

硝苯地平控释片30 mg qd，百令胶囊2 g tid，奥美沙坦酯片40 mg qd。

临床诊断：慢性肾功能不全，肾性骨病，高血压3级（很高危），CKD 5期。

（二）CKD 健康教育

作为CKD健康教育专职护士，简单介绍健康教育的主要内容。

1.健康教育的主要内容

1）营养指导

（1）建议患者低盐低脂、低磷、优质低蛋白饮食，低蛋白饮食是CKD患者限制磷摄入的有效方法。根据患者的身高、体重计算BMI和每日蛋白质摄入量。

（2）建议选择正确的烹饪方式，如水煮。水煮10～20分钟可以减少肉类30%～50%的磷、蔬菜中51%的磷、豆类48%的磷、面粉类70%的磷、马铃薯65%的磷、意大利面93%的磷、大米77%的磷。

（3）做捞饭，先将米洗净，加水煮沸后捞出，再次清洗后上锅蒸，这样可以降低磷的含量。

（4）鸡蛋去蛋黄可降低磷的含量。

（5）只吃肉，不喝肉汤也可以降低磷的摄入。

2）用药指导

服药应遵医嘱，不能间断或随意减停药物。降磷的药物，如碳酸镧、碳酸司维拉姆等应与食物同服。拟钙剂西那卡塞在降低PTH水平的同时，可引起低钙血症，当校正钙低于1.87 mmol/L时，需停止使用西那卡塞，待校正钙升高至2.1 mmol/L时，恢复西那卡塞的使用。

3）运动管理

建议坚持适量有氧运动，避免剧烈活动，每日20～30分钟，可以选择室内行走，运动过程中注意避免跌倒或其他创伤。

4）生活习惯指导

不久坐（超过1小时），不憋尿，不熬夜，减少外出应酬次数或避免饮酒；避免熬夜，尽量在夜间23：00前入睡，保证充足睡眠，避免抵抗力下降。喝水以白开水和矿泉水为主，不喝浓茶、咖啡、饮料。

5）心理护理

与患者的孩子沟通，嘱其增加回家陪伴老人的时间，患者正确树立与疾病长期共存的意识。

6）疾病知识宣教

讲解肾性骨病患者饮食控制血磷的重要性，长期高磷可导致继发性甲旁亢及增加心血管事件的风险，成年CKD3a-5D低钙患者补钙应注意避免高钙血症，血钙超过2.75 mmol/L可显著增加死亡风险。

2.评价

患者对健康教育内容整体掌握较好，营养指导5分、用药指导3分、运动管理5分、生活习惯指导5分，心理护理4分、疾病知识宣教5分等，但用药指导和心理护理方面需要继续加强。

十、选择题（1~2题为单选题，3~5题为多选题）

1.下列不是肾性骨病原因的是（E）。

A. 代谢性酸中毒

B. 骨化三醇缺乏

C. 营养不良

D. 继发性甲状旁腺功能亢进

E. 磷中毒

2.尿毒症患者发生肾性骨病有以下特点，除了（A）。

A.与肾小球高压和代偿性肥大密切相关

B.继发性甲状旁腺功能亢进导致溶骨作用

C.尿磷排泄减少

D.营养不良和低蛋白血症

E.活性维生素D合成障碍

3.肾性骨病的治疗方法是（ABCD）。

A.尽量维持血钙磷的正常

B.防止和纠正甲旁亢和甲状旁腺增生

C.预防和逆转骨外钙化

D.防止铝和其他毒物沉积

E.透析

4.以下哪些饮食不适合肾性骨病高磷患者？（ABC）

A.牛奶、奶酪、冰淇淋、麦片

B.豆制品、巧克力、葡萄干、蛋黄

C.脑、肝、肾、骨髓、花生、杏仁、南瓜子

D.白菜、藕粉、卷心菜、蛋清

E.芹菜、菠菜、番茄、蛋清

5.甲状旁腺切除（PTX）手术指征：（ABCD）

A. IPTH持续大于800ng/L

B.药物治疗无效的持续性高钙和/或高磷血症

C.具备至少一枚甲状旁腺增大的影像学证据，如高频彩色超声显示甲状旁腺增大，直径大于1 cm并且有丰富的血流

D.对活性维生素D及其类似物药物治疗抵抗

E. IPTH持续大于1 000 ng/L

（宋晓丽）

第四节　CKD合并高尿酸血症的健康管理

一、定义

高尿酸血症（hyperuricemia，HUA）是由于体内尿酸生成过多或尿酸排泄减少所致的代谢性疾病。HUA又称痛风（gout），其临床特

点为HUA及由此而引起的痛风性急性关节炎反复发作、痛风石沉积、痛风石性慢性关节炎和关节畸形，常累及肾脏引起慢性间质性肾炎和尿酸肾结石形成。

二、流行病学

随着经济的发展，生活方式和饮食结构发生改变，HUA的患病率持续升高，中国成人HUA的患病率为8.4%~13.3%，中老年男性和绝经后的女性为高发人群，年轻化趋势加剧。HUA不仅是CKD新发的独立危险因素，也是促进其进展的独立危险因素。

三、发病原因

肾小球和肾小管功能正常是保证尿酸排泄的重要条件，约90%的HUA和痛风患者可能存在肾小球滤过和（或）肾小管分泌功能障碍。CKD患者由于肾组织血管内皮受损，组织缺血、缺氧，导致次黄嘌呤、嘌呤氧化酶表达增高使尿酸产生增多；局部乳酸产生增多、血乳酸水平增高引起尿酸排泄减少；肾小球硬化、入球小动脉收缩引起肾小球滤过率下降，尿酸排泄减少；肾小管功能受损导致尿酸重吸收及分泌异常均可导致血尿酸水平增高。利尿剂的使用导致血容量降低而引起尿酸净重吸收增加也是引起HUA的重要机制之一。

四、HUA的诊断标准和分型

HUA的诊断标准为：在正常嘌呤饮食状态下，非同日2次空腹血尿酸>420μmol/L。HUA分为尿酸排泄不良型、尿酸生成过多型和混合型。

尿酸排泄不良型：尿酸排泄<0.48 mg/（kg·h），尿酸清除率<6.2 ml/min；

尿酸生成过多型：尿酸排泄>0.51 mg/（kg·h），尿酸清除率≥6.2 ml/min；

混合型：尿酸排泄>0.51 mg/（kg·h），尿酸清除率<6.2 ml/min。

五、HUA的检查方法

（1）测定尿酸的方法：磷钨酸还原法、酶法、伏安法、毛细管电泳法、液相色谱法和同位素稀释质谱法等，其中同位素稀释质谱法具有良好的准确性，但检验过程复杂、费时且成本较高，主要作为临床检验的基准方法。目前临床最常使用的是酶法，结果可靠稳定，且不易受药物干扰。

（2）测定尿酸静脉采血时的注意事项：采集空腹8小时以上静脉血2 ml，空腹一般要求晚上12点后禁食，但可少量饮水。抽血前1天避免高嘌呤饮食并禁止饮酒。在正常嘌呤饮食状态下，非同日2次空腹血尿酸结果作对比。

六、CKD合并HUA的治疗

（一）CKD患者HUA的非药物治疗原则

（1）避免摄入高嘌呤食物如动物内脏，控制肉类、海鲜和豆类等摄入；多饮水，避免饮酒及富含果糖的饮料；低盐饮食，规律锻炼。

（2）全面筛查HUA相关心血管疾病风险并积极控制，包括高血压、糖尿病、高脂血症、肥胖、冠心病、心力衰竭、外周动脉疾病及吸烟等。

（3）适当碱化尿液。尿pH值6.2~6.9时，有利于尿酸盐结晶溶解和从尿液排出，尿pH值>7.0时，易形成草酸钙及其他种类结石，因此碱化尿液过程中要密切监测尿液pH值，并及时调整用药方案。常用药物包括碳酸氢钠、枸橼酸及钾钠合剂等。

（二）CKD患者HUA的药物治疗原则

（1）避免应用可升高血尿酸的药物，包括噻嗪类和袢利尿剂、某些抗结核药、小剂量水杨酸类药物、某些降糖药（磺酰胺类和双胍类降糖药）、含有乙醇的药物、左旋多巴、环孢素A、他克莫司等。

（2）CKD患者降尿酸药物治疗指征和血尿酸控制靶目标与是否发生痛风、是否有原发病、是否透析、是否合并心脑血管疾病等有关。

（3）CKD合并HUA患者降尿酸药物的选择原则。具体如下：

a.对于eGFR＜30 ml/（min·1.73 m²）或接受透析治疗的CKD患者，建议使用抑制尿酸生成的药物。

b.对于合并肾结石的CKD患者，建议使用抑制尿酸生成的药物。

c.对于eGFR≥30 ml/（min·1.73 m²）且不合并肾结石的CKD患者，若24小时尿的尿酸排泄率＜4 200 μmol/1.73 m²，可选择抑制尿酸生成的药物或促进尿酸排泄的药物；若24小时尿的尿酸排泄率＞4 200 μmol/1.73 m²时，则建议选择抑制尿酸生成的药物。

d.使用促进尿酸排泄率药物的治疗过程中，应充分饮水和碱化尿液，定期监测尿量、尿液pH、尿结晶、尿的尿酸排泄率和泌尿系统超声，尿液pH值控制在6.2~6.9，24小时尿的尿酸排泄率不宜超过4 200 μmol/1.73 m²。若在尿的尿酸排泄率超过4 200 μmol/1.73 m²的情况下血尿酸仍无法达标，应改用抑制尿酸生成的药物，或者减小促进尿酸排泄药物的剂量，并联合应用抑制尿酸生成的药物。

e.使用别嘌醇前，如条件允许，建议进行HLA-B5801基因检测，若为阳性,应避免使用别嘌醇。对肾功能减退患者，别嘌醇的最大剂量应根据eGFR调整，若在根据eGFR调整的合适剂量下血尿酸无法达标，应改用非布司他或促进尿酸排泄药物，后者也可与别嘌醇联用。

f.若抑制尿酸生成或促进尿酸排泄药物单药治疗不能使血尿酸水平达标，可以考虑联合治疗。

g.若抑尿酸生成药物和促进尿酸排泄药物单药足剂量治疗或联合治疗血尿酸水平无法达标，有条件时可加用或改用尿酸氧化酶。

h.所有降尿酸药物均应从低剂量开始使用，逐渐加量，直到血尿酸降至目标范围。应根据药物的代谢动力学以及患者肾小球率调整药物剂量。

七、CKD合并HUA的健康管理内容

（一）病情评估

（1）一般状态评估。包括生命体征、精神状态、睡眠、食欲等，以及BMI、有无高尿酸病史。

（2）身体评估。观察患者的关节有无痛风结节，尤其是在拇趾、跗骨关节、膝关节和其他关节。

（3）实验室指标评估。包括血常规、尿常规、血尿酸/血肌酐、尿素、尿pH值检测。

（4）影像学检查。如X线片、肾脏超声。

（5）其他评估。评估患者的心理状态、生活饮食习惯、职业、社会支持系统等整体情况。

（二）制订计划

肾脏是HUA损害的终末器官，同时肾功能不全可能导致或加重HUA，拟从生活方式指导及规律随访、饮食管理、用药管理三方面制订健康、有效的计划方案。

（三）实施

1.生活方式指导及规律随访

（1）生活方式指导。对患者生活方式的指导应包括健康饮食、坚持适度运动、控制体重和限制烟酒等。可以建议患者根据个人情况坚持适度运动，每天30分钟以上中低等强度的锻炼，如散步、打太极拳、练瑜伽、阻力训练等有氧运动。患者在运动中应避免剧烈运动及突然受凉。肥胖者应监测体重，将体重控制在正常范围。

（2）规律随访，监测实验室指标。对伴有HUA的CKD患者，建议治疗前全面评估肾功能、合并症、并发症情况，并在治疗过程中向患

者强调规律随访监测的重要性。建议患者在监测估算肾小球滤过率（eGFR）、尿蛋白水平的同时，至少每3～6个月检测1次血尿酸水平。

2.饮食管理

（1）健康饮食。推荐患者的饮食以低嘌呤食物为主，具体建议详见表2-3-7。对于患者正在接受非透析治疗的CKD患者，应结合低蛋白饮食营养方案。避免高蛋白饮食、海鲜、动物内脏、大量乳制品的食用，避免饮用啤酒、白酒，也应减少富含果糖的饮料摄入。

表2-3-7 CKD伴HUA患者饮食建议

应避免	应限制	建议鼓励
•高嘌呤饮食（如胰脏或胸腺、肝脏、肾脏、骨髓等动物内脏）	•牛肉、羊肉、猪肉 •嘌呤含量高海产品（如虾蟹、贝类）	•低脂肪或脱脂牛奶制品
•高果糖的玉米糖浆，甜化的苏打水，其他饮料或食物	•整份的天然甜果汁 •食糖，包括甜饮料和甜品	•新鲜蔬菜、水果（杏子、橘子、桃子、梨）
•高蛋白饮食	•包括果酱、肉汁和腌制	•杂粮
•啤酒或白酒，对伴发痛风患者且在发作或控制不良期，需严格禁酒	•红酒	•多饮水（每天2 000 ml以上）
•辛辣食物，如辣椒、大蒜、韭菜	•高脂，特别是高胆固醇食品（如肥肉、肉皮、蛋黄、鱼子、鱿鱼、蹄筋）	•低蛋白饮食

（2）多饮水。根据患者的肾功能、血压、尿量等情况安排每日饮水量，建议患者每日饮水量2 000 ml以上，可促进尿酸排泄并预防尿路结石，保证每日的尿量在1 500 ml以上。

（3）适当碱化尿液。建议碱化尿液，尿pH值在6.2～6.9范围间内最有利于尿酸盐结晶溶解和从尿液排出，但尿pH值＞7.0易形成草酸钙及其他类结石。因此，碱化尿液过程中要注意检测患者的尿pH值。

3.用药管理

CKD患者合并HUA时，应注意个体化原则，根据患者的肾功能情况选择药物，许多降尿酸药物应从小剂量使用，逐渐加量，避免诱发痛风，并长期服用以维持血尿酸在正常水平。降尿酸常用药物如下：

（1）别嘌醇。其是治疗HUA的常用药，为黄嘌呤氧化酶抑制剂。可抑制嘌呤的从头合成。对肾衰竭导致的HUA有较好作用。该药物能迅速降低血清尿酸而不增加尿酸排出量。可用于控制早中期CKD患者的HUA。并有助于改善肾功能。宜从小剂量开始逐渐加量，即初始剂量每次50 mg，每日2～3次服用，2～3周后增至每次100 mg，每日2次服用；严重痛风者每日可用至600 mg。维持量：成人每次100～200 mg，每日2～3次服用。小剂量起始可以减少早期治疗开始时的烧灼感，并可规避严重的别嘌醇相关的超敏反应。肾功能下降时，如Ccr<60 ml/min，别嘌醇应减量，推荐剂量为50～100 mg/d，Ccr<15 ml/min时禁用。不良反应为过敏反应、胃肠道刺激、皮疹、发热、肝损害、嗜酸性粒细胞增多、骨髓抑制等，严重者可危及生命。在用药期间应注意监测血常规、肝肾功能，如有不适及时停药。

（2）非布司他。其是嘌呤类高效选择性黄嘌呤氧化酶抑制剂，降尿酸作用较强，耐受性较好，且可以延缓肾功能减退，适用于肾功能不全，对促尿酸排泄药有禁忌（CKD 3～5期、尿路结石等患者）、别嘌醇过敏或不耐受的痛风患者，轻、中度慢性肾功能不全患者无须调整剂量，推荐起始剂量为40 mg，每日1次。

（3）苯溴马隆。其可抑制近曲小管对尿酸的重吸收，完全抑制URAT-1对尿酸的转运。严重肾脏病患者也可服用，它毒性作用轻微，对肝肾功能无明显影响，可用于Ccr>20 ml/min的CKD患者，对于Ccr>60 ml/min的成人无须减量，每日50～100 mg。服用期间应每日饮水不少于1 500～2000 ml，防止尿路结石形成，用药前2周可服用碳酸氢钠片或枸橼酸合剂，使尿pH值维持在6.2～6.9。对于CKD水肿的患者应适当控制入水量。

（3）丙磺舒。可通过抑制近端肾小管上的尿酸盐阴离子转运蛋白增加尿酸排泄。对磺胺类药物过敏及肾功能不全者禁用。初始剂量为成人每次0.25 g，每日2次，2周后逐渐增至每次0.5 g，每日3次，每日总剂量不应超过2 g，原则上维持最小有效量，根据患者的症状及尿酸水平调整用量。该药不宜与水杨酸类药物、依他尼酸、氢氯噻嗪、非甾体类消炎药及口服降糖药同服。服用本药时应摄入足量水分，防止形成肾结石，必要时同服碱性药物碱化尿液。儿童、老年人、消化性溃疡者不推荐使用。由于该药常干扰许多药物在肾小管的分泌，因此临床上使用较少。

4.自我病情监测管理

（1）教会患者正确认识HUA的发病原因、表现及症状等。

（2）向患者强调规律随访监测的重要性，要防止药物剂量不足、目标不明、疗程不足及随访不严的状况。长期坚持低嘌呤饮食，忌酒（尤其啤酒），改变不健康生活方式及提高治疗依从性。

（四）效果评价

通过计划方案的实施，采用Likert 5级评分法，评估患者对健康教育内容的整体掌握情况：1分为内容完全没掌握，2分为掌握小部分内容，3分为掌握一半内容，4分为掌握大部分内容，5分为内容完全掌握。评估患者的临床表现及各项指标是否有所改善。若病情改善，继续目前计划方案治疗；若病情没有改善，分析可能的原因，及时调整治疗方案和慢病管理方案。

八、常见误区

CKD患者降尿酸越低越好。

这种说法是不正确的。尿酸是人体天然的抗氧化剂，可以清除体内自由基，正常生理浓度的血尿酸对神经系统具有一定的保护作用。如果血尿酸水平过低，有可能增加老年性痴呆、帕金森病、多发性硬化症等神经退行性疾病的发生风险。因此，尿酸并不是越低越好，建议血尿酸水平不宜低于180 μmol/L。那么，血尿酸控制在多少才算合适呢？这要因人而异。根据《中国高尿酸血症与痛风诊疗指南（2019）》对于无症状HUA患者若无合并症，建议将血尿酸控制在＜420 μmol/L；若有合并症（如高血压、脂代谢异常、糖尿病、心脑血管病等），建议将血尿酸控制在＜360 μmol/L。对于痛风患者若无合并症，血尿酸控制在＜360 μmol/L；若患者有痛风石或尿路结石等合并症，血尿酸控制在＜300 μmol/L，以利于痛风石的溶解。

九、案例分析

（一）病史介绍和辅助检查

病史：患者，男性，45岁，因"肌酐升高1年"门诊就诊。有高血压史，长期服用降压药，血压控制良好。1年前患者体检发现，尿蛋白定性1.0 g/L++，血肌酐139 μmol/L。生命体征示体温36.5℃，脉搏76次/分，呼吸18次/分，血压145/92 mmHg，体重75 kg，身高170 cm。查体示眼睑及双下肢轻度水肿1个月。辅助检查结果显示血肌酐212 μmol/L，总蛋白39 g/L，白蛋白23.1 g/L，尿素7.76 mmol/L，尿酸480 μmol/L，估算肾小球滤过率43 ml/（min·1.73 m²），血红蛋白120 g/L。患者意识清楚，精神欠佳，乏力，睡眠可，大小便正常。

患者个人基本情况：患者个体经营烟酒销售，平时抽烟喝酒，爱吃火锅和海鲜，运动较少，爱玩手机，晚睡。

治疗方案：

（1）一般治疗，给予低盐低脂低嘌呤饮食。

（2）口服用药，碳酸氢钠1.0 g tid，非布司他40 mg qd，厄贝沙坦150 mg bid，硝苯地平控释片30 mg qd。

临床诊断：慢性肾功能衰竭，CKD 3期，HUA，肾性高血压。

（二）CKD 健康教育

作为CKD健康教育专职护士，简单介绍健康教育的主要内容。

1.健康教育的主要内容

（1）饮食管理。具体如下：

a.指导患者的饮食，以低嘌呤食物为主，禁食蘑菇、菠菜、蟹黄、动物内脏、火锅以及发酵食物等。需要告知患者煲汤时间需要控制在2小时以内，时间过长将容易破坏食物中所富含的氨基酸物质，进而增加食物中的嘌呤含量。避免高蛋白饮食、海鲜、动物内脏、大量乳制品的食用。

b.给予低蛋白质、低盐低脂饮食，以碳水化合物作为主要能量的来源。建议油脂类的摄入量≤30 g/d，蛋白质摄入量在0.6～0.8 g/（kg·d）。食盐的摄入量≤3 g，这样才能够发挥尿酸沉淀的作用。

c.多食用预防尿酸食物，如芹菜，利于排出尿酸，并能够达到降压的效果；多食黑色食物，如黑枣、黑芝麻以及黑米等。同时，还应该多食用碱性食物，如新鲜的蔬菜、水果以及牛奶等食物，促进尿酸排出的同时还能够增加患者体内碱性因子的含量。此外，还可以将玉米和玉米叶煮水服用，能够更好地达到减少体内尿酸的效果。

（2）用药管理。遵医嘱用药，不要擅自停药或调动药物剂量。非布司他是降尿酸药物。碳酸氢钠可适当碱化尿液，还可改善代谢性酸中毒。

（3）运动管理。建议坚持适量中低等强度有氧运动，避免剧烈的运动。

（4）生活习惯指导。建议患者戒烟戒酒；调整作息时间，避免熬夜，尽量在夜间23：00前入睡，保证充足睡眠，避免抵抗力下降。喝水以白开水和矿泉水为主，不喝浓茶、咖啡、饮料等。结合患者的肾功能、血压、尿量情况考虑每日饮水量，无禁忌证者可适量增加每日饮水量。根据患者的身高、体重计算BMI为26 kg/m²，体重偏重，需要适当控制体重，但切忌在短时间内加剧减重强度，否则将会引发急性通风疾病的发生。

（5）规律随访。对伴有HUA的CKD患者，建议治疗前全面评估肾功能、合并症、并发症情况，并在治疗过程中向患者强调规律随访监测的重要性。建议患者在监测估算肾小球滤过（eGFR）、尿蛋白水平的同时，至少每3～6个月检测1次血尿酸水平。

2.评价

患者对健康管理内容整体掌握较好，饮食管理5分、用药管理4分、运动管理5分、生活习惯指导5分、随访管理5分等，但用药管理方面需要继续加强。

十、选择题（1～2题为单选题，3～5题为多选题）

1.测定尿酸时采血注意事项不正确的是：（D）

A.采集空腹8小时以上静脉血2 ml。

B.空腹一般要求晚上12点后禁食，但可少量饮水。

C.在正常嘌呤饮食状态下，非同日 2 次空腹血尿酸＞420 μmol/L。

D.抽血前应避免剧烈运动，提前1天停用影响尿酸排泄药物。

E.抽血前1天避免高嘌呤饮食并禁止饮酒。

2.HUA的诊断标准为（C）

A.在正常嘌呤饮食状态下，非同日 2 次空腹血尿酸＞360 μmol/L。

B.在正常嘌呤饮食状态下，非同日 2 次空腹血尿酸＞400 μmol/L。

C.在正常嘌呤饮食状态下，非同日 2 次空腹血尿酸＞420 μmol/L。

D.在正常嘌呤饮食状态下，非同日 2 次空腹血尿酸＞510 μmol/L。

E.在正常嘌呤饮食状态下，非同日 2 次空腹血尿酸＞580 μmol/L。

3.下列属于高嘌呤饮食的有（ABCE）

A.蘑菇   B.菠菜   C.蟹黄

D.杂粮   E.动物内脏

4.以下哪些药物用于降尿酸的治疗（ABCE）

A.非布司他　　　　B.别嘌醇　　　　C.苯溴马隆

D.盖三醇　　　　　E.丙磺舒。

5.HUA可分为哪些类型（ABC）

A.排泄不良型　　　B.生成过多型　　　C.混合型。

D.肾前型　　　　　E.肾后型。

（罗芳）

第五节　CKD合并高脂血症的健康管理

一、高脂血症的概述

慢性肾脏病患者常伴发脂代谢异常，主要表现为高甘油三酯血症，但总胆固醇浓度通常正常（可能因为一些患者存在营养不良）。血脂异常通常指血清中胆固醇和（或）血浆甘油三酯（triglyceride，TG）水平升高，俗称高脂血症。脂代谢紊乱会导致肾脏疾病的发生并加速其恶化。高脂血症在诱导肾损害中起着重要作用，并且是CKD进展的独立危险因素。虽然脂质诱导肾损害的潜在病理生理机制尚未被阐明，但一些研究提示了脂蛋白、甘油三酯、胆固醇和游离脂肪酸影响肾小球和肾小管功能的新机制。

二、流行病学

"脂质肾毒性"的假说认为，高脂血症可引起肾脏疾病并参与其发生与发展。高脂血症在诱导肾损害中起着重要作用，而肾损害反过来也影响着脂质代谢。研究表明，CKD的发病率与TG、总胆固醇（cholesterol，TC）水平的升高和脂蛋白的异常显著相关。流行病学调查显示，全球范围内从 1990~2016年，CKD的患病率增加了87%，人数约为 2.7 亿。由于人们生活水平提高及生活方式的改变，高脂血症的患病率在我国逐年增加。2002年全国营养与健康调查结果显示：我国高脂血症患病率为18.6%，到2014年患病率已高达 41.9% 。肾脏相关疾病的发生与血浆TG、TC、低密度脂蛋白（low density lipoprotein，LDL）、极低密度脂蛋白（very low density lipoprotein，VLDL）和高密度脂蛋白（high-density lipoprotein，HDL）等的表达水平密切相关，同时，血脂异常等原因导致的心血管疾病严重影响CKD 患者的预后，已成为终末期肾病患者的首位死因。

三、发病原因

（1）脂蛋白分子与肾损害 LDL的摄取增加以及氧化低密度脂蛋白引起的炎症反应可能参与蛋白尿的发生并加速 CKD的进展。氧化低密度脂蛋白在CKD和终末期肾病患者的循环及肾间质中积累，这些致动脉粥样硬化脂蛋白具有细胞毒性，通过促进巨噬细胞募集、增强氧化应激及促进促炎性细胞因子的表达引起肾损害。

（2）肾脏中的脂质沉积与肾损害密切相关。大量研究证实，CKD患者伴有各种血脂异常、肾小球硬化和间质纤维化，是 CKD 和肾衰竭的共同途径。高脂血症使得肾小球系膜增厚，肾小管间质明显损伤，从而使肾小球硬化，病变损伤可累及整个肾脏。

（3）脂代谢异常导致足细胞损伤。脂质沉积可改变足细胞的功能。

四、诊断标准

我国ASCVD一级预防人群血脂合适水平和异常分层标准见表2-3-8。

表 2-3-8　中国 ASCVD 一级预防人群血脂合适水平和异常分层标准

[mmol/L（mg/dl）]

分层	TC	LDL-C	HDL-C	非-HDL-C	TG
理想水平		<2.6（100）		<3.4（130）	
合适水平	<5.2（200）	<3.4（130）		<4.1（160）	<1.7（150）
边缘水平	≥5.2（200）且<6.2（240）	≥3.4（130）且<4.1（160）		≥4.1（160）且<4.9（190）	≥1.7（150）且<2.3（200）
升高	≥6.2（240）	≥4.1（160）		≥4.9（190）	≥2.3（200）
降低			<1.0（40）		

注：ASCVD，动脉粥样硬化性心血管疾病；TC，总胆固醇；LDL-C，低密度脂蛋白胆固醇；HDL-C，高密度脂蛋白胆固醇；非-HDL-C，非高密度脂蛋白胆固醇；TG，甘油三酯。

五、辅助检查

临床上血脂检测的基本项目为 TC、TG、LDL-C 和 HDL-C，其他血脂项目如载脂蛋白A（Apolipoprotein A，Apo AI）、载脂蛋白B（Apolipoprotein B，Apo B）。

六、检查频率

2013年KDIGO发布的《CKD患者血脂管理临床实践指南》推荐，对新诊断的CKD患者进行脂代谢检查（包括TC、TG、HDL-C和LDL-C），同时还应进行其他新型脂代谢生物标志物检测（如脂蛋白α、载脂蛋白B等）。对大多数CKD患者不需要对血脂水平进行随访。在CKD患者病情发生变化、使用调脂药物或预期强化调脂治疗能够获益时，应监测患者的血脂水平。建议20～40岁成年人至少每5年测量1次血脂（包括TC、LDL-C、HDL-C和TG）；建议40岁以上男性和绝经期后女性每年检测血脂；ASCVD 患者及其高危人群，应每

3～6个月测定1次血脂。

七、CKD合并高脂血症的治疗

（一）药物治疗

（1）年龄＞50岁的非透析CKD患者应给予他汀类药物治疗；估计肾小球滤过率＜60 ml/（min·1.73 m²）者，给予他汀类药物或他汀+依泽替米贝联合治疗。

（2）年龄＜50岁，伴有其他心血管危险因素的CKD患者应给予他汀类药物治疗。

（二）非药物处理

治疗性生活方式改变包括饮食改变、超重者减肥、加强锻炼以及减少饮酒。饮食改变可以是低脂饮食（脂类在总热量中占比＜15%）、减少单糖和双糖摄取、减少饮食中碳水化合物以及使用鱼油。为了避免营养不良，应谨慎开始饮食限制。

八、CKD合并高脂血症健康管理内容

（一）病情评估

（1）一般状态评估。包括生命体征、精神状态、睡眠、食欲、运动等。

（2）身体评估。包括体重、腰围、体质指数。

（3）实验室指标评估。主要包括TC、TG、LDL-C 和 HDL-C等。

（4）其他评估。评估患者的心理状态、生活习惯、职业、社会支持系统等整体情况。

（二）制订计划

高脂血症在诱导肾损害中起着重要作用，而肾损害反过来也影

响着脂质代谢。血脂异常等原因导致的心血管疾病严重影响CKD患者的预后，已成为终末期肾病患者的首位死因。拟从饮食管理、运动管理、用药管理、自我病情监测管理四方面制订健康有效的计划方案。

（三）实施

1.饮食管理

在满足每日必需营养需要的基础上控制总能量；合理选择各营养要素的构成比例。当摄入饱和脂肪酸和反式脂肪酸的总量超过规定上限时，应该用不饱和脂肪酸来替代。建议每日摄入胆固醇<300 mg，尤其是ASCVD等高危患者，摄入脂肪不应超过总能量的20%~30%。一般人群摄入饱和脂肪酸应小于总能量的10%；而高胆固醇血症者饱和脂肪酸摄入量应<总能量的7%，反式脂肪酸摄入量应<总能量的1%。高TG血症者更应尽可能减少每日摄入脂肪总量，每日烹调油应<30 g。脂肪摄入应优先选择富含 ω-3 多不饱和脂肪酸的食物，如深海鱼、鱼油、植物油。

2.运动管理

建议每周5~7天、每次30分钟中等强度运动。对于ASCVD患者应先进行运动负荷试验，充分评估其安全性后再进行身体活动。

3.生活方式指导

控制体重，循序渐进，戒烟、戒酒，规律作息，避免熬夜。

4.用药管理

（1）注意观察药物的作用、不良反应，指导患者正确服用不同类型降脂药。他汀类药物除了调脂之外还能降低胆固醇，因此适合血脂偏高兼具胆固醇偏高的人。因为胆固醇的合成主要在夜间进行，所以，此类药物应在晚上入睡前服用。贝特类药物则是典型的专门降低甘油三酯的药物，所以适合单纯甘油三酯偏高的患者服用。因为甘油三酯都是随着人们白天的饮食而形成的，所以服用这类药物的时间最好是早上。

（2）用药提醒及督促。绝大多数CKD患者需要长期服药，且药物种类繁多，容易遗忘或者出现服药错误等情况。针对互联网APP使用较为熟练的患者，慢性病管理护士可以针对患者用药情况，通过慢性病管理系统向患者APP端推送个性化的用药时间提醒及用药健康宣教，督促患者按时、按量正确服药，并通过APP端及时反馈用药情况、效果。医护端及时掌握并动态指导。针对老年患者，协助其整理每日服药清单，制定个体化服药方案，购买电子闹钟药盒，通过闹钟方式进行服药提醒。

5.自我病情监测管理

（1）教会患者正确认识高脂血症。

（2）教会患者血脂相关检验检查结果的解读与记录（表2—3—9）。绝大多数的CKD患者不太清楚高脂血症主要通过哪些辅助检查结果进行体现，包括 TC、TG、LDL-C 、HDL-C，以及其他血脂项目，如 Apo A1、Apo B。

表 2-3-9　患者自我检验结果记录表示例

检查日期	项目	检查结果	单位	参考值
2021.03.13	TC	6.2	mmol/L	2.80 ~ 5.70
2021.03.13	TG	4.5	mmol/L	0.29 ~ 1.83
2021.03.13	LDL-C	4.9	mmol/L	<4.0
2021.03.13	HDL-C	0.8	mmol/L	>0.9

6.定期随访

慢性病管理护士为CKD患者建立健康档案，指导患者定期随访、门诊复查，通过长期规律随访，提高患者的依从性，增强患者的自我管理能力，帮助并教会患者健康资料的自我记录与整理。

（四）效果评价

通过计划方案的实施，采用Likert 5级评分法，评估患者对健康教育内容整体掌握情况：1分为内容完全没掌握，2分为掌握小部分内容，3分为掌握一半内容，4分为掌握大部分内容，5分为内容完全掌握。评估患者的临床表现及各项指标是否有所改善。若病情改善，继续目前计划方案治疗；若病情没有改善，分析可能的原因，及时调整治疗方案和慢病管理方案。

九、常见误区

瘦的人就不会出现高脂血症。

这个说法是不正确的。血脂高者体型肥胖的较多，部分体型偏瘦的人也会出现血脂增高的情况。体形偏瘦的人之所以血脂增高，是内脏脂肪含量较高，在做检查时会出现总胆固醇、甘油三酯、极低密度脂蛋白均高于正常水平而引起高脂血症的发生。体形偏瘦的人引起血脂高的原因，与不合理的饮食、精神压力过大、过度饮酒都有一定的关系，建议该类患者应养成良好的生活习惯，注意休息。

十、案例分析

（一）病史介绍和辅助检查

病史：患者，男性，40岁，因"蛋白尿2年，加重2月，水肿1月"门诊就诊。2年前患者体检发现尿隐血+，尿蛋白定性＞3.0 g/L+++。生命体征示体温36.5℃，脉搏73次/分，呼吸18次/分，血压136/76 mmHg，体重75 kg，身高168 cm。查体示双下肢中度水肿，腹部膨隆。辅助检查结果显示：血肌酐65.1 μmol/L，白蛋白23.7 g/L，尿素15.52 mmol/L，估算肾小球滤过率107.6 ml/（min·1.73 m²），胆固醇17.69 mmol/L，甘油三酯3.88 mmol/L，低密度脂蛋白胆固醇14.14 mmol/L，高密度脂蛋白胆固醇1.96 mmol/L。患者自患病以来精神欠佳，食欲下降，睡眠可，大小便正常。

患者个人基本情况：患者平时应酬饮酒较多，喜好油炸外卖饮食，经常熬夜，无运动习惯。

治疗方案：

（1）一般治疗，给予低盐、低脂饮食。

（2）口服用药，阿托伐他汀钙片10 mg qd，苯磺酸氨氯地平片5 mg qd，甲泼尼龙片20 mg qd。

（3）皮下注射，依诺肝素注射液 0.4 ml qd。

临床诊断：肾病综合征，高脂血症，低蛋白血症，高血压2级。

（二）CKD 健康教育

作为CKD健康教育专职护士，简单介绍健康教育的主要内容。

1.健康教育的主要内容

（1）饮食指导。患者TC、TG、LDL-C均明显升高，建议患者调整饮食习惯，进食低盐、低脂清淡饮食，避免油炸外卖饮食。白蛋白明显降低、蛋白尿明显，建议患者调节蛋白质摄入量，适量增加优质蛋白质的摄入，以弥补尿蛋白的丢失，摄入量约为0.8～1.0 g/（kg·d），其中优质蛋白质的摄入量占总蛋白的50%以上。

（2）用药指导。药物要规范口服，激素类药物不能随意中断或调动剂量；降压药物晨起后口服；药物避光保存，以免环境过冷或过热导致的药液变质失效，注意正确保存；阿托伐他汀钙片除了调脂之外还能降低胆固醇，因为胆固醇的合成主要在夜间进行，所以此药应在晚上睡前服用。

（3）运动管理。患者无运动习惯，建议坚持适量中低等强度有氧运动，每日20～30分钟，避免剧烈活动。

（4）生活习惯指导。不久坐，不憋尿；减少外出应酬次数或避免饮酒；不熬夜，每晚建议23：00之前睡觉；喝水以白开水和矿泉水为主，不喝浓茶、咖啡、饮料。根据患者的身高、体重计算BMI为26.6 kg/m²，体重偏重，需要通过饮食管理、运动等方式循序渐进控制体重；定期监测体重。

（5）心理护理。患者平素独居，应适当增加和邻居或朋友的沟通，正确树立与疾病长期共存的意识，开心工作，快乐生活。

（6）疾病知识宣教。讲解激素对肾病综合征治疗的重要性、阿托伐他汀的降血脂意义，严格遵医嘱服用现在口服药物及皮下注射药物。

2.评价

患者对健康教育内容整体掌握较好，饮食指导5分、用药指导3分、运动管理5分、生活习惯指导5分、心理护理4分、疾病知识宣教5分等，但用药指导和心理护理方面需要继续加强。

十一、选择题（1~2题为单选题，3~5题为多选题）

1.绝经期后女性应（D）检测血脂。

A.每月　　　　　　　　B.3个月　　　　　　　C.半年

D.每年　　　　　　　　E.2年

2.李某，男性，45岁，血压145/99 mmHg，诊断CKD2期，（A）给予他汀类药物。

A.应该　　　　　　　　B.不应该　　　　　　　C.酌情，偶尔

D.血压低时　　　　　　E.血压高时

3.高血脂的非药物治疗包括（ABCD）

A.饮食改变　　　　　　B.超重者减肥

C.加强锻炼　　　　　　D.减少饮酒

E.适量吸烟

4.关于高脂血症饮食营养，以下说法哪些正确?（ABCDE）

A.饮食治疗和改善生活方式是血脂异常治疗的基础措施

B.每日摄入胆固醇<300 mg

C.ASCVD等高危患者，摄入脂肪不应超过总能量的20%~30%。

D.一般人群摄入饱和脂肪酸应<总能量的10%

E.高 TG 血症者，每日烹调油应<30 g

5.针对CKD患者的高脂血症，以下说法哪些正确？（AB）

A.主要表现为高甘油三酯血症

B.总胆固醇浓度通常正常

C.高胆固醇，TG偏低

D.TG低，TC低

E.TG低和（或）TC高

（朱雪丽）

第六节　肥胖相关性肾病的健康管理

一、肥胖相关性肾病的概述

随着社会的高速发展和经济水平的日益提高，肥胖人群数量明显增多，肾脏作为肥胖的靶器官，是CKD重要且独立的风险因素，所以肥胖相关性肾病（obesity-related glomerulopathy，ORG）发生率随之增加，肥胖引起的肾脏病被称为肥胖相关性肾病。ORG 通常起病隐匿，以微量清蛋白尿或临床显性蛋白尿为首要表现，伴或不伴肾功能受损，少数合并镜下血尿或肾病综合征。ORG进展相对缓慢，在无治疗干预情况下表现为持续或者缓慢进展蛋白尿，少数患者可发生肾功能不全，甚至ESRD。肥胖作为一种独立的危险因素参与CKD的发生、发展，因此ORG越来越引起广泛关注。

二、流行病学

随着现代人生活方式及饮食结构改变，肥胖人群迅速扩增，1978～2013年，全球超重和肥胖的成年人比例男性从28.8%上升到36.9%，女性从29.8%上升到 38.0%。我国1989～2009年，超重、肥胖人数分别增加到 5.29 亿、1.28亿，年均增长率分别为 10.8%、38.1%。

肥胖及其并发症已经成为现代社会面临的严重公共健康问题。肥胖及肥胖相关性肾病见于儿童、成人及老年人，其中以青壮年为主，44岁以下的患者占77.7%，以男性更为常见，男女比例为 2.1∶1。随着肥胖的流行，ORG发生率增加。

三、发病原因

多因素作用导致 ORG 的发生，发病机制尚不十分明确，目前主要发病原因如下：

（1）血流动力学异常，最重要的发病机制为肾高滤过、高压力和高灌注。肾脏的血流动力学由肾小球滤过率、肾血浆流量和滤过率间接测量，肥胖患者的肾血管扩张和传入小动脉的肾血浆流量增加。肥胖患者肾小球传入小动脉的血流量增加，引起肾小球高压，导致毛细血管壁应激、基膜扩张、肾小球肿大和滤过。

（2）肾素-血管紧张素-醛固酮系统（RAAS）的过度激活。肾脏和脂肪组织均含有 RAAS 的主要成分，且脂肪组织产物（血管紧张素原）可增加 RAAS 的活化。RAAS 过度活化可导致钠的过度再吸收，从而造成肾性高血压和超滤过。

（3）脂肪细胞因子紊乱。人体的脂肪组织已被公认为是最活跃的内分泌器官，它可以分泌许多脂肪因子，包括瘦素、脂联素、抵抗素、白细胞介素-6、白细胞介素-10、血管生长因子和肿瘤坏死因子等，这些脂肪因子可以促进慢性肥胖患者的低度炎症，最终导致肥胖患者的肾结构和功能变化。

（4）微炎症作用、胰岛素抵抗、脂代谢紊乱等。

四、诊断标准

ORG目前尚无统一的诊断标准，诊断需结合临床表现和实验室检查，并除外其他肾脏疾病，对临床上高度怀疑ORG者，应早期行肾活检。

主要诊断依据：

（1）超重或肥胖BMI＞28 kg/m²（见表2-3-10），男性腰围＞85 cm，女性腰围＞80 cm。

（2）尿常规检查有蛋白尿或微量清蛋白，可出现大量蛋白尿，但很少出现低蛋白血症和水肿，肾功能正常或不同程度的异常。

（3）肾活检，光镜下可见肾小球体积明显增大，伴或不伴FSGS，电镜检查可见上皮细胞足突融合且范围局限。

（4）代谢异常，包括脂代谢异常（包括高脂血症、脂肪肝及动脉硬化等）、糖代谢异常（糖耐量减低、糖尿病）、内分泌代谢异常（高生长激素水平、高胰岛素血症、RAAS的激活）、高尿酸血症等。

（5）其他肾脏疾病。

表 2-3-10　世界卫生组织（WHO）、亚洲、中国 BMI 分类标准

等级	WHO标准	亚洲标准	中国标准
低体重	<18.5	<18.5	<18.5
正常	18.5~24.9	18.5~22.9	18.5~23.9
超重	25.0~29.9	23.0~24.9	24.0~27.9
肥胖	30.0~34.9	25.0~29.9	≥28

五、辅助检查

测量患者的身高、体重、体质指数；检测尿蛋白，肾活检穿刺术的光镜、电镜及免疫荧光学检查。

六、治疗

ORG 确切的发病机制尚不十分明确，全球 ORG 发病率呈上升趋势，临床症状无特异性，发病机制尚不十分清楚，缺乏早期诊断标志物，治疗手段有限。减轻体重和阻断 RAAS 是治疗 ORG 的两种有效

方法。临床上主要针对患者的危险因素而采取相应的治疗措施，以期延缓肾功能恶化。治疗以减轻体质量为基础，辅以降压、改善胰岛素抵抗、降脂等措施，从而减少尿蛋白（控制在 1 g/d 以内），延缓肾损害进展。

七、ORG健康管理内容

（一）病情评估

（1）一般状态评估。包括生命体征、精神状态、睡眠、食欲等；询问患者是否有泡沫尿、心累、气紧等主诉症状，有无糖尿病史及家族肥胖史等。

（2）身体评估。通过观察患者的体型，测量身高、体重、腰围，计算体质指数等，初步评估是否存在肥胖。

（3）实验室指标评估。包括小便常规、尿蛋白定量、尿蛋白肌酐比值、血肌酐、肾小球滤过率、血糖、血脂等。必要时行肾活检术。

（4）其他评估。评估患者的心理状态、生活方式、职业、社会支持系统等整体情况。

（二）制订计划

由于肥胖通常与其他慢性非传染性疾病如糖尿病、高血压、高脂血症、睡眠呼吸暂停等合并存在，故有必要在肾脏病、糖尿病、心血管病等多学科专家的共同努力下为患者制定个体化、全面综合的疗法。以下拟从饮食管理、运动管理、用药管理、自我病情监测管理四方面制订健康、有效的计划方案。

（三）实施

1. 饮食管理

生活方式干预应被作为一线疗法，从青少年时代即开始重视，保持低热量、均衡饮食的习惯，预防肥胖的发生。饮食控制、限制热量摄入有助于延缓年龄相关疾病的发生。富含膳食纤维的饮食有助于促进肠道短链脂肪酸产菌的增多，增加膳食纤维摄入可降低 CKD 患者炎症反应和全因死亡率，对肥胖、代谢综合征及 CKD 有治疗作用。但任何一种食物无法包含所有营养元素，只有通过均衡饮食、合理搭配才能达到营养齐全的目的；教会患者认识食物标签上各种成分的意义，尤其是具体成分的含量及相应热量。限制能量平衡膳食达到减重、降低脂肪摄入及改善胰岛素敏感性的作用（脂肪、蛋白质、碳水化合物比例分别为 20%～30%、15%～20%、40%～55%）。高蛋白膳食模式及轻断食膳食模式也有其独特的优势。

2. 运动管理

根据患者肥胖情况进行个体化运动指导。尽管节食可使体重在短期内下降，长期控制饮食并结合适当运动有助于持续减重。减重 5%～15% 即可降低肥胖相关性疾病发生的风险。规律运动可促进血液循环，缓解轻中度高血压，降低体重，提高胰岛素敏感性，减轻胰岛素抵抗，改善血脂和心肺功能，促进全身代谢。加强体育锻炼可降低心血管疾病发生的风险，延缓 CKD 的进展。建议超重或肥胖的患者加强有氧运动，逐渐增加运动的频率和强度，每周 3～5 天内累计进行 ≥150 分钟的温和运动。久坐易引起下肢肥胖，可适当增加肢体锻炼及休闲运动。为使个体化运动取得更好的效果，可在运动专家或专业认证健身机构人员的指导下进行运动训练。

3. 用药管理

（1）卡托普利。遵医嘱足量用药，不可随意减量、停药。药品应该密封，防潮贮于室温。妊娠、哺乳期妇女禁用。孤立肾、移植肾、双侧肾动脉狭窄、严重肾功能减退者禁用。外周血管疾病或全身动脉粥样硬化的患者，需慎用卡托普利；老年人需慎用卡托普利；自身免疫性疾病如严重系统性红斑狼疮患者慎用；脑动脉或冠状动脉供血不足患者慎用；血钾过高患者慎用；肾功能障碍而致血钾增高，白细胞及粒细胞减少的患者慎用；主动脉瓣狭窄的患者慎用。严格限制钠盐或进行透析者，首服本品可能发生突然而严重的低血压。

（2）厄贝沙坦。该药可减轻蛋白尿，延缓肾脏病变进展，降低ORG患者ESRD的发生率。服药频率均为每日1~2次，口服给药。妊娠、哺乳期妇女禁用。服药期间监测血钾水平。

（3）二甲双胍。其是一种有减轻体重作用的降糖药，可能对ORG患者有益，但应警惕乳酸酸中毒、脱水和心力衰竭的发生。其通过肌肉、肝脏起效，主要的副作用是有胃肠道的刺激，所以二甲双胍应选择餐后立刻服用更为安全，副作用更小。有胃病、胃溃疡的患者应在就餐中间服用，会减少对胃的刺激。

（4）他汀类药物。适用于高胆固醇血症、混合型高脂血症和ASCVD患者。目前国内临床上有辛伐他汀、普伐他汀、阿托伐他汀、瑞舒伐他汀等。

（5）用药提醒及督促。绝大多数CKD患者需要长期服药，且药物种类繁多，容易遗忘或者出现服药错误等情况。针对互联网APP使用较为熟练的患者，慢性病管理护士可以针对患者用药情况，通过慢性病管理系统向患者APP端推送个性化的用药时间提醒及用药健康宣教，督促患者按时、按量正确服药，并通过APP端及时反馈用药情况、效果。

4.自我病情监测管理

（1）教会患者正确认识ORG的危险因素、健康管理的知识等。

（2）教会患者解读与记录血脂、血糖、肾功能及尿液相关检验检查结果。

5.定期随访

慢性病管理护士为ORG患者建立健康档案，指导患者定期随访、门诊复查，通过长期规律随访，提高患者的依从性，增强患者的自我管理能力。

（四）效果评价

通过计划方案的实施，采用Likert 5级评分法，评估患者对健康教育内容整体掌握情况：1分为内容完全没掌握，2分为掌握小部分内容，3分为掌握一半内容，4分为掌握大部分内容，5分为内容完全掌握。评估患者的临床表现及各项指标的改善情况。若病情改善，继续目前计划方案治疗；若病情没有改善，分析可能的原因，及时调整治疗方案和慢病管理方案。

八、常见误区

肥胖和肾病没关系。

这个说法是不正确的。肥胖相关性肾病起病相对隐匿，约一半患者临床无明显症状。但肥胖是慢性肾病发生和发展的最强危险因素之一，而且肥胖也大大增加了肾病患者心脑血管疾病的发生率，所以肥胖和肾病密切相关。

九、案例分析

（一）病史介绍和辅助检查

病史：患者，38岁，男性，身高180 cm，体重110kg，体重指数33.95 kg/m²，因"体检发现蛋白尿2年余"门诊就诊。测量体温36.5℃，脉搏78次/分，呼吸18次/分，血压160/90 mmHg。辅助检查：尿蛋白定量0.72 g/d，血尿酸473 μmol/L，TC7.0 mmol/L，TG5.6 mmol/L，血糖15.6 mmol/L，估算肾小球滤过率73 ml/（min·1.73 m²）。患病以来精神食欲可，睡眠、大小便正常。行肾活检术，病理结果为肥胖相关性肾小球肥大症，也就是肥胖相关性肾病。

个人基本情况：销售员，平时应酬饮酒较多，喜好高脂饮食，熬夜较为频繁。周末骑自行车半个小时，其余时候未外出运动。

治疗方案：

（1）一般治疗，给予低盐低脂、优质蛋白饮食。

（1）口服用药，二甲双胍500 mg tid，厄贝沙坦150 mg bid。

临床诊断：肥胖相关性肾病，高脂血症，2型糖尿病，高血压。

（二）CKD 健康教育

作为CKD健康教育专职护士，简单介绍健康教育的主要内容。

1.健康教育的主要内容

（1）饮食指导。调整饮食习惯，建议患者低盐低脂、优质蛋白饮食，每日植物油摄入量＜30 g，盐摄入量＜5 g，根据身高计算标准体重，每日蛋白质摄入量为0.8～1.0 g/（kg·d），其中优质蛋白质的摄入量占总蛋白的50%以上。进食新鲜的水果、绿色蔬菜及富含维生素、膳食纤维的食物等。

（2）用药指导。药物要规范口服，不能间断。每日按时服用，注意药物的正确保存。二甲双胍在餐后口服，注意监测血糖。

（3）运动管理。建议坚持以有氧运动为主（散步、打太极拳、快走、慢跑、游泳）等，每次30～45分钟为宜。注意避免跌倒。

（4）生活习惯指导。不久坐，不憋尿。减少外出应酬次数或避免饮酒。避免熬夜，尽量在夜间23：00前入睡，保证充足睡眠，避免抵抗力下降。喝水以白开水和矿泉水为主，不喝浓茶、咖啡、饮料。BMI为33.95kg/m²，属于肥胖，需要通过饮食管理、运动等循序渐进控制体重。注意监测体重。

（5）心理护理。患者平素独居，应适当增加和邻居或朋友的沟通，获取社会支持，多与相同疾病的患者交流，分享成功管理的经验，树立战胜疾病的信心。

（6）疾病知识宣教。讲解ORG的危险因素，进行健康管理的具体措施。

2.评价

患者对健康教育内容整体掌握较好，饮食指导5分、用药指导3分、运动管理5分、生活习惯指导5分、心理护理4分、疾病知识宣教5分等，但用药指导和心理护理方面需要继续加强。

十、选择题（1~2题为单选题，3~5题为多选题）

1.世界卫生组织（WHO）BMI分类标准，体质指数在BMI 25~29.9 kg/m 为（C）

　　A. 低体重　　　　　　B. 正常体重　　　　　C. 超重

　　D. 标准体重　　　　　E. 肥胖

2.通常肥胖的判定标准是体重超过了相应身高所确定的标准值的（C）以上

　　A. 10%　　　　　　　B. 15%　　　　　　　C. 20%

　　D. 25%　　　　　　　E. 30%

3.治疗 ORG 的有效方法（AB）

　　A.减轻体重　　　　　B.阻断 RAAS　　　　C.血液透析

　　D.腹膜透析　　　　　E.肾活检穿刺

4.ORG 发病机制（ABCDE）

　　A.血流动力学异常

　　B.肾素-血管紧张素-醛固酮系统（RAAS）的过度激活

　　C.脂肪细胞因子紊乱

　　D.微炎症作用

　　E.胰岛素抵抗、脂代谢紊乱

5. ORG常用药（ABCD）

　　A.缬沙坦　　　　　　B.厄贝沙坦　　　　　C.二甲双胍

　　D.卡托普利　　　　　E.呋塞米

（朱雪丽）

第四章

慢性肾脏病全病程分期的健康管理

第一节 CKD全病程管理概述

一、CKD全病程管理概述

为进一步响应国家的"健康中国2030"战略规划，2020年7月，在刘志红院士的带领下，东部战区总医院国家肾脏疾病临床医学研究中心启动了国家慢性肾脏病全程管理中心（CKDMC），目的是实现我国慢性肾脏病（CKD）防治能力建设的战略布局，架构全国范围内肾脏疾病防、诊、治协同研究网络，着力打造可以持续产出可靠临床证据的研究平台和研究成果普及推广体系，重点是推动CKD患者的早期筛查、早期诊断和精准治疗工作。

CKD全病程管理是指秉承"早期筛查、精准诊断、全程管理"的理念，对CKD非透析患者、血液透析、腹膜透析、肾移植患者的全病程一体化多学科管理体系。本章节重点讲述的是CKD非透析患者全病程分期的健康管理。

二、CKD非透析患者全病程分期健康管理的意义

CKD非透析患者是指CKD 1~5期末进入肾脏替代治疗的患者，这部分患者占到CKD总患病人数的绝大多数，仅有1%~2%患者会进入终末期肾病阶段，需要通过透析或肾移植治疗来维持生命。通过CKD全病程管理，尤其是对CKD早期患者进行早期发现、有效防控和规范诊疗，降低CKD的发病率、致残率和病死率，大大延缓疾病进展，提高患者的生存质量。

三、CKD非透析患者全病程分期健康管理计划

见表2-4-1。

表 2-4-1　CKD 非透析患者全病程分期健康管理计划表

CKD分期	项目编号及内容	CKD分期	项目编号及内容
1期	□1-1肾脏的基本结构与功能	2期	□2-5高血压及其危害
	□1-2肾脏病常见症状体征		□2-6高血脂及其危害
	□1-3肾脏病的常见检查		□2-7高血糖及其危害
	□1-4肾脏病重要指标的参考值		□2-8高尿酸血症及其危害
	□1-5肾穿刺活检术介绍	3期	□3-1简介慢性肾衰竭
	□1-6激素类药物的护理指导		□3-3加速肾功能恶化的危险因素
	□1-7肾脏病日常生活保健和预防		□3-4如何定期监测病情变化
	□1-8定期随访的意义和必要性		□3-5肾衰常用药物介绍
	□1-9慢性肾脏病能医好吗?		□3-6 CKD患者能结婚吗?
2期	□2-1 CKD的定义和分期		□3-7高钾的危害
	□2-2 CKD的自然病程简介	4期	□4-1感染对肾衰竭的影响
	□2-3 CKD的重要指标的监测		□4-2肾性贫血的表现和防治
	□2-4 CKD致病危险因素介绍		□4-3肾性骨病的表现和防治

续表

CKD 分期	项目编号及内容	CKD 分期	项目编号及内容
4期	□4–4肾性高血压的治疗和监测	5期	□5–1紧急就医时机的把握
	□4–5慢性肾功能衰竭的其他并发症及预防		□5–2慢性肾功能衰竭的并发症及预防
	□4–6透析时机的选择		□5–3肾脏替代治疗方式的选择
	□4–7肾脏替代治疗方式的选择		□5–4透析通路介绍（AVF、Cuff、PD）
	□4–8透析通路介绍（AVF、Cuff、PD）		□5–5 透析的相关并发症
			□5–6 肾移植准备事项及流程

第二节　1~2期慢性肾脏病的健康管理

一、疾病知识

（一）CKD 1~2 期概述

慢性肾脏病（CKD）是指肾脏出现损伤，如肾脏结构或功能异常3个月以上，化验血液成分异常（如血肌酐、尿素氮、血清胱抑素C升高，肾小球滤过滤下降）、尿液成分异常（如血尿、蛋白尿、糖尿）、影像学检查异常（如肾脏囊肿、畸形、萎缩），其中CKD 1~2期是指GFR≥60 ml/（min·1.73 m²）。一般人群中有 58.7% ~ 89.7% 的CKD 患者都是通过体检或因检查其他疾病才被发现，所以每年体检尿常规和肾功能有利于早期筛查CKD。

（二）CKD 的早期表现

在疾病早期时，患者往往无任何症状或者症状不典型。部分患者会有以下表现：

（1）患者感觉疲劳、乏力；出现不明原因的恶心、呕吐、食欲减退、腰痛等不适。

（2）患者颜面部、眼睑、下肢水肿。

（3）患者尿液呈白色或淡黄色且泡沫多，如肥皂泡或啤酒泡；或尿液呈铁锈色或棕色。

（4）患者排尿刺痛或困难；夜尿次数增多。

（5）年轻人血压升高。

（三）其他疾病知识

了解肾脏的基本结构与功能、肾脏病的常见检查、肾脏病重要指标的参考值、激素类药物的护理指导、定期随访的意义和必要性、CKD致病危险因素、CKD相关并发症及其危害等。

二、生活行为习惯的管理

（一）休息与活动

不宜久坐，特别是上班族，久坐易导致下肢血液循环减慢，双下肢易水肿，建议1小时左右变换体位；不憋尿，长期憋尿易导致尿路感染，逆行感染也可能累及肾脏；不熬夜，每晚建议23：00之前睡觉，保证充足睡眠。

（二）饮水管理

（1）饮水种类主要以白开水和矿泉水为主，不喝浓茶、咖啡、饮料、奶茶等，如果喜欢喝茶者可适当饮用淡茶。

（2）饮水的量，在小便正常的情况下（1 000～2500 ml/d），全身无水肿可不限制饮水；不能刻意多喝水，量出为入，匀速、少量多次饮水，每次饮100～200 ml为宜；如小便量减少，饮水量为前1日小便量+500 ml，需要注意的是食物中摄入的水分。

（三）运动管理

CKD患者可以适当运动，以中低等强度有氧运动为主（如散步、打太极拳、八段锦、快走、慢跑、游泳等），建议每次30~45分钟，每周3~5次为宜。注意避免劳累，避免干重体力活和剧烈活动。

（四）居家的血压管理

见第3篇第3章第1节"肾性高血压健康管理"。

（五）感染的管理

感染可能导致病情加重或复发，所以避免感染是不可忽视的。首先是做好自我防护，不要到人多的地方去，家里要定时开窗通气，保持空气流通，家人有感冒时需注意隔离，外出时佩戴好口罩。其次是适当运动，增强抵抗力；合理膳食，注意饮食卫生，避免急性肠道感染；建议CKD患者预防接种流感疫苗、肺炎球菌疫苗、乙肝疫苗，不建议接种减毒活疫苗，应使用灭活疫苗。

（六）控制体重

建议患者体重控制在标准体重范围内。病情稳定期至少每1个月监测1次体重，6~12个月监测1次人体成分分析；病情变化与体重相关者适当缩短监测时间。

（七）戒烟戒酒

循序渐进戒烟和戒酒。

（八）用药管理

如果生病不可乱吃药，可吃可不吃的药尽量少吃，不要随便吃中药、止痛药，信偏方、保健品等。如果选择中医，一定要到有资质的正规中医院开处方；一定要主动告诉医生自己肾脏的情况，以供医生更准确地判断用药。

（九）其他管理

（1）严格控制易造成肾脏病的相关疾病，如高血压、糖尿病、痛风、肾结石等。

（2）规律治疗，按时复诊，定期做肾功能的检查并进行随访。建议病情稳定者，至少3～6个月门诊随访1次；病情加重时，缩短随访间隔时间或急诊就诊。

三、营养管理

（一）认识食物的分类

见表2-4-2。

表 2-4-2　常见食物的分类

分 类	种 类
主食类	包括米、面（面粉制品），根茎类（如玉米、马铃薯、红薯、山药、芋头）等
淀粉类	包括红薯粉、马铃薯淀粉、玉米淀粉、豌豆淀粉等，常见的有粉条、粉丝、凉粉、凉皮、藕粉等
优质蛋白质类	包括猪肉、鱼肉、鸡肉等瘦肉类，奶制品，豆制品（豆腐、豆浆），蛋类等
油脂类	包括猪油、菜籽油、玉米油等，坚果类（花生、瓜子、腰果）等
蔬菜类	包括绿色蔬菜类、瓜类蔬菜，其所含的营养成分为维生素、矿物质及少量的糖类和植物类蛋白质
水果类	含有糖类、维生素、矿物质

（二）CKD 1~2 期患者饮食管理

1.低盐饮食

每日钠盐摄入量控制在2～5 g/d（3 g盐等于啤酒瓶盖子去胶垫后半盖子盐，15 ml酱油里含有3 g盐）。

（1）若有水肿、高血压或充血性心脏病时，需配合限制钠盐饮食。

（2）避免加工类食品，如腌制品、罐头等，并谨慎使用酱油、醋、味精、鸡精、辣椒酱、豆瓣酱、番茄酱等调味用品，但葱、姜、蒜、花椒等天然佐料可以放。避免过度限制钠的摄入，以防低钠血症发生。

2.低脂饮食

甘油三酯、胆固醇高的患者要控制油脂摄入量，建议油的摄入量<30 g/d，约等于3勺。

控制脂肪摄入量的方法：选用瘦肉，尽量去除可见的多余油脂，多食用鱼肉、鸡肉、鸭肉、兔肉，少吃猪肉、牛肉等肥禽。多采用清蒸、水煮、清炖、凉拌等低油方式烹调食物，少吃油炸食品；采用煎炒方式烹调时，尽量用植物油。糕点、点心、零食、坚果等食物中都含有较多的油脂，应注意控制摄入量。

常见食物的脂肪含量见表2-4-3，常见食物的胆固醇含量见表2-4-4。

表 2-4-3　常见食物的脂肪含量

分类	每百克食物脂肪含量	食材列举
高脂肪	>20 g	植物油、猪油、黄油、香肠、火腿、蛋黄、五花肉、汉堡、芝麻、花生、核桃、大棒骨骨髓
中等脂肪	3～20 g	黄豆、燕麦、瘦猪肉、鸡肉、烙饼
低脂肪	<3 g	富强粉、大米、豆浆、低脂奶、鱼、虾、贝类、白菜、油菜、苦瓜、冬瓜、苹果、桃

表 3-4-4　常见食物的胆固醇含量

每百克食物胆固醇含量	食材列举
<100 mg	火腿肠、瘦牛肉、瘦羊肉、兔肉、牛奶、酸奶、脱脂奶粉、羊奶、鸭、黄鱼、带鱼、鱿鱼、鲳鱼、马哈鱼、青鱼、草鱼、黑鲢鱼、鲤鱼、鲫鱼、甲鱼、白虾、海蜇、海参、鸭油
100～150 mg	肥猪肉、猪舌、广式腊肠、牛舌、牛心、牛肚、牛大肠、羊舌、羊心、羊肚、羊大肠、全脂奶粉、鸡、鸡血、鸽肉、梭鱼、白鲢、鳝鱼、对虾、羊油、鸡油
>150 mg	猪脑、猪心、猪肝、猪肾、猪肚、猪大肠、猪肉松、肥牛肉、牛脑、牛肝、牛肺、牛肾、牛肉松、羊脑、羊肝、羊肺、羊肾、鸡肝、鸭肝、蛋黄、松花蛋、鹌鹑蛋、凤尾鱼、鱼肉、鱼子、虾皮、蟹黄、黄油

3.低蛋白饮食

建议CKD 1~2期患者蛋白质摄入量为0.8~1.0 g/（kg·d）；短期内大量蛋白尿患者，蛋白质摄入量为0.7 g/（kg·d），同时加用酮酸治疗，待检查指标恢复正常后再行控制蛋白质摄入量。CKD 1~2期糖尿病患者蛋白质摄入量为0.8 g/（kg·d）。

3. 热量的摄入

CKD 1~2期患者，建议保证足够热量摄入，女性和≥60岁男性建议热量摄入量为30kcal/（kg·d），<60岁男性建议热量摄入量为35kcal/（kg·d），同时维持健康体重的稳定。CKD 1~2期糖尿病患者要控制主食（碳水化合物）的摄入，进食升糖指数低的食物，建议热量摄入量为30kcal/（kg·d）。

4. 其他饮食要求

建议进餐顺序：素菜→肉类→主食类，每餐保持八分饱。

四、常见误区

CKD患者不能吃豆制品。

这种说法不正确。大豆（黄豆类）中的活性成分包括大豆皂苷、大豆异黄酮、大豆卵磷脂、大豆低聚糖、大豆蛋白、植物甾醇、大豆膳食纤维以及不饱和脂肪酸等。大豆皂苷具有抗癌、防治心血管疾病、抗病毒及保肝等作用；大豆异黄酮被称为植物雌激素，具有抗氧化和降低高密度脂蛋白的作用；大豆蛋白是一种优质蛋白质，含有人体所需要的9种必需氨基酸，生物利用率为65%~96%，能降低血压和降血脂；大豆蛋白作为植物蛋白，有利于CKD患者血磷的控制；大豆磷脂能提高大脑神经细胞活力，有增强记忆力和抗衰老的作用；大豆膳食纤维能够改善肠胃功能，预防动脉硬化、冠心病、糖尿病等。因此，CKD患者可根据病情适量选用。

五、案例分析

（一）病史介绍和辅助检查

病史：患者××，女性，27岁，因"血尿、蛋白尿2周"门诊就诊，来时意识清楚，精神可，解肉眼血尿、蛋白尿，测量体温36.3℃，脉搏73次/分，呼吸20次/分，血压128/67 mmHg，体重54 kg，身高160 cm。

辅助检验结果：尿常规示红细胞 43个/HP，白细胞 3个/HP；尿蛋白/肌酐比值 0.011 g/mmol；血生化检查示血肌酐 75μmol/L，估算肾小球滤过率83.78 ml/（min·1.73 m²），尿酸277μmol/L，甘油三酯0.61 mmol/L，胆固醇5.36 mmol/L，白蛋白 41.9 g/L。行肾活检术结果是IgA肾病。

患者个人基本情况：教师，已婚，早餐一般在学校食堂就餐，中餐、晚餐均在家就餐。作息规律，较少运动。患者患病以来经常在网上查各种食疗方法，对饮食控制很敏感，每种食物都刻意计算成分。

治疗方案：

（1）一般治疗，进食低盐低脂清淡饮食。

（2）口服药物，泼尼松25 mg qd。

诊断：IgA肾病，CKD 2期。

（二）CKD 健康教育

作为CKD健康教育专职护士，简单介绍健康教育的主要内容。

1. 健康管理的主要内容

（1）生活行为习惯。该患者处于CKD 2期，较少运动，且刚行肾活检术，建议最近1月内避免剧烈活动和腰部负重，以散步为主，每次30~45分钟，每周3~5次。1月后坚持每日中低等强度有氧运动（如散步、打太极拳、练八段锦、快走、慢跑、游泳等），频次和时间同前。

（2）营养管理。该患者处于CKD 2期，BMI属于正常范围内，无明显并发症或合并症，可正常健康饮食，注意低盐低脂即可。

（3）心理护理。患者情绪焦虑，尤其关注饮食管理，予以正确引导饮食疗法，减轻焦虑症状。患者患病不久，对目前的病情感到沮丧，对其进行疾病相关知识讲解，指导其病情稳定时正常生活、工作，放松心情，做一些感兴趣的事，听听舒缓的音乐，与朋友家人多交流。指导患者家属多鼓励患者，关心陪伴患者，有利于帮助患者树立信心。

（4）疾病知识。讲解疾病知识和定时门诊随访的重要性和必要性。

2.评价

通过上述四个方面的健康管理，综合评价患者的健康教育内容掌握情况。按likert 5级评分：1分为完全没有掌握，2分为大部分没有掌握，3分为部分掌握，4分为大部分掌握，5分为全部掌握。该患者对健康教内容整体掌握好，总分为18分，其中：生活行为习惯5分、营养管理5分、心理护理3分、疾病知识5分。但对其心理护理仍需加强。

六、选择题（1~2题为单选题，3~5题为多选题）

1.慢性肾脏病按国际分期法以下哪一项属于肾功能轻度下降（B）

A. $\geqslant$90 ml/（min·1.73 m²）

B. 60~89 ml/（min·1.73 m²）

C. 30~59 ml/（min·1.73 m²）

D. 15~29 ml/（min·1.73 m²）

E. <15 ml/（min·1.73 m²）

2.下列属于优质蛋白质的是（D）

A.有机西兰花　　　　　B. 高山娃娃菜

C. 芦笋　　　　　　　　D. 豆腐/豆浆

E. 芸豆

3.下列描述哪些选项是CKD的早期表现（ABCD）

A. 夜间起夜6次

B. 眼皮浮肿、足踝发胀或浮肿

C. 尿液带血或白色带泡

D. 尿液呈铁锈色或棕色

E. 皮肤瘙痒

4.居家自我监测血压时需要注意"四定"包含以下哪些（BCDE）

A. 定人监测　　　　　　　B. 定血压计

C. 定体位　　　　　　　　D. 定部位

E. 定时间

5.下列食物中属于主食类包含哪些（ACD）

A.大米　　　　　　　　　B.低蛋白大米

C.马铃薯、红薯、山药　　D.玉米、芋头、藕

E.西米

（黄月阳　王怡兰）

第三节　3~5期慢性肾脏病的健康管理

一、疾病知识

（一）CKD 3～5期概述

CKD 3～5期是指患者的GFR<60 ml/（min·1.73 m²）。我国CKD 3～5期总患病率占全部CKD患者的1.73%。

（二）慢性肾脏病的晚期表现

（1）患者出现嗜睡、反应迟钝、食欲减退、口腔异味（呼气带尿味）等。

（2）患者无缘无故地疲乏，尿毒症面容或贫血貌。

（3）患者有腹胀、手脚麻木、肌肉震颤、失眠等症状。

（4）患者骨痛、抽搐、肌无力、行走困难、皮肤瘙痒等。皮肤瘙痒发生率高达86%，其主要原因为血中尿素氮、肌酐、蛋白衍生物增多，继发性甲状旁腺功能亢进，钙、磷代谢紊乱，钙盐、尿素沉积皮肤，皮肤干燥、周围神经病变导致皮肤瘙痒。针对这一症状，慢性病管理护士应合理指导患者进行皮肤管理。

（5）75%～91%的CKD 3～5期患者存在血压升高。

（三）其他疾病知识

了解慢性肾衰竭及其常见症状体征、加速肾功能恶化的危险因素、如何定期监测病情变化、常用药物的知识、常见并发症（肾性贫血、肾性骨病、肾性高血压）的表现和防治、肾脏替代治疗方式的选择等。

二、生活行为习惯的管理

详见本章第二节。

（一）生活行为习惯的管理

患者进入CKD 3～5期后会有一些晚期的表现，生活行为习惯的管理在本章第二节1～2期进行管理的基础上，还需进行皮肤管理。

（1）每天温水清洁皮肤，水温不要过热。

（2）洗澡时避免揉搓皮肤，不要使用含色素、香料的肥皂，要用弱酸性或中性（pH 5.5～7）的沐浴液。把洗澡时间控制在5～10分钟。出浴后应该用毛巾轻拍皮肤，不要用力擦皮肤，避免伤害皮肤。

（3）外用润肤剂是皮肤护理的基础治疗，应做到足量和多次，每日至少使用2次，全身使用而不仅是干燥部位，沐浴结束后3分钟内，在皮肤半干半湿的时候涂上润肤露。在感到干燥或瘙痒时随时使用润肤剂，先在患处涂抹药物，再全身涂抹润肤剂，注意先用双手揉搓，预热润肤露后，用手掌轻轻拍入皮肤或逆向毛根擦涂，切勿用力揉搓。

（4）穿着宽松、清洁干净、棉质材质的衣物。

（二）运动管理

详见本章第二节。

CKD 3～5期患者的运动需注意循序渐进，因进入晚期的CKD患者易合并钙磷代谢紊乱出现骨质疏松，所以运动过程中需预防骨折。

三、营养管理

（一）CKD 3～5期患者饮食管理

（1）低盐饮食。建议每日盐的摄入量≤3 g/d，避免含盐成分高的食物等。

（2）低脂饮食。见本章第一节。

（3）低蛋白饮食。建议CKD 3～5期末行透析治疗的患者，蛋白质摄入量为0.6～0.8 g／（kg·d），适量补充酮酸。建议至少6个月进行1次营养筛查，评估有无蛋白质能量消耗风险。

（4）低磷饮食。建议患者对磷的摄入量限制在800～1 000 mg/d。对于肾功能不全的患者，早期适当限制饮食中磷的含量，可延缓肾功能的衰退，以及预防肾性骨病的发生。

降磷小技巧：水煮食物法或焯水后食用，肉用高压锅压30分钟后食用，吃捞米饭。含磷高的食物详见表2-4-5。

表 2-4-5　含磷高的食物

分类	高磷食物	非常高磷食物
五谷根茎类	麦芽饮品、爆玉米花、薏仁、燕麦、莲子、红豆、绿豆、蚕豆	小麦胚芽、麦片、糙米、全麦制品
鱼肉豆蛋类	牛肉干、腊肉、猪肝、猪肉干、猪肉松、火腿、香鱼片、鱼松、草虾、明虾、虹鳟、鸭蛋黄、鹌鹑蛋、豆皮	小鱼干、乌鱼子、柴鱼片、鱼脯、干贝、鱿鱼丝、虾米、鹌鹑蛋黄
奶类	奶精、乳酪	奶粉

续表

分类	高磷食物	非常高磷食物
市售零食	花生贡糖、蛋黄酥	
市售调味品	香蒜粉、咖喱粉、辣椒粉、沙茶粉、豆瓣酱、油葱酥	酵母粉
油脂类	花生、核桃、开心果	芝麻、松子、西瓜子、南瓜子、葵花籽、杏仁、腰果
市售加工品	鱿鱼圈、烧卖、芝麻汤圆、芋泥包、鲜肉汤圆、素食水饺、鳕鱼丸、鲜肉包、素菜包、蟹味棒、花生汤圆、鱼卵卷、香肠、鱼饺、虾丸、贡丸	

（5）低钾饮食（表2-4-6）。CKD患者易因为疾病本身或临床治疗而出现高钾血症，因钾离子易溶于水，且普遍存在于各类食物中，可用以下方法减少钾的摄取量。

a.蔬菜用水浸泡，开水烫过后捞起，再油炒或凉拌，避免饮用菜汤，食用生菜。

b.避免食用高钾水果。

c.避免饮用咖啡、茶、鸡精、人参茶、运动饮料。

d.勿食用浓缩汤及食用肉汁拌饭。

e.勿使用以含钾盐代替钠盐、无盐酱油。

（6）其他。如坚果类、巧克力、梅子汁、番茄酱、干燥水果干、药膳汤等含钾高。

尿量＞1 000 ml且血钾正常时，可适量吃含钾高食物；尿量＜1 000 ml或血钾升高绝对禁止吃含钾高的食物。

表2-4-6　含钾高的常见食物

分类	种类
奶类	奶粉、羊乳片
五谷根茎类	芋头、马铃薯、红薯、老南瓜、山药
鱼肉豆蛋类	毛豆、香肠、鱼松、虾皮、小鱼干、黑鲳鱼、猪肉干

续表

分类	种类
蔬菜类	番茄、雍菜、竹笋、芹菜、洋菇、苋菜、鲍鱼菇、草菇、金针菇、菠菜、茼蒿、韭菜、红苋、青花菜、山芹菜、脱水加工蔬菜、笋干
水果类	果汁、榴梿、番石榴、奇异果、香瓜、哈密瓜、草莓、枣子、香蕉、枇杷、广柑、橘子、水果罐头中之汤汁等
油脂类	杏仁、松子、开心果、花生
其他	肉汁、海苔、鸡精、鸡汤、鱼汤、牛肉精、人参精、茶、咖啡、无盐酱油、低钠盐、马铃薯片

（7）低嘌呤饮食（表2-4-7）。避免进食肉汤、内脏、啤酒、海鲜等。

a.控制体重，肥胖者容易患痛风，因此应使体重保持在正常的范围之内。

b.油脂要少食，高脂肪可影响尿酸排出体外，应避免食用肥肉、猪牛羊油、肥禽，烹调时应少用油。

c.肉禽要适量食用，各种肉类、鱼虾、禽类和豆类是富含蛋白质为人体所必需的营养食品，但由于肉、禽等食物中的核蛋白含量较高，而尿酸是核蛋白的代谢产物，所以痛风患者不宜进食过多的肉禽及豆制品，每日饮食中蛋白质的含量也不宜太高。

d.水分能帮助尿酸排出体外，日常饮食中可多选含水分多而又有利尿作用的食物，增加饮水量，保持每日摄入2 000～3 000 ml的液体。

e.嘌呤要限制。

（8）吸烟有害健康，饮酒可引起体内乳酸累积而抑制尿酸的排出，增加体内尿酸盐的沉积，酗酒常常会诱发痛风的急性发作，因此痛风患者应禁烟免酒。

表 2-4-7　食物中嘌呤含量分类

分类	用量		种类
第一类	含量很少或不含嘌呤，可随意选用	谷类	精白米、精白面粉、各种淀粉、精白面包、饼干、馒头、面条
		蛋类	各种蛋及蛋制品
		乳类	各种鲜奶、炼乳、奶酪、酸奶及其他奶制品
		蔬菜类	卷心菜、胡萝卜、青菜、黄瓜、茄子、莴笋、甘蓝、南瓜、西葫芦、冬瓜、番茄、萝卜、马铃薯、黄芽菜、鸡毛菜、雪里蕻、各种薯类
		水果类	各种鲜果及干果、果酱、果汁
		饮料	淡茶、碳酸饮料
第二类	嘌呤含量较少，每周可选用4次，每次不超过100 g		芦笋、花菜、四季豆、青豆、菜豆、鲜蚕豆、鲜黄豆、菠菜、蘑菇、蟹、麦片、牡蛎、鸡肉、羊肉、火腿、麸皮面包
第三类	嘌呤含量较高，每周可选用1次，每次不超过100 g		扁豆、鲤鱼、鲈鱼、贝壳类水产、猪肉、牛肉、牛舌、小牛肉、鸡汤、鸭、鹅、鸽子、鹌鹑、兔、肉汤、鳝鱼、鳗鱼
第四类	嘌呤含量最高，应避免食用		胰脏、凤尾鱼、肝、肾、脑、肉汁、沙丁鱼
第五类	草酸含量高，易导致尿酸盐结晶		浓茶、可可、咖啡、菠菜、番茄、芦笋、花生等

（9）低糖或无糖饮食，主要针对控糖或使用大剂量免疫抑制剂患者。

（10）进餐顺序：素菜→肉类→淀粉类→主食类。

（二）患者一日三餐食谱计算方法

本计算方法中的基本单位是按各食物均值估算，计算方法是在营养食谱的基础上按照患者切实可行的办法进行估算，有一定的偏倚，但却是近10年经验法则得出患者最接近精准值同时患者可长期坚持的有效可行方案。

1.基本换算单位

见表2-4-8。

表 2-4-8　基本换算单位

分类	种类	蛋白质含量约（g）	热量含量约（kcal）
1份优质蛋白类	1盒250 ml纯牛奶/1个水煮鸡蛋/50 g精瘦肉/75 g鱼肉/60 g豆腐	7	90
1份主食类	50 g普通大米/50 g普通面粉/200 g根茎类食物（马铃薯、红薯、山药、芋头等）	4	180
1份油脂类	10 g油	0	90
1份淀粉类	50 g淀粉/50 g低蛋白米/50 g淀粉米	0	180
1份蔬菜类	250 g蔬菜	4	50
1份瓜果类	200 g瓜果	1	50

2.计算方法

瓜果蔬菜摄入选择见表2-4-9。

表 2-4-9　瓜果蔬菜摄入

实际体重	瓜果蔬菜	蛋白质含量约（g）	热量含量约（kcal）
≥50 kg	250 g蔬菜 400 g瓜果	6	150
<50 kg	250 g蔬菜 200 g瓜果	5	100

总蛋白质摄入选择见表2-4-10。

表 2-4-10　总蛋白质摄入

分类		摄入量[g/（kg·d）]
蛋白质（g）	白蛋白<20 g/L	1.2
	CKD 1~2期	0.8
	CKD 3~5期	0.6
	血液透析	1.1
	腹膜透析	1.2

优质蛋白摄入=总蛋白质×60%（优质蛋白质占总蛋白质50%~70%）

能量摄入选择见表2-4-11。

表 2-4-11　能量摄入

分类		摄入量[kcal/（kg·d）]
热量（kcal）	女性	30
	≥60岁男性	
	<60岁男性	35
	血液透析/腹膜透析	

3.一日三餐摄入量计算步骤

明确CKD分期、身高、体重来判断所选择的算法，了解患者的饮食习惯，制定可行性的个体化食谱。

（1）计算标准体重。

标准体重的计算：身高-105=标准体重

（2）计算总蛋白质摄入量。

总蛋白质摄入量=标准体重×每天每千克体重需要摄入的单位量（即根据分期和实际情况给予）

*注：总蛋白质摄入量包含优质蛋白质摄入量、其他非优质蛋白质摄入量。

（3）计算优质蛋白质摄入量。

优质蛋白质摄入量=总蛋白质摄入量×60%

（4）计算其他蛋白质摄入量。

其他蛋白质摄入量=总蛋白质摄入量×40%

*注：其他蛋白质摄入量包含主食、蔬菜、瓜果。

（5）计算主食蛋白质摄入量 。

主食蛋白质摄入量=其他蛋白质摄入量-蔬菜蛋白质量-瓜果蛋白质量

*注：主食蛋白质摄入量÷0.08 g=每天摄入主食份数（1份=50 g生米）

（6）计算淀粉类摄入量。

淀粉摄入量=（摄入总能量−食用油能量−蔬菜瓜果能量−主食能量−优质蛋白质能量）÷180 kcal÷两

*注：淀粉摄入量份数（1份=50 g干重生淀粉类食物）

（7）定制具体可行性的一日三餐食谱。

四、主要并发症的治疗

进入CKD 3期之后，患者会逐渐出现各种并发症，最常见的包括肾性血压、肾性贫血和肾性骨病。为了改善患者的日常生活质量，延缓肾脏病进展，这些并发症都需要及时治疗。

五、计划性准备肾脏替代治疗

由于CKD是一种缓慢进展的疾病，部分CKD 3期以上的患者都会逐渐进展为尿毒症，因此肾脏替代治疗（透析或者移植）是CKD 4～5期的患者都应当了解的，CKD慢性病管理护士应及时进行替代治疗的计划性指导。

（1）心理护理。面对肾脏替代治疗很多患者都会表现出沮丧、焦虑、抑郁，甚至部分患者会主观地拒绝。应该帮助患者调整自己的心理状态，坦然接受需要透析的现状，要知道只要能充分地透析，是完全可以像健康人一样生活的，年轻的患者还可以考虑肾移植。因此，即使疾病已经进展至CKD5期了，也不要觉得自己得了绝症，要调整心态，战胜疾病带来的恐惧和焦虑，积极面对，和自己的主管医生一起选择合理的肾脏替代治疗方案。

（2）替代治疗计划性指导。当肌酐在400~500 μmol/L时就应该考虑后续肾脏替代治疗方式（血液透析、腹膜透析、肾移植）。糖尿病肾病患者出现明显合并症时，需提前进入替代治疗。

a.血液透析：拟行血液透析者，建议CKD3期开始保护上肢血管，血清肌酐在500μmol/L左右时就应该行动静脉内瘘手术，为今后血液透析做准备，建议患者进行握拳运动，双手握拳每次20～30次，每天3～5次，有助于保护血管弹性以利于动静脉内瘘手术成功。

　　b.腹膜透析：拟行腹膜透析者，应尽量避免腹部的手术，避免腹腔感染，可以提前或已达到CKD5期时进行腹透置管手术，并开始进行腹膜透析。

　　c.肾移植：可以提前咨询肾移植专业的医生进行肾移植的准备。

六、常见误区

低蛋白饮食就是不吃肉。

　　这种说法不正确。CKD患者听得最多的一句建议就是"低蛋白饮食有助于减少代谢废物，减轻肾脏负担"。部分患者会误解为不摄入肉类就是低蛋白饮食，其实这种说法是不正确的。蛋白质分为优质蛋白和非优质蛋白，机体消化利用率更高的是优质蛋白质，如肉、蛋、奶、豆腐、豆浆等；反之，机体消化利用率低、代谢废物多、增加肾脏负担的就是非优质蛋白质，如米、面、马铃薯、红薯、山药等。CKD患者需要低蛋白饮食，应当多选择优质蛋白质（占60%以上），但同时需要注意摄入量，减少非优质蛋白质的摄入量，不够的能量用淀粉类补充。

七、案例分析题

（一）病史介绍和辅助检查

　　病史：患者××，男性，43岁，因"皮肤瘙痒、恶心呕吐、全身乏力3月"来门诊就诊，来时意识清楚，精神差，贫血貌，体温36.6℃，脉搏93次/分，呼吸20次/分，血压152/96 mmHg，体重70 kg，身高174 cm，24小时尿量1 000～1 500 ml，大便正常。实验室检验结果：肌酐339μmol/L，估算肾小球滤过率14.87 ml/（min·1.73 m²），尿酸497μmol/L，甘油三酯1.36 mmol/L，胆固醇4.26 mmol/L，血红蛋白67 g/L，白蛋白 33.2 g/L，无机磷2.13 mmol/L。

患者个人基本情况：已婚，日常早餐一般在外就餐，中餐外卖居多，晚餐大多在家就餐。作息规律，一周运动2次，喜欢跑步。患病时间较长，已经接受疾病进展情况，目前正在了解替代治疗计划，选择血液透析。

治疗方案：

（1）一般治疗，进食低盐低脂低蛋白饮食。

（2）口服药，尿毒清5 g qid, 复方α–酮酸片2.52 g tid, 叶酸10 mg tid, 非布司他40 mg qd, 硝苯地平控释片30 mg bid, 碳酸司维拉姆片800 mg tid。

诊断：CKD 5期，肾性高血压，高尿酸血症，肾性骨病，肾性贫血。

（二）CKD 健康教育

作为CKD健康教育专职护士，简单介绍健康教育的主要内容。

1. 健康管理内容

（1）疾病知识。讲解血液透析相关知识，包括血管通路的方式、手术时间、术后注意事项等。

（2）生活行为习惯管理。建议患者增加每周运动次数至3～5次，每次30～45分钟。

（3）营养管理。具体如下：

首先评估。该患者处于CKD 5期，血浆白蛋白 33.2 g/L，无水肿，总蛋白质摄入可以按0.6 g/（kg·d）计算，BMI=23.1 kg/m²，属于正常范围，体重＞50 kg，按蔬菜250 g、瓜果400 g计算，＜60岁男性能量摄入按35 kcal/（kg·d）计算。

其次实际计算：

①标准体重：174–105=69 kg

②总蛋白质摄入：69 kg×0.6 g/（kg·d）=41.4 g/d

③优质蛋白质摄入：41.4 g/d×60%=24.84 g/d

$$24.84 \text{ g/d} \div 7 \text{ g} \div 50 \text{ g} \approx 175 \text{ g/d}$$

④其他蛋白质摄入：41.4 g/d×40%=16.56 g/d

⑤主食类摄入：（16.56 g/d–6 g/d）÷4 g÷50 g≈130 g/d

⑥淀粉类摄入：〔69 kg×35 kcal/（kg·d）–90 kcal×3–150 kcal–175 g/d×90 kcal/50 g–130 g/d×180 kcal/50 g〕/180 kcal/50 g≈335 g/d

⑦定制食谱的量已经计算，重点是了解患者日常的饮食习惯。

⑧食谱建议：早餐，纯牛奶250 ml、鸡蛋白1个、50 g淀粉馒头1个；

午餐：主食（低蛋白米62.5 g+普通米62.5 g）125 g、瘦肉100 g、蔬菜+瓜类250 g；晚餐：主食（低蛋白米62.5 g+普通米62.5 g）125 g、蔬菜+瓜类250 g、淀粉类50 g；午间加餐：藕粉/西米100 g。

（4）心理护理。鼓励患者接受血液透析，鼓励家属参与血液透析的管理，让患者保持良好的情绪状态。

2. 评价

通过上述四个方面的健康管理，综合评价患者的健康教育内容掌握情况，总分为20分。该患者对健康教内容整体掌握好，总分为18分，其中：疾病知识5分、生活行为习惯管理5分、营养管理4分、心理护理4分。但营养管理和心理指导方面仍需加强。

八、选择题（1~2题为单选题，3~5题为多选题）

1.慢性肾脏病按国际分期法以下哪一项属于尿毒症期（B）

A. 15~29 ml/（min·1.73 m²）　　B. <15 ml/（min·1.73 m²）

C. 30~59 ml/（min·1.73 m²）　　D.≥90 ml/（min·1.73 m²）

E. 60~89 ml/（min·1.73 m²）

2.下列属于高钾的食物是（A）

A.橘子　　　　　　　　B.豆腐　　　　　　　　C.牛肉

D.牛奶　　　　　　　　E.苹果

3.下列描述哪些选项是CKD晚期表现（ABD）

A. 抽搐　　　　　　　　B. 恶心呕吐、食欲下降

C. 小便带血或白色带泡　　D. 皮肤瘙痒

E. 尿液可能呈铁锈色或棕色

4.对于CKD患者能帮助改善贫血的措施包含以下哪些（BCD）

A. 肌内注射促红细胞生成素 　　　　B. 口服叶酸

C. 静脉输入铁剂 　　　　　　　　　　D. 输血

E. 口服生脉口服液

5.指导患者采用优质低蛋白饮食时减少非优质蛋白质，需要补充足够能量的替代食物有（BD）

A. 大米 　　　　　　　　　　　　　　B. 低蛋白大米

C. 马铃薯、红薯、山药 　　　　　　　D. 淀粉制品

E. 荞麦面

（黄月阳　王怡兰）

第四节　血液透析患者的健康管理

一、血液透析的基础知识

（一）血液透析基本概念和原理

血液透析（Hemodialysis，HD）简称血液透析，是指血液经过半透膜，利用弥散、对流等原理清除血液中的溶质与水分，并向体内补充溶质的方法，以达到清除体内代谢废物或毒物，纠正水、电解质与酸碱失衡的目的。血液透析治疗的基本原理有弥散（dispersion）、超滤（ultrafiltration）、吸附（adsorption）及置换（replacement）等。见图2-4-1。

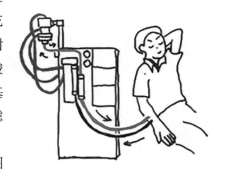

图2-4-1　血液透析示意图

（二）流行病学

慢性肾脏疾病是影响国民健康的重大疾病和严重的公共卫生问题。肾脏疾病医疗费用昂贵，血液透析患者医疗费用>10万元/（年·人），全部的肾脏疾病患者年医疗费用>1 000亿/年；肾脏疾病危害巨大，慢性肾脏疾病合并心血管疾病、多器官损伤的病死率是普通人群的35倍，急性肾损伤病死率>30%；全国有肾脏疾病患者1.3亿人，尿毒症患者100万~200万。血液透析是目前治疗终末期肾病的主要肾脏替代疗法之一，随着科学技术的进步，血液透析装置也逐渐趋于小型化、智能化。1963年，第1台具有透析液配比功能的透析装置诞生。到1965年，已经出现了带有透析液配比系统，能自动消毒，能连续监测电导度、温度、静脉压以及漏血报警的家用透析机。1972年，具有容量控制超滤系统的透析机面世，使得血液透析治疗更加简便、精准。伴随着透析技术的发展、血液透析血管通路的不断优化及透析膜生物相容性的提高，血液透析技术的持续革新和医保制度的日趋完善，血液透析的整体技术不断进步，透析患者的生存率和生活质量及社会回归率逐年提高。不同地区的诊疗水平和医疗资源分布不均衡，导致CKD住院患者跨省就诊比例仅为5.98%，CKD患者跨省就医且透析的发病率随着不同地区经济发展水平（人均GDP）的增加而增加。

（三）血液透析的优缺点

1.血液透析常见优点

（1）血液透析治疗可在短时间内可以清除较多毒素。

（2）血液透析治疗需要在医院等特殊环境进行，环境要求高，减少了因环境不达标导致感染。

（3）血液透析治疗有专业医护人员帮助完成，患者可以得到紧急救助。

（4）血液透析可以经常和其他血透患者进行交流。

（5）血液透析治疗开展时间长、覆盖广，多数县级以上医疗单位均有开展。

2.血液透析常见缺点

（1）患者需要每周往返医院2~3次，必须按照透析中心的要求和安排决定透析时间。

（2）依赖机器，不方便出行。

（3）血管穿刺带来疼痛。

（4）对患者的心血管系统的平衡波动较大，容易出现低血压、心率失衡等情况。

（5）血液透析需要长期使用肝素，存在并发出血及感染血源性传播疾病的风险。

（四）血液透析适应证和禁忌证

1.适应证

1）急性肾功能衰竭

（1）无尿或少尿48小时以上，伴有明显的水钠潴留、心力衰竭、急性肺水肿时。

（2）用药物难以控制的高钾血症，血钾≥6.0 mmol/L。

（3）严重的代谢性酸中毒，pH值≤7.25，二氧化碳结合力（CO_2CP）15 mmol/L。

（4）有明显的尿毒症临床表现和并发症。

2）慢性肾功能衰竭

（1）尿素氮>28.6 mmol/L，血肌酐>707 μmol/L或内生肌酐清除率<10 ml/min（糖尿病肾病<15 ml/min）。

（2）有明显的尿毒症临床表现和并发症，非透析治疗方法无效者。

（3）高钾血症，血钾≥6.0 mmol/L。

（4）严重的代谢性酸中毒，pH值≤7.25，二氧化碳结合力（CO_2CP）≤15 mmol/L。

（5）有明显的水钠潴留、心力衰竭、急性肺水肿时。

（6）难以控制的高磷血症，临床及X线检查发现软组织钙化。

（7）严重的尿毒症症状，如恶心、呕吐、乏力等。

（8）急性药物或毒物中毒。

3）其他

（1）难治性充血性心力衰竭和急性肺水肿的急救。

（2）肝胆疾病，如肝功能衰竭、肝硬化顽固性腹水。

（3）水和电解质紊乱，如各种原因导致的稀释性低钠血症与高钾血症。

（4）免疫相关性疾病。

2.禁忌证

血液透析无绝对禁忌证，但下列情况应慎用。

（1）药物难以纠正的严重休克或低血压。

（2）精神障碍、老年高危患者或不合作婴幼儿不能配合治疗。

（3）严重心肌病变或心律失常不能耐受血液透析治疗。

（4）严重活动性出血或感染。

（5）恶性肿瘤晚期或极度衰竭。

（6）脑血管意外。

（五）血液透析需要的装置

1.血液透析机

血液透析机是一个基于微电脑技术的复杂的机电一体化设备，主要由血液循环控制系统、透析液供给控制系统、超滤控制系统三大功能部分构成，保证透析治疗有效和安全地进行。

2.透析器

透析器是血液透析治疗时实现溶质交换和水分清除的场所，其特性与透析效率、血液透析即刻并发症及长期并发症等密切相关。透析器主要由透析膜和支撑结构组成。

3.透析液

透析液是一类含有多种离子和非离子物质的溶质，具有一定的渗透压，其成分与人体内环境成分相似，通过血液透析器与患者血液进

行溶质弥散、渗透和过滤作用，最终达到治疗目的。目前广泛使用的是碳酸氢盐透析液。（表2-4-12）

表 2-4-12 碳酸氢盐透析液成分及浓度

成分	浓度（mmol/L）
钠	135 ~ 145
钾	0 ~ 4
钙	1.25 ~ 1.75
镁	0.5 ~ 0.75
氯	100 ~ 115
醋酸根	2 ~ 4
碳酸氢根	30 ~ 40
葡萄糖	0 ~ 5.5

4.水处理系统

水处理系统是采用特殊装置将自来水中的微粒、离子、细菌和微生物清除，即可获得高纯度的透析用水。其目的是除去自来水中的杂质及各种离子，将透析用水对人体和设备的损害降到最低程度。一套完整的水处理系统一般包含前处理系统、反渗透装置（去离子装置）和后处理系统三部分。

（六）血液透析治疗模式

1.标准血液透析

标准血液透析是以弥散清除小分子溶质或者毒素为主的一种传统透析模式，是大多数透析患者赖以生存的主要肾脏替代疗法。通常患者接受每周3次，每次4小时的透析治疗。

2.血液透析滤过

血液透析滤过（hemodiafiltration， HDF）既有弥散转运清除小分子物质，又有对流超滤出中大分子物质的透析方式，对患者改善高血压、贫血，增进食欲，改善体力，减轻皮肤瘙痒等方面具有良好效果，提高透析患者的生活质量。

3.血液灌流

血液灌流（hemoperfusion，HP）是通过灌流器中的吸附剂（药用炭或树脂）与血浆蛋白竞争吸附毒物清除体内的毒物。其适用于清除中分子量的物质（分子量500～5 000 Da）。

（七）血液透析用血管通路

1.血液透析用血管通路的概念、条件、类型和选择

血液透析用血管通路是将血液从人体内引出，经过体外循环部分，再将血液返回人体的出入通道，是血液透析患者治疗的前提，只有建立一条有效的血管通路，才能顺利进行血液透析治疗，达到清除体内代谢废物，调节水、电解质和酸碱平衡等目的。因此，我们常把血液透析用血管通路比喻为血液透析患者的生命线。

一个有效和理想的血液透析用血管通路应具备以下条件：

（1）能保证透析治疗时血流量（血泵转动的速度）≥200 ml/min，以确保进行有效的血液透析治疗。

（2）能反复和长期使用且使用方便和安全可靠，对患者心脏负担轻。

（3）出现感染、血栓等并发症少。

（4）对患者的日常生活影响小。

临床上根据使用的时间将血液透析用血管通路分为：

（1）临时性血管通路，又称无隧道、无涤纶套导管，包括股静脉置管、颈内静脉置管、锁骨下静脉置管。

（2）长期性血管通路，包括带隧道和涤纶套的导管（tunnel-cuffed catheter，TCC），又称TCC置管、自体动静脉内瘘（arteriovenous fistula，AVF）、移植物动静脉内瘘（arteriovenous graft，AVG）。

血液透析血管通路的选择：

2019版专家共识认为，长期性血管通路应该首选AVF，当AVF无

法建立时，应选AVG，TCC则作为最后的选择。目前，我国大部分地区的统计数据显示，AVF是我国维持性血液透析患者的主要血管通路类型。根据专家共识建议，维持性血液透析患者血管通路的比例AVF＞80%，TCC＜10%。

二、血液透析围手术期管理

（一）术前管理

术前管理包括术前评估、术前教育、术前准备。

1.术前评估

（1）血液透析置管或做动静脉内瘘术前要对患者的原发病、残余肾功能、血压、贫血状况、尿毒症症状、临床用药、液体和酸碱平衡、营养状态、饮食、睡眠以及心理状态等进行整体评估。

（2）如选择血液透析治疗，则要评估患者的心肺功能、尿毒症症状等,明确是否需要急诊置管手术并立刻开始血液透析或择期手术。

（3）了解患者是否有外周动脉或静脉插管病史；是否有合并疾病，如肿瘤、冠心病；是否有严重充血性心力衰竭病史；是否有糖尿病；是否有止血药物使用史或凝血状态；是否有建立血管通路的病史；是否进行肾移植；是否有手臂、颈部、胸腔的受伤史或手术史。

（4）对患者是否适合血液透析手术、术中耐受性以及手术风险进行评估。

（5）评估患者或家属是否能够配合进行血液透析治疗。

2.术前教育

（1）教育对象：培训对象是患者、家属，规范的培训和宣教是血液透析患者接受规律治疗的关键措施之一。

（2）教育形式：通过发放纸质版资料、幻灯片讲解、口头沟通、电教培训、病患交流等形式，了解原发病、目前存在的问题以及治疗方案，消除患者的紧张心理。

（3）教育内容：介绍慢性肾功能衰竭的相关知识，客观地向患者及其家属说明替代治疗（腹膜透析、血液透透、肾移植）的原理、方法及优缺点。患者确定选择血液透析方式后，向患者介绍血液透析的过程、血管通路手术的过程、可能出现的情况，客观说明可能的近期、远期血液透析相关并发症。评估患者对疾病的认知度、社会支持、心理状况等。

3.术前准备

（1）自体动静脉内瘘术前2周可用止血带扎紧造瘘上肢，同侧手反复握拳，以增加造瘘上肢动静脉的血流量，扩张动静脉血管。

（2）签署血液透析手术同意书。

（3）内瘘手术当日将术侧手臂用肥皂水清洗干净，剪短指甲，摘除戴在术侧的饰品，以免术后患肢肿胀影响血液循环。

（4）术前适当减少进食或禁食，服用药物可用少量水送服。

（5）术前排尽大小便。

（6）术前用药：有高血压者应常规降压治疗。

（二）术后管理

术后管理包括伤口管理、饮食管理、运动管理以及自体动静脉内瘘术后管理。

1. 伤口管理

（1）观察手术伤口处有无渗血、渗液，有无皮下出血及分泌物。

（2）保持敷料清洁干燥，3天更换敷料一次，不能强行去除伤口处结痂。一旦发现出口有渗液、渗血、肿胀、发红，按压时疼痛等异常，须及时通知医生处理。

（3）动静脉内瘘术后14天拆线，伤口愈合差的患者，可适当延长拆线时间。

2.饮食管理

（1）局部麻醉术后无须禁食，可先给予易消化的软食如稀饭、蒸蛋等，再过渡到正常饮食。由于术后伤口愈合需要营养，应增加蛋白质的摄入。

（2）全麻患者应先禁食禁饮6小时后开始少量饮水，如在饮水过程中无呛咳或呕吐后，可进食少许流质饮食，逐渐过渡到软食，最后过渡到正常饮食。

（3）对于术后开始血液透析的患者，应增加蛋白质的摄入，以利于伤口的愈合。给予血液透析饮食以保证充分的热量供给、蛋白质的摄入、维生素和微量元素的补充。

3.运动管理

中心静脉置管患者术后避免颈部过度活动，以免引起导管缝线牵拉导致疼痛或者导管脱落等。动静脉内瘘术后24小时术侧手部可适当做握拳及腕关节运动，以促进血液循环，防止血栓形成。

4.自体动静脉内瘘术后管理

（1）抗血小板或抗凝药物使用：如患者存在高凝状态或血压较低，且术后无渗血，可给予口服肠溶阿司匹林片、氯吡格雷等，也可皮下注射低分子肝素，但应注意个体化。

（2）术后渗血：如渗血较少可轻压止血，压迫时注意保持血管震颤的存在；如有较多渗血需要打开伤口敷料，寻找出血点并结扎止血。

（3）功能检查：术后静脉能触及震颤，听到血管杂音。术后早期应多次检查，以便早期发现血栓形成，及时处理。

（4）适当抬高内瘘手术侧肢体，可减轻肢体水肿。

（5）每3天换药一次，10~14天拆线，注意包扎敷料时不加压力。

（6）注意身体姿势及袖口松紧，避免动静脉内瘘侧肢体受压。

（7）术后避免在动静脉内瘘侧肢体输液、输血及抽血化验。

（8）手术侧禁止测量血压，术后2周内手术侧上肢禁止扎止血带。

（9）自体动静脉内瘘的成熟与使用：①促使内瘘尽快成熟，在术后1周且伤口无感染、无渗血、愈合良好的情况下，每天用术侧手捏握皮球或橡皮圈数次，每次3~5分钟；术后2周可在上臂捆扎止血带或血压表袖套，术侧手做握拳或握球锻炼，每次1~2分钟，每天可重复 10~20 次。②动静脉内瘘成熟一般需要4~6 周。若术后8周静脉还没有充分扩张，血流量<600 ml/min，透析血流量不足（除外穿刺技术因素），则为内瘘成熟不良或发育不全。术后3个月尚未成熟，则认为内瘘手术失败，需考虑介入治疗或建立新的内瘘。推荐采用超声评估内瘘成熟度。③穿刺血管的选择动静脉内瘘初次穿刺时，首先要观察内瘘血管走向，以触摸来感受所穿刺血管管壁的厚薄、弹性、深浅及瘘管是否通畅。通畅的内瘘触诊时有较明显的震颤，听诊时能听到动脉分流产生的粗糙吹风样血管杂音。④穿刺顺序与方法：内瘘的使用要有计划，一般从内瘘远心端到近心端进行阶梯式或扣眼式穿刺，然后再回到远心端，如此反复。应避免定点重复穿刺，穿刺点应距离吻合口3 cm 以上。⑤穿刺针选择：在动静脉内瘘使用的最初阶段，建议使用小号（17G 或 16G）穿刺针，并采用较低的血流量（200~250 ml/min），以降低对内瘘的刺激与损伤。使用 3~5 次后，再选用较粗的穿刺针（16G或15G），并在患者耐受的情况下，尽量提高血流量（250~350 ml/min）。有条件的单位建议使用套管针。

（三）维持性血液透析患者饮食管理

血液透析患者的饮食问题极为重要，营养状况直接影响患者的生活质量。血液透析患者总的饮食原则可以概括为：高热量、优质蛋白、低钠、低钾、低磷饮食，维持水出入平衡，并补充适量维生素。

（1）供给患者足够的热量。热量摄入需充足，每日热量的供给应为35kcal/kg。如患者极度消瘦或过度肥胖时总热量应适当增减。每天饮食中碳水化合物占60%~65%，以多糖为主，脂肪占35%~40%。

（2）优质低蛋白质。建议每周透析2次的患者，蛋白质的摄入量为1.0~1.2 g/（kg·d）；每周透析3次的患者，蛋白质的摄入量为1.2~1.5 g/（kg·d）。蛋白质的种类以富含人体必需氨基酸的动物蛋白质为主，如牛奶、鸡蛋、瘦肉、鱼等。

（3）限制钠的摄入。血液透析患者应减少钠的摄入，食盐摄入量应限制在2~3 g/d，严重高血压、水肿或血钠较高者控制在<2 g/d。1 g

食盐含钠约400 mg。

（4）限制钾、磷的摄入。慎用含钾高的食物，如蘑菇、海菜、豆类、莲子、卷心菜、榨菜以及香蕉、橘子等。磷的摄入最好限制在800～1 000 mg/d，应避免食用含磷高的食物，如蛋黄、全麦面包、内脏类、干豆类、硬核果类、奶粉、乳酪、巧克力等。可以通过改变烹饪方法来减少食物中钾和磷含量，如绿叶蔬菜先切断浸泡30分钟，过沸水后再炒；马铃薯等根茎类蔬菜，可去皮切，先水煮再进一步烹调，避免食用汤汁。

（5）维持水出入平衡。计划性地进行水分摄入，水摄入量包括饮水量、固体食物以及药物等所含的水分。维持性血液透析患者体重的改变是观察液体平衡最好的指标。两次透析间期体重增长以不超过干体重的5%为宜。每日进水量为前一日尿量加500 ml不显性失水量。

（6）血液透析时易引起水溶性维生素丢失，应根据个体情况适量补充维生素C、维生素B$_6$、叶酸等。

三、血液透析患者的健康管理

（一）病情评估

（1）医生和护士协同全面评估患者的病情。通过询问、查体、查看透析记录单，评估患者的近期体重和血压波动情况、临床症状、透析方式、运动、睡眠、大便及用药情况等。

（2）评估血液透析血管通路状态。建议每次透析时均进行检查，包括视诊、触诊、听诊以及搏动增强实验、举臂实验及中心静脉置管是否有感染等。

（3）评估患者实验室指标，如血常规、肝功能、肾功能、电解质、血糖、血脂、血清铁、总铁结合力、转铁蛋白饱和度和铁蛋白、甲状旁腺激素、前白蛋白、高敏C反应蛋白、血清β$_2$微球蛋白、血清四项传染病标志物、心电图、胸片、心脏及血管彩超等检查，评估患者有无血液透析相关并发症。

（4）评估患者的心理状态、生活习惯、职业、社会支持等整体情况。

（二）制订计划

拟从患者营养管理、容量管理、血管通路管理、运动康复管理、药物指导、居家自我病情监测等方面制订健康、有效的计划方案。

（三）实施计划

1.营养管理

1）保证优质蛋白质的摄入

（1）原因：血液透析后需要高蛋白质饮食，因为血液透析可以代替肾脏的部分代谢功能，而且透析过程中会损失一些蛋白质，透析过程中蛋白质的代谢率也会增高，如果不加强蛋白质的摄入会引起营养不良，引起贫血、抵抗力下降等。血液透析患者40%存在不同程度营养不良，其中严重营养不良者比例高达10%。营养不良的症状包括体重减轻、人体组成成分改变、能量储备减少、人血白蛋白、转铁蛋白、前白蛋白和其他内脏蛋白浓度降低，活动能力和生活质量下降，也可能引起增加病死率的风险。

（2）每日蛋白质摄入量为1.0～1.2 g/（kg·d），高生物价蛋白质应为50%以上。

（3）来源：优质蛋白质主要来源于动物性食物，如鸡、鸭、鱼肉、奶制品，即所谓的"白色瘦肉"，此类肉含磷较低，是优质蛋白质。另外，鸡蛋中的蛋白质也易于人体吸收，适合给患者补充蛋白质，但尽量少吃蛋黄，因为蛋黄含磷较高。

2）低磷饮食

（1）原因：正常情况下，磷是通过尿液排出，血液透析患者在无尿或者少尿的情况下，磷在体内大量蓄积可出现高磷血症，继而出现低钙血症，最终发展至甲状旁腺功能亢进。当甲状旁腺功能亢进症出现后可发生肾性骨病，为降低高磷带给机体的系列不良影响，因此要严格限制磷的摄入。

（2）每日摄入量：尽管血液透析能清除部分磷，但高磷血症在血液透析的患者中也很常见。推荐磷摄入量600～1 000 mg/d，合并高磷血症时应限制在800 mg/d以下。选择食物时，应注意食物中的各种营养成分，选择磷蛋白比<12的食物，在保证蛋白质摄入的同时选择低磷食物。同时也需要掌握降低食物中含磷量的烹饪技巧。

（3）来源：磷几乎存在于所有食物中，常见低磷食物包括大豆油、凉粉、冬瓜、麦淀粉、猪排骨、鸡蛋白、苹果、番茄等，也可以选择低磷的米、面。

2.容量管理

容量超负荷是血液透析患者的常见并发症，也是透析患者心血管事件的重要原因。透析间期容量超负荷易导致患者高血压、心力衰竭，同时导致血液透析治疗时单位时间脱水量增加，易引起透析过程中低血压、心律失常、透析不充分等，长期容量超负荷是血液透析患者死亡的独立危险因素。通过容量管理达到最佳目标干体重，最佳干体重的定义为透析后可耐受的最低体重，此时患者仅有极轻微的低血容量或血容量过多的症状或体征。应采取个体化措施，以保持血容量过多与透析时低血容量之间的平衡。

（1）容量管理以控制钠盐摄入为主，限制水、钠摄入量。所有患者应坚持限盐饮食（每日摄入1 500～2 000 mg钠）。

（2）避免透析间期体重增加过多（理想情况为<2～3 kg），以限制透析时超滤量。

（3）在数日到数周期间调整目标体重。每次透析增加0.5 L超滤量逐渐降低目标干体重。若不能耐受，尝试每次透析增加0.2 L超滤量。

3.透析用血管通路管理

1）自体动静脉内瘘的管理

（1）穿刺前检查内瘘区域的皮肤颜色、温度，有无肿胀、疼痛及破溃，内瘘震颤及杂音情况，血管弹性、张力及搏动情况，举臂实验及搏动增强实验，发现异常情况及时行超声或影像学检查。

（2）初期内瘘由经验丰富的护士进行穿刺；有条件的单位，内瘘首次使用或遇疑难情况时建议超声引导下穿刺。

（3）血液透析治疗时连接体外循环，应依照无菌原则规范化操作。

（4）血液透析结束拔出穿刺针后，压迫穿刺点 15～30 分钟。如遇穿刺区域出现血肿，24小时内适当间断冷敷，并注意观察内瘘震颤情况，24小时后确认不再渗血可热敷或涂抹消肿类软膏，或采用理疗等方式消肿。

（5）日常护理：①指导患者注意内瘘局部卫生。② 每日对内瘘进行检查，包括触诊震颤，听诊杂音情况，观察内瘘区域有无红、肿、热、痛，有无异常搏动，发现异常情况及时向血液透析室（中心）的医护人员汇报。③ 衣袖宜宽松，以防止内瘘受压，避免内瘘侧肢体负重，睡眠时避免内瘘侧肢体受压。④每次透析前内瘘侧肢体用肥皂水清洗干净，透析后穿刺点敷料应第2日撤除，避免穿刺点沾水，洗澡时以防水贴保护，以免增加感染风险。

（6）建议常规3个月左右进行内瘘超声检查，早期发现狭窄、血栓及血管瘤等并发症，有异常情况时则随时检查；定期评估透析再循环率及透析充分性等。

2）带隧道和涤纶套的导管管理

（1）每次治疗前，观察导管出口处皮肤有无压痛、红肿、分泌物、出血及渗液，Cuff 处是否红肿、破溃、脱出，以及导管尾翼缝线固定情况。

（2）观察导管外接头部分有无破裂、弯折情况，管腔通畅程度，如果发现血流量不足或闭塞，要立即通过超声及影像手段判断导管内有无血栓及纤维蛋白鞘形成，及时行溶栓或换管处理。

（3）血液透析治疗连接或断开体外循环时，应严格无菌操作。

（4）禁止将已经脱出的导管，消毒之后再插入血管中。非抢救状况时，中心静脉导管仅用于血液透析治疗，不用于输血、输液。

（5）询问患者有无发热、畏寒等不适，明确是否发生导管相关感染。一旦疑似感染，立即停止使用导管，同时进行血液和分泌物病原菌培养。根据培养结果选用敏感抗生素治疗，经验性用药可选择针对 G 阳性球菌为主的抗生素，静脉用药同时联合抗生素封管。经抗生素治疗后感染情况仍不能有效控制时，要及时拔除导管，同时留取导管尖端行病原学培养。

（6）对患者进行健康教育，要注意局部卫生，保持导管周围的皮肤清洁，观察导管局部有无出血及渗出，避免导管受压及扭曲。

3）移植物内瘘的管理

移植物内瘘的管理与动静脉内瘘相似，以下情况有所不同：

（1）术后 2~4 周穿刺，即穿型移植物内瘘术后 24 小时内即可穿刺。

（2）准确判断血流方向，穿刺点距离吻合口 3 cm 以上，动静脉穿刺点相距 5 cm 以上，避免在血管袢的转角处穿刺。建议绳梯式穿刺，避免同一穿刺点多次反复穿刺，避免血管壁受损，减少瘢痕、动脉瘤及局部狭窄的形成。

（3）指导患者指压止血，必须在穿刺针完全拔出后加压，徒手用止血球轻压穿刺针刺入血管的位置而非皮肤进针位置，压迫止血 10~15 分钟，压力应适中，既能止血又不阻断血流。

（4）每周进行移植血管的物理检查，包括杂音、震颤、搏动及血管瘤等；每 1~3 个月进行常规超声检查。

（5）移植物内瘘感染建议切除感染段或全部移植血管，并进行局部引流，留取血培养及移植物，及时给予强力抗感染治疗，经验性治疗应该覆盖革兰氏阳性及阴性菌，参考药敏结果后续治疗。

4.运动康复管理

血液透析患者存在不同程度的生活自理或体力活动障碍。运动能改善患者钙磷代谢、营养状态、生活质量、心理与睡眠状况，防止肌肉萎缩，提高免疫、心肺功能与透析充分性，还有助于控制血压与血糖。有条件的血液透析室（中心），建议并鼓励患者积极参与定期规律的运动锻炼。在康复医师的指导下对于规律运动的透析患者，每6个月评定1次；以FITT（frequency：频率，intensity：强度，time：时间，type：方式）原则制定个体化运动处方。

（1）运动频率：每周3~5次，每次运动时间为30~60分钟。

（2）运动强度：以中低强度的运动量为宜，即心率以不超过最大心率的60%~70%或主观疲劳感觉评分12~16分，即自感稍累或累，但又不精疲力竭的状态。

（3）运动时间：①非透析期，饭后2小时，至少睡前1小时，早晨与傍晚为佳。②透析期运动，透析治疗过程的前2小时或治疗过程中。

（4）运动方式：可为以下一种或多种方式联合。

a.灵活性运动，如颈关节、上下肢关节、髋关节等。

b.有氧运动，非透析期如行走、慢跑、游泳、保健操、打太极拳等；透析过程中蹬脚踏车等。

c.抗阻力运动，透析期及非透析期均可进行非内瘘侧上肢或双上肢举哑铃、弹力带训练、进行性脚踝负重、阻力带训练、膝盖伸展运动、髋关节屈曲、踝伸屈运动、递增式的仰卧抬腿等。

（5）终止运动指征：明显疲劳，与运动不相符的呼吸困难、胸痛、快速或不规则心律失常、低血压或高血压发作、头痛或嗜睡、肌肉痉挛、关节疼痛等明显不适。

（6）禁忌证：透析方案及服药方案改变初期、发热、严重心血管病变、血压过高、血压过低、视网膜病变、体能状况恶化、未控制好血糖的糖尿病，严重贫血（Hb<60 g/L）、发生过骨折的肾性骨病，营养不良或运动可能加重关节、骨骼病变等。透析间期体重增加>5%干体重时，不宜进行透析期运动。

5.用药管理

医生会根据透析患者使用药物的代谢与排泄途径、药物毒性、药物透析性、内生肌酐清除率等因素来决定用药种类、剂量、途径。

1）促红细胞生成素

（1）原因：促红细胞生成素是主要由肾脏分泌产生的一种促进血液红细胞生成的激素类物质，其主要功能就是刺激骨髓产生红细胞。而红细胞是人体血液的主体成分之一，如果体内的红细胞产生不足，身体就会感觉疲劳，出现头晕、乏力、面色苍白等贫血症状，严重者还会出现呼吸困难、心累、出血等症状。

（2）注意事项：使用促红细胞生成素可以选择在血液透析治疗结束时经透析管路静脉注入，可减轻患者的疼痛，也降低患者因使用抗凝剂导致出血的风险。使用促红细胞生成素时先从小剂量开始，状况得以改善后改为维持量，长期维持治疗。促红细胞生成素要求存放于2～8℃的环境中，防止高温或低温导致药物失效、变质。

2）降压药

（1）原因：和原发性高血压相比，肾性高血压进展快，心血管疾病的发生率和病死率更高，因此要重视高血压的治疗。血液透析患者容量负荷过多也是高血压的一个主要原因。

（2）注意事项：降压药种类很多，有长效与短效之分，长效药物降压更平稳、持久，能有效控制患者整日的血压水平；短效降压药物降压迅速，但降压效果不稳定，容易造成血压波动，对于防治脑溢血的并发症不利。良好地控制血压可以延长血液透析患者的生存时间，可预防心衰和脑出血的发生。

3）铁剂

（1）原因：铁是人体制造红细胞的主要原料，缺了原料就不能生成红细胞，在缺铁的时候即使增加促红细胞生成素的剂量也是没有作用的。当身体铁缺乏时就会影响血红蛋白的合成而引起贫血。透析患者需要长期补充铁剂。

（2）注意事项：铁剂补充方式分为口服和注射两种。① 口服铁剂，有多糖铁复合物胶囊、多糖铁等药物。口服含铁药物由于含铁量低和消化道吸收差，往往难以达到效果。口服时需要选择在两餐间空腹服用，可能会出现恶心、便秘、胃部灼烧感、腹泻及解黑便。口服铁剂需要避免与牛奶、胃药、钙片一起服用，会抑制铁吸收，与茶同服会形或不溶性盐类而影响吸收，维生素则能促进铁的吸收。如果服用铁剂后出现皮肤瘙痒及时向医生反映。② 注射铁剂，常用蔗糖铁、右旋糖酐铁等，于透析过程中缓慢输入，首次用药注意是否有过不良反应。使用铁剂还可产生色素沉着。用药期间需定期监测血红蛋白水平、网织红细胞计数、血清铁蛋白及血清铁测定，若血红蛋白水平未见逐步升高，应立即停药。

4）磷结合剂

（1）原因：食物中的蛋白质是磷的主要来源，慢性肾功能衰竭时肾脏功能出现问题，磷排出减少，导致高磷血症。对于血液透析患者，磷清除由两个途径：通过血液透析清除大部分磷，大便排出小部分磷。而减少蛋白质的摄入可以适当降低血磷，但易引起营养不良。除了限制饮食中磷的摄入外，还应结合其他降磷措施。而口服磷结合剂是慢性肾功能衰竭患者高磷血症的最主要和有效的治疗措施。

（2）注意事项：①含钙的磷结合剂在进餐时服用，并与食物一同嚼服，可以减少食物中磷的吸收。②如果持续或反复高钙血症，则应限制含钙的磷结合剂的使用，推荐使用不含钙的磷结合剂。

6.居家自我病情监测管理

1）教会患者正确评估干体重

血液透析虽然能解决患者体内的水平衡，但是和自身的肾脏相比，还是存在很大的不同。要提高透析患者的生活质量，预防透析并发症，首先要做到透析充分，而干体重则是评价透析充分与否的基本指标之一，患者掌握干体重的设定非常重要。

干体重是患者透析后最理想的体重，每次透析治疗前均须根据患者干体重和这次透析前的体重来制定合适的超滤量，使透析过程顺利及患者自我感觉舒适。如果透析后未达到干体重，意味着体内多余的水分未得到充分清除，患者很容易并发心力衰竭、高血压，长期的影响是心功能降低、左心室肥厚等。反之，如透析后体重低于干体重，意味着体内水分排出过量，患者就会出现低血压、呕吐、肌肉痉挛、透析后虚弱无力，甚至导致内瘘患者失功，严重影响透析充分性。

患者需要记牢自己的干体重，它是计算每日入水量的依据。因此，血液透析患者应记住自己的干体重并在此基础上控制体重增长。

干体重和血压：80%～90%透析患者的高血压可经充分透析治疗及调整干体重而达到很好的控制。水分摄入量是高血压控制不理想是引起透析患者心血管并发症的主要原因之一。

患者自行评估干体重的方法：一般行走应无气短、呼吸困难，无夜间阵发性的呼吸困难，面部无水肿，患者血压稳定时的体重。

2）教会患者正确记录血液透析记录本

对于血液透析患者来说，每个患者的自控能力不同，对于医嘱的依从性和执行效果也存在差异。透析日志应当包含患者的一般情况，如干体重、血压、饮水量等，同时应当包含透析相关数据的记录，如透析时间、透析前体重、透析后体重、超滤量等。

7.心理护理

（1）在接受血液透析治疗以后，患者可能存在恐惧、焦虑、悲观、绝望、消极、自卑等情绪，应注意进行心理调整，积极与医生配合。要参加适量的、有规律的体育锻炼，消除患者的心理压力，缓解负面情绪。

（2）接受规律的充分透析，在无明显并发症的情况下，争取恢复以前的工作，如果透析前没有工作可积极寻找一些力所能及的工作，使自己继续对社会有所贡献，增加患者的生活信心，减少自卑心理。

（3）积极与医生配合，一方面与透析医护人员配合以获取最佳的透析效果，减少并发症；另一方面出现心理问题，不能自行解决时求助于心理医生，必要时服用药物治疗。

（四）效果评价

通过计划方案的实施，采用Likert 5级评分法，评估患者对健康教育内容整体掌握情况：1分为内容完全没掌握，2分为掌握小部分内容，3分为掌握一半内容，4分为掌握大部分内容，5分为内容完全掌握。通过评估患者的临床表现及各项指标，观察其病情的改善情况。若病情改善，继续目前的治疗计划方案；若病情没有改善，分析可能的原因，及时调整治疗方案。

四、常见误区

血液透析患者不能运动。

这种说法是不正确的。运动不仅可以提高透析患者的生活质量和乐趣，同时可以让机体得到许多益处。维持性血液透析患者通过规律、充分的血液透析治疗，遵医嘱用药及坚持适合自己的运动训练，部分患者，尤其是年轻的维持性血液透析患者达到了恢复体质及身心健康的目标，并在鼓励下重新融入社会与工作中。持续、规律的肢体运动有助于患者体能的恢复和预防血栓等并发症的发生，更能增强患者战胜疾病的信心。

五、病例分析

（一）病史介绍和辅助检查

患者××，男性，72岁，因"血压升高20年，肾功能衰竭尿毒症期10年"，右侧颈内带隧道和涤纶套的导管其隧道口周围皮肤红肿，可见1 cm硬结，压之不褪色，无疼痛及脓液，无波动感，皮温正常。2年前行规律透析治疗。患病期间血压波动在110～160/72～100 mmHg，生活能自理，睡眠、情绪可，无尿，大便基本正常。患者干体重92 kg，血液透析血管通路：左上肢内瘘失功，目前右侧颈内使用带隧道和涤纶套的导管行血液透析，2次/周，4小时/次；血液透析滤过，1次/周， 4小时/次，速碧林5 000 IU抗凝，超滤量1 500～4 000 ml/次。最近一次生化检查部分结果：白细胞8.69×10⁹/L，血红蛋白124 g/L，钙1.91 mmol/L，无机磷2.19 mmol/L，白蛋白44.7 g/L，肌酐1175 μmol/L。

患者个人基本情况：

患者身高180 cm，体重92kg，退休人员，门诊办理慢性特殊疾病基本医疗保险，生活基本可自理，每日晚餐后散步，生活规律。

治疗方案：

（1）一般治疗，低盐低脂优质蛋白饮食。

（2）口服药物，氨氯地平10 mg qd，富马酸比索洛尔片10 mg qd，百令胶囊1.5 g bid，碳酸司维拉姆1.6 g tid，口服盐酸莫西沙星0.4 g qd。

（3）静脉药物，左卡尼汀注射液1 g qw，重组人促红细胞注射液1万IU qw。

临床诊断：慢性肾脏病-尿毒症期，维持性血液透析，带隧道和涤纶套的导管隧道口皮肤感染。

（二）健康教育

作为血液透析健康教育专职护士，简单介绍健康教育的主要内容。

1.健康管理的主要内容

1）伤口护理

（1）每日观察导管隧道口敷料及周围皮肤有无渗血渗液，必要时监测体温。遵医嘱使用艾力克消毒液消毒导管隧道口及周围皮肤每日1次，用艾力克纱布湿敷导管隧道口每日1次，每次5～10分钟；用莫匹罗星软膏涂抹隧道口，红肿较前有所消退，保持局部清洁干燥。

（2）寻找隧道口皮肤感染原因。询问病史得知患者在家中洗澡时，偶有导管隧道口纱布被淋湿后自行更换纱布的行为，皮肤感染可能与更换纱布时未严格执行无菌操作有关。

（3）指导患者正确居家护理导管。指导患者切勿在家自行更换纱布，洗澡时可在隧道口纱布上覆盖无菌防水敷贴，防止隧道口皮肤及纱布沾水淋湿。

（4）穿宽松衣物，避免穿套头衫等，睡觉时选择无导管侧休息，避免颈部剧烈、频繁活动，以免敷料变松或脱落。

（5）观察效果，经两周有效的换药及口服抗生素治疗，现隧道口皮肤红肿消退，TCC导管可以正常使用。

2）营养管理

（1）优质低蛋白饮食。保证每日足够热量的情况下低蛋白饮食，每日蛋白质摄入量90 g，优质蛋白质占60%，如鱼肉、鸡蛋、瘦牛肉、豆制品等。控制非优质蛋白质的量，如米、面、水果、豆类、蔬菜中的植物蛋白质。

（2）低盐低脂饮食。每日烹调用油控制在30 g以下，烹调方法以蒸、烩、煮为主，少用油煎、油炸。不食用动物脂肪、动物内脏、动物皮。每日盐的摄入量不超过5 g，适当限制钠盐，减少饮水量，防止水潴留、高血压、充血性心力衰竭等并发症。做菜时要少放盐和酱油；尽量少用含钠高的调味料，如味精、醋、番茄酱等；避免咸菜、咸蛋及各种腌制品；限制食用罐头食品、薯片等高盐分零食；烹调菜肴采用新鲜食品，享用食品本身所特有的鲜味。

（3）低钾饮食。透析患者尿量减少或者无尿时，钾排出减少，易发生高钾血症，应限制或避免水果、果汁、蔬菜和菜汁类等富含钾的食物摄入，选择含钾较低的瓜类蔬菜。蔬菜、水果焯水后再烹调，可减少食物中的钾含量。

（4）低磷饮食。建议采用低磷饮食，每天磷的摄入量应控制在600～800 mg。CKD患者应合理限磷，采用低磷饮食的同时保证充足的优质蛋白质。

慢性肾脏病患者不推荐和推荐的食物见图2-4-2。

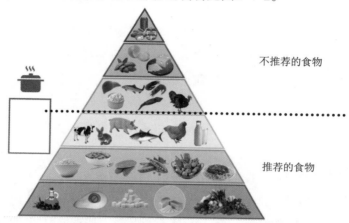

不推荐的食物

推荐的食物

图2-4-2　慢性肾脏病患者不推荐和推荐的食物

3）生活方式管理

饮水的注意事项：做到量出为入，就是患者排了多少水，就应该补入等量的水。注意，出量包括皮肤及呼吸道蒸发水量约500 ml、小便量、各种引流液量，若患者大量呕吐及腹泻，也应做失水的估算。入量包括直接饮水量、静脉输液量、食物含水量等。一般患者每日入水量＝500 ml＋前一天尿量。如果患者出汗量多、发热，可增加入水量100～200 ml。教会患者控制饮水的小技巧：将一日可饮水量用容器装好，平均分配到一天；吃冰块或者嚼口香糖，增加唾液分泌的方法减少饮水量；少吃含水量多的食物，如稀饭、面条等；指导患者不要吃太咸的食物；稍微口渴时，用棉花棒湿润嘴唇或漱口等。患者BMI为28.4 kg/m^2，属于肥胖，需要适量运动和控制饮食来减轻体重。

4）药物指导

讲解药物作用、可能的副作用、使用时的注意事项等；遵医嘱服药，避免自行购药口服，不信偏方等。

5）居家自我监测

教会患者居家测量血压、干体重等；定时到门诊随访；告知需要到医院及时就诊的情况。

2.评价

通过上述五个方面的健康管理，综合评价患者的健康教育内容掌握情况，总分为25分。该患者对健康教内容整体掌握好，总分为25分，继续目前的健康管理计划实施。

六、选择题（1~4题为单选题，5~10题为多选题）

1.进行血液透析治疗的适应证不包括（E）

A. 急性肾功能衰竭   B. 慢性肾功能衰竭

C. 急性毒物中毒   D. 高钾血症，血钾≥6.0 mmol/L

E. 严重活动性出血或感染

2.血液透析治疗需要的装置不包括（D）

A.透析机   B. 透析器   C. 透析液

D.负压吸引装置   E.水处理系统

3.不属于血液透析患者终止运动的指征（A）

A. 轻度疲劳   B. 呼吸困难   C.心律失常

D. 肌肉痉挛   E.关节疼痛

4.维持性血液透析患者血管通路首选是（A）

A. AVF   B. AVG   C. TCC

D. NCC   E. 任意选择

5.血液透析的基本原理包括（ABDE）

A.弥散   B.吸附   C.渗透

D.对流   E.超滤

6.碳酸氢盐透析液的成分包括（ABCDE）

A. 钾   B. 钠   C.钙

D. 镁   E. 葡萄糖

7.血液透析患者饮食原则可以概括为（ABCE）

A.高热量　　　　　　B.优质蛋白　　　　　　C.低钠

D.高钾　　　　　　　E.低磷饮食

8.制定个体化运动处方原则（ABCD）

A.频率　　　　　　　B. 强度　　　　　　　　C.时间

D方式　　　　　　　E.心率

9.血液透析患者参与运动的益处（ABCDE）

A. 改善患者钙磷代谢　　　　B. 改善营养状态

C. 改善睡眠状况　　　　　　D. 防止肌肉萎缩

E. 提高免疫力

10.血液透析患者血透通路使用时间（ADE ）

A. AVF长期使用　　　　　　B. AVG使用时间为1年

C.股静脉NCC＜4周　　　　　D. 颈静脉NCC＜4周

E. TCC＞4周

（袁怀红　　王静）

第五节　腹膜透析患者的健康管理

一、腹膜透析的基础知识

（一）腹膜透析基本概念和原理

腹膜透析（peritoneal dialysis，PD），是利用患者自身腹膜的半透膜特性，通过弥散和渗透的原理、规律，定时地向腹腔内灌入透析液并将废液排出体外，以清除体内潴留的代谢产物、纠正电解质和酸碱失衡、超滤过多水分的肾脏替代治疗方法。见图2-4-3。

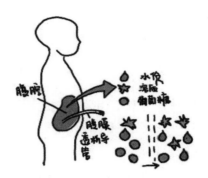

图2-4-3 腹膜透析物质交换示意

（二）流行病学

腹膜透析是目前治疗终末期肾病的主要肾脏替代疗法之一。20世纪60年代，我国开始开展腹膜透析疗法治疗慢性肾衰竭，并取得了很好的效果；20世纪70年代开展持续性非卧床腹膜透析（continuous ambulatory peritoneal dialysis，CAPD），20世纪80年代，CAPD治疗国内已初具规模；20世纪90年代后，新型管路连接系统的应用使腹膜炎发生率明显降低，腹膜透析在国内得到了更广泛的发展。随着透析管路连接系统的简化更新，新型腹膜透析液生物相容性的提高，自动腹膜透析技术的持续革新和医保制度的日趋完善，腹膜透析的整体技术不断进步，透析患者的生存率和技术生存率逐年提高，文献报道显示，国外透析患者1年、3年、5年生存率分别是82.6%，64.0%，54.0%，技术生存率分别是94.8%，87.7%，47%。四川大学华西医院肾脏中心患者1年、3年、5年生存率分别为98.0%、91.4%、84.3%；1年、3年、5年技术生存率为97.1%、87.1%、80.5%。腹膜透析的患者人数不断增多，截至目前，全国血液净化病例信息登记系统显示腹膜透析总人数约11万人。

（三）腹膜透析的优缺点

1.腹膜透析常见优点

（1）腹膜透析利用自身腹膜，生物相容性好；不需要特殊设备，操作不复杂，较容易掌握，患者可以在家中自行完成，相对于血液透析减少了医院内感染的机会，基本不影响学习、工作；腹膜透析器材携带方便，对希望外出旅游的患者提供了便利。

（2）心血管系统负面影响小，血压控制好。

（3）腹膜透析相对于血液透析能更好地保护残余肾功能。

（4）腹膜透析不需要血管通路，避免了反复穿刺血管带来的痛苦。

（5）腹膜透析不需要长期使用肝素，能减少出血并发症及感染血源性传播疾病的风险。

2.腹膜透析常见缺点

（1）腹膜透析最大的问题是感染问题，相关的感染有腹膜炎、腹外段感染、隧道感染。

（2）腹膜透析需要每天进行换液操作，无休息日。

（3）腹膜透析需要在家自行准备透析环境及储备透析用品。

（四）腹膜透析适应证和禁忌证

1.适应证

（1）尿毒症患者$Ccr \leq 10\ ml/min$，或$Scr \geq 707.2\ \mu mol/L$，并伴有下列情况之一时可进入腹膜透析治疗：①明显的尿毒症症状（如恶心、呕吐）；②明显的水钠潴留（高度浮肿、高血容量性心力衰竭或高血压）；③严重的电解质紊乱（如血钾$\geq 6.5\ mmol/L$）；④严重的代谢性酸中毒（$CO_2CP \leq 6.74\ mmol/L$）。

（2）肾移植前后。

（3）几种特殊情况的慢性肾衰竭：①糖尿病肾病，对于糖尿病肾病的患者，血肌酐的指标可以稍微放宽些，若患者的血肌酐超过$400\ \mu mol/L$，同时有水负荷过重，难以纠正的心力衰竭、顽固性水肿和腹水，均可考虑开始腹膜透析治疗；②儿童患者；③老年患者，有明显出血倾向、反复血管造瘘者。

2.绝对禁忌证

（1）腹膜的广泛粘连和纤维化＞50%，腹膜清除率降低。

（2）腹壁广泛地存在炎症病灶，无法置管。

（3）难以纠正的机械性问题，如腹裂、膀胱外翻、脐突出等会影响腹膜透析效果或增加感染的风险。

（4）严重腹膜缺损。

3.相对禁忌证

（1）腹部手术3天内。

（2）腹腔内有局部炎症病灶。

（3）晚期妊娠或腹内有巨大肿瘤，不能耐受获得充分透析所需的透析液量。

（4）腹腔内血管疾患，如多发性血管炎、严重动脉硬化、硬皮病等，均会降低透析效能。

（5）未修补疝。

（6）高分解代谢者或严重营养不良患者。

（7）严重肺功能不全。

（8）不合作者或有精神病。

（五）腹膜透析的材料

1.腹膜透析导管种类

用于维持性腹膜透析的腹膜透析导管的结构包括侧孔、涤纶套和不能透过X线的标记线。目前临床常用的腹膜透析导管包括以下几种：

（1）Tenckoff直管。其为目前国内外应用最广泛的长期腹膜透析导管。导管为一条内径2.6 mm、外径5 mm的硅胶管，有2个1 cm长的毛质涤纶袖套，腹腔末端的10 cm导管有直径0.5 mm的侧孔60个。直管的腹膜透析导管在使用过程中注入体液较容易，但在透析液排出时，由于导管侧孔的吸收力，网膜和肠襻会缠绕、堵塞导管末端和侧孔，可能引起透出液流出障碍。

（2）Tenckoff卷曲管。导管末端呈蜷曲型，腹腔末端的18.5 cm导管上有直径0.5 mm的侧孔110个。导管末端呈蜷曲形，一定程度上防止网膜堵塞导管末端，透析时出现疼痛的情况也较少。

（3）鹅颈管。两个涤纶间弯曲呈U形，导管的腹内段朝盆腔，在无弹性回力的情况下另一端朝向皮肤，出口向下，从而减少隧道口和隧道感染。

2.腹膜透析液种类

腹膜透析液是腹膜透析的重要组成部分，主要由三部分组成：渗透剂、缓冲液、电解质。腹膜透析液按所含渗透剂的不同分为葡萄糖腹膜透析液、新型腹膜透析液。

（1）葡萄糖腹膜透析液。以乳酸盐腹膜透析液为最常见，其分为普通钙浓度腹膜透析液、低钙腹膜透析液、高钙腹膜透析液，以葡萄糖为渗透剂其浓度分为1.5%、2.5%、4.25%，对于糖尿病、肥胖、代谢综合征、冠心病的腹膜透析患者，葡萄糖透析液不是理想的腹膜透析液。

（2）新型腹膜透析液常见的有艾考糊精腹膜透析液、氨基酸腹膜透析液、碳酸氢盐腹膜透析液。

a.艾考糊精腹膜透析液：以7.5%艾考糊精作为渗透剂，超滤作用靠胶体渗透压获得，可应用于高转运或高平均转运、腹膜透析衰竭、糖尿病、容量负荷过重而超滤不足者。

b.氨基酸腹膜透析液：以氨基酸替代葡萄糖作为渗透剂，目前常用1.1%的氨基酸腹膜透析液，可用于营养不良患者。糖尿病患者可酌情考虑使用，以减少葡萄糖的吸收。

c.碳酸氢盐腹膜透析液：以碳酸氢盐代替乳酸盐作为缓冲剂，渗透剂仍为葡萄糖。适用于使用酸性腹膜透析液时有灌注痛和不适的患者，有条件者也可作为常规腹膜透析液使用。

（六）腹膜透析治疗模式

1）持续性非卧床腹膜透析

持续非卧床腹膜透析（CAPD）每天交换透析液3～5次，每次使用透析液1.5～2 L，透析液白天在腹腔内留置4～6小时，晚上留置10～12小时。白天，患者只在更换透析液的短暂时间内不能自由活动，而其他时间患者可自由活动或从事日常工作。在一天24小时内，患者腹腔内基本上都留有透析液，持续进行溶质交换。CAPD适用于在近30年来已作为终末期肾脏疾病腹膜透析患者的长期维持治疗模式。

2）间歇性腹膜透析

标准的间歇性腹膜透析（intermittent peritoneal dialysis，IPD）方式是指每次腹腔内灌入1～2 L透析液，腹腔内停留30～120分钟，每个透析日透析8～10小时；每星期4～5个透析日。在透析间歇期，患者腹腔内一般不留置腹膜透析液。IPD透析模式适用范围：患者仍有残余肾功能，仅需偶尔行腹膜透析治疗；新入腹膜透析患者，术后7～12天进行小剂量IPD，有利于置管处切口的愈合；腹膜高转运者，常规CAPD治疗不能达到超滤要求；规律CAPD患者，出现明显腰背痛不能耐受、并发腹疝或透析导管周围漏液者；急性肾衰竭及某些药物急性中毒；严重水钠潴留、水中毒、充血性心力衰竭。

3）自动化腹膜透析

自动化腹膜透析（automated peritoneal dialysis，APD）是一项近年来飞速发展的腹膜透析技术，其操作过程由一台全自动腹膜透析机完成。它的优点是方便、容易操作且能提高患者的生活质量。APD可以帮助腹膜透析患者解决长期治疗上的技术问题，特别是针对某些特殊患者，如残余肾功能进行性下降时，可以采用加大透析剂量，实现充分透析和改善生活质量。由于APD利用患者整晚的休息时间自动进行腹膜透析，故白天患者及家属均可不受任何约束地安排日常活动或参加力所能及的工作，使患者重返社会，为社会、家庭创造价值，并获得成就感。见图2-4-4。

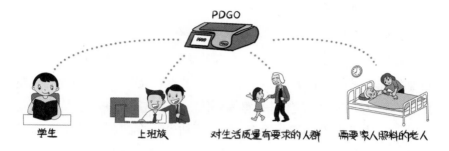

图2-4-4　APD适合人群

APD的使用方法是患者在夜间入睡前与腹膜透析机连接，先将腹腔内透析液引流干净，然后进行透析液交换，每次使用2～3 L透析液，在腹腔内留置2.5～3 小时，最末袋透析液灌入腹腔后关闭透析机，并与机器脱离。白天透析液一般在腹腔内留置 14～16 小时，并可根据患者容量情况，调整透析液留置时间和交换次数；日间可自由活动，夜间再与腹膜透析机连接。先将腹腔内液体全部引流后，再开始新一天的治疗。见图2-4-5。

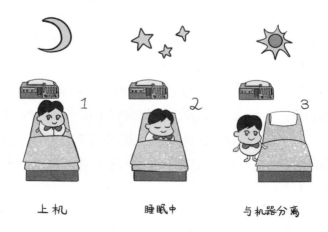

图2-4-5　APD操作步骤示意

二、腹膜透析围手术期管理

（一）腹膜透析术前管理

1.术前评估

（1）腹膜透析治疗前要对患者的原发病、残余肾功能、血压、贫血状况、尿毒症症状、临床用药、液体和酸碱平衡、营养状态、饮食、睡眠以及心理状态等进行整体评估。

（2）如选择腹膜透析治疗，则要评估患者的心肺功能、尿毒症症状等，明确是否需要急诊置管手术并立刻开始腹膜透析或择期手术。

（3）对患者是否适合腹膜透析手术、术中耐受性以及手术风险进行评估。

（4）评估患者或家属是否能够自行操作腹膜透析，患者以及家庭环境、卫生情况是否适合做腹膜透析。

2.术前教育

（1）教育对象。往往培训对象是患者、家属或其他非医务人员。规范的培训和宣教是预防腹膜透析相关感染的关键措施之一。

（2）教育形式。通过相关书面资料、幻灯讲解、口头沟通、电教培训、病患交流等形式了解原发病、目前存在的问题、治疗方案，消除患者的紧张心理。

（3）教育内容。介绍慢性肾功能衰竭的相关知识，客观地向患者及其家属说明所有可能的治疗选择（腹膜透析、血透、肾移植）。患者意向选择腹膜透析方式后，为患者介绍腹膜透析的原理、方法及优缺点及植管手术的过程及可能出现的情况，客观说明可能的近期、远期腹膜透析相关并发症。评估患者对疾病的认知度、家庭环境、心理状况等。

3.术前准备

（1）签署腹膜透析手术同意书。

（2）术前适当减少进食或禁食，服用药物可用少量水送服。

（3）术前排尽大小便。

（4）术前用药：有高血压者应常规降压治疗，术前可预防性使用抗生素。

（二）腹膜透析置管方式

目前，安置腹膜透析管方法有三种：外科手术置管、经皮穿刺置管和腹腔镜置管。

（1）外科手术置管。多数选择在局麻下于腹中线、脐部下方正中或旁正中3~5 cm的皮肤处做长2 cm左右的切口，通过一根引导软质金属芯，将腹膜透析管紧贴腹膜后壁送入膀胱直肠陷窝或子宫直肠窝，再取出金属芯，在腹膜切口下1.0~1.5 cm处作荷包缝合，固定导管并防止漏液，最后缝合皮肤切口，无菌包扎透析管外端。

（2）经皮穿刺置管。一般要求术前常规排尿和灌肠，以防止损伤膀胱和肠管。先用气腹针向腹腔内注入1 000 ml透析液，在局麻下于腹正中或左侧麦氏点做0.5~0.8 cm的切口，先用内径0.5 cm的套管穿刺针穿刺至腹腔，在金属芯的引导下，将透析管沿腹后壁下插至膀胱直肠陷窝。透析管在皮下潜行5~7 cm，于皮肤出口处固定透析管。

（3）腹腔镜置管。腹腔镜置管法多选择在全麻的情况下进行。将腹膜透析导管通过预先设计好的腹正中线旁的一孔插入，在插入同时通过另一个孔用腹腔镜监视操作。在腹腔镜引导下采用一个细针插入套管，引导透析导管到达选好的位置，把涤纶套置于肌肉中，建立隧道。腹腔镜置管时，可将导管较为精准地插入合适位置。如果术中发现有腹膜粘连影响置管，可同时行分粘手术，保证导管放入合适位置。对网膜较长的患者，也可以行网膜固定或网膜折叠手术，防止网膜包裹透析管，以减少相应并发症的发生。

（三）腹膜透析术后管理

1.手术切口及出口管理

（1）观察手术切口与出口处有无渗血渗液，有无水肿及分泌物。

（2）保持敷料清洁干燥，5~7天更换敷料一次，不能强行去除出口处结痂。一旦发现出口有渗液、渗血、肿胀、发红，按压时疼痛，出口处有脓性分泌物等情况，及时通知医生处理。

（3）术后10~14天拆线，切口愈合差的患者，可适当延长拆线时间。

2.透析导管管理

（1）术后导管制动以利于导管出口处的愈合，减少渗漏、导管相关感染的发生率。避免创伤、过度牵拉导管，顺应导管自然走向固定导管，可距离出口6 cm以外再调整导管走行方向。

（2）选择具有透气良好的敷料。保持导管出口处干燥。

（3）无论在伤口愈合期或感染期均不应行盆浴和游泳。淋浴时保护出口处，淋浴完毕后出口处应及时清洗、消毒。

（4）导管及外接短管应紧密连接，避免脱落。

（5）在进行导管及外接短管护理时不可接触剪刀等锐利物品。

（6）外接短管使用6个月必须更换，如有破损或开关失灵时应立即更换。如果居家透析时出现导管或外接短管损伤或渗液，应嘱其终止透析，夹闭管路，并立即到腹膜透析中心就诊处理。

3.术后饮食管理

（1）局部麻醉术后无须禁食，可先给予易消化的软食，如稀饭、蒸蛋等，再过渡到正常饮食。由于术后伤口愈合需要营养，应增加蛋白质的摄入。

（2）全麻患者应先禁食、禁饮6小时后开始少量饮水，如在饮水过程中无呛咳或呕吐后，可进食少许流质饮食，逐渐过渡到软食，最后的饮食同局部麻醉。

（3）对于术后待伤口愈合后才开始透析的患者，仍需给予术前的饮食，但应增加蛋白质的摄入，以利于伤口的愈合。对于行腹膜透析的患者，由于会从腹膜透析液中丢失蛋白质、维生素、微量元素等，应逐渐过渡到腹膜透析饮食，以保证充分的热量供给、蛋白质的摄入、维生素和微量元素的补充。

4.腹膜透析的监测

术后安置床旁心电监护，严密观察患者的病情、生命体征，观察透析液灌入和排出情况，透析液进出是否通畅，透出液的颜色、性质和量。

5.疼痛评估

建立以患者为核心的疼痛管理模式，基于疼痛评估、疼痛干预和疼痛控制三个方面对护理方法进行优化，在术前指导患者正确理解和应用疼痛视觉模拟量表判断疼痛的程度，术后72小时内护理人员日间每6小时评估一次，并于夜间观察患者的入睡情况，根据个体不同在医生建议下进行睡眠干预。评估方式除患者自评结果外，还需结合功能活动评分法对患者进行综合评估，以提高疼痛程度判断的准确性。患者腹膜透析时因灌注和引流会导致腹痛不适，可使用和人体温度接近的腹透液，避免冷热刺激，减慢灌注和引流的速度，避免过度引流透出液。

6.术后活动

术后24小时鼓励患者起床活动，根据腹部切口情况逐渐增加活动量，避免漂管移位引起腹膜透析液引流不畅。活动时，注意妥善保护好腹膜透析导管。

7.腹膜透析换液操作流程

安全地进行腹膜透析换液操作（以双连袋可弃式"Y"形管路系统为例）："Y"形管路系统中的两个分支分别与新透析液袋和引流袋以无接头形式相连接，"Y"形管的主干以接头形式与外接短管上的接头连接。

换液前准备：

（1）环境准备。需要有独立空间，能放下一张小桌子来摆放物品，悬挂腹膜透析液的管挂钩或挂柱。外出时，可临时找一个相对独立和安静的地方进行换液。换液的地方应该满足下面的条件：紫外线消毒空气30分钟，环境洁净干燥，暂时关闭风扇和门窗，光线充足，不养宠物，不允许宠物进入换液房间，换液时不接电话等。

（2）物品准备。腹膜透析液加温到接近体温（37℃左右），过冷或过热可能导致腹部不适或腹痛。把少量酒精喷洒在桌面上，然后用纸巾或抹布由内往外擦干清洁桌面，备齐换液所需物品：腹膜透析液、口罩、碘液微型盖、管路夹子。

（3）洗手。戴口罩，罩住鼻子和嘴巴，取下手表、戒指、手镯或手链。如需调温，先调节水温至微温，冲湿手后，用肥皂或洗手液洗手，按顺序搓洗指尖、指背、指间、手背、手掌和手腕，用流动的水将手冲洗干净，用干净的纸巾将手擦干，用纸巾关水龙头。

（4）换液前检查腹膜透析液。撕开外袋，取出并检查腹膜透析液是否在有效期内，浓度是否正确，挤压腹膜透析液有无渗漏，液体是否清澈，有无漂浮物，可折断出口塞是否已经折断，接口拉环有无脱落，管路中有无液体。

换液步骤（图2-4-6）：

（1）准备。取出连接在患者腹部的短管确保短管处于关闭状态，必要时从加药口加药至透析液中。

（2）连接。拉开接口拉环，取下短管上的碘伏帽，迅速将腹膜透析液与短管相连，连接时应将短管朝下，旋拧腹膜透析液管路至完全密合。

（3）引流。悬挂透析液袋；用管路夹子夹住入液管路，将透析液袋口的出口塞折断；将引流袋放低位，开始引流，观察引流液性状；引流完毕后关闭短管。

（4）冲洗。移开入液管路的夹子，观察透析液流入引流袋，慢数到5后用夹子夹住引流管路。

（5）灌注。打开短管旋钮开关开始灌注；灌注结束后关闭短管开关，再用夹子夹住入液管路。

（6）分离。检查并撕开碘伏帽的外包装，检查帽盖内海绵是否浸润碘液；将短管与腹膜透析液分离，将短管朝下，旋紧碘伏帽至完全密合；称量透出液并做好记录；丢弃使用过的腹膜透析物品。

　　换液后需要做的事情：检查透出液性状；用秤称透析液重量；记录腹膜透析居家日记；处理透析液和用过的物品；将其他物品妥善收好。

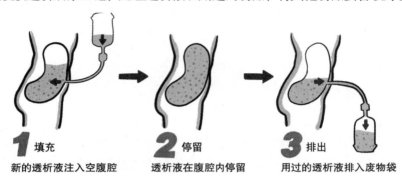

图2-4-6　腹膜透析换液步骤

三、腹膜透析患者的健康管理

（一）病情评估

　　（1）医生和护士协同全面评估患者病情。通过询问和查看透析记录，评估患者近期的体重和血压波动情况、临床症状和体征、透析方式、交换容量/频率和时长、治疗时间、周治疗天数、透析液种类、留腹时间、灌入和引流的速度、透出液性状、超滤量、尿量、运动、睡眠、大便及用药情况等。

　　（2）评估导管出口处情况。通过一看，二按，三挤压，四擦拭，五观看，六询问的方法，评估导管出口处情况。

　　（3）评估患者腹膜透析换液操作情况。

　　（4）评估患者实验室指标，如血常规、肝功能、肾功能、电解质、血糖、血脂、血清铁、总铁结合力、转铁蛋白饱和度和铁蛋白、甲状旁腺激素、前白蛋白、尿钠素、周尿素清除指数（总）、周肌酐清除率（总）、高敏C反应蛋白、血清β_2微球蛋白、血清四项传染病标志物、心电图、胸片、心脏及血管彩超等检查，评估患者有无合并症。

（5）评估患者的心理状态、生活习惯、职业、社会支持等整体情况。

（二）制订计划

拟从患者的营养管理、管道管理、运动指导、药物指导、居家自我病情监测等方面制订健康、有效的计划方案。

（三）实施计划

1.营养管理

1）保证优质蛋白质的摄入

（1）原因。腹膜透析每天丢失的氨基酸为1.2～3.4 g，其中30%为必需氨基酸。稳定期腹膜透析患者每天蛋白质的丢失量为5～15 g，腹膜炎时蛋白质从腹膜透析液的丢失可进一步增加。所以腹膜透析患者要保证蛋白质的摄入，应以优质蛋白食物为主。

（2）每日摄入量。蛋白质-能量的摄入要合适，建议腹膜透析患者蛋白质摄入量为1.2～1.3 g/（kg·d）。腹膜透析患者的肾脏排泄代谢废物的能力较正常人大大减弱，于是蛋白质分解代谢的废物将在血液中蓄积，成为尿毒症毒素。因此，优质蛋白食物并不是吃得越多越好。

（3）来源。优质蛋白质主要来源于动物性食物，如蛋清、牛奶、牛肉、家禽、猪肉、鱼等、豆类、豆制品。

2）低磷饮食

（1）原因。正常情况下，磷是通过尿液排出,当肾功能衰竭时，磷在体内大量蓄积可出现高磷血症，继而出现低钙血症，最终发展至甲状旁腺功能亢进。当甲状旁腺功能亢进症出现后可发生肾性骨病。有钙磷代谢异常和肾性骨病后，可出现神经肌肉症状（如手足抽搐）、四肢乏力、站立困难、骨折等。因蛋白从腹透液丢失，腹膜透析患者应保证蛋白摄入量。而磷是蛋白质的组成元素，往往富含蛋白质的食物（比如猪肉、家禽和鱼）含磷量都很高，所以摄入的蛋白质越多，含磷亦越多，腹膜透析只能够排除一部分磷。为降低高磷带给机体的一系列不良影响，因此要严格限制磷的摄入。

（2）每日摄入量。尽管腹膜透析对磷的清除比血液透析好，但高磷血症在腹膜透析的患者中也很常见，特别是无尿的患者。推荐每日磷的摄入量控制在800～1 000 mg。选择食物时，应注意食物中的各种营养成分，在保证蛋白质摄入的同时，选择低磷食物。

（3）来源。磷几乎存在于所有食物中，常见低磷食物包括大豆油、凉粉、冬瓜、麦淀粉、猪排骨、鸡蛋白、苹果、番茄等。

2.管道管理

腹膜透析导管日常保护尤为重要，需要掌握以下几点：

（1）触碰腹膜透析管路前一定要洗手，防止细菌通过管路进入腹腔。

（2）切勿扭曲、牵拉腹膜透析管路，切勿涂抹护肤品于导管出口处，切勿用手搔抓导管出口，这会刺激或污染出口处，增加出口周围的细菌会进入腹腔的机会。

（3）为防止管路被扭曲、牵拉，用胶布十字交叉法将腹膜透析管路固定在皮肤上。

（4）避免在腹膜透析导管路周围使用任何锐器。腹膜透析导管及腹膜透析短管由硅橡胶制成，锐器容易损伤管路，如果不小心剪断或刺破腹膜透析管路，细菌就很容易进入腹腔。

（3）按照培训要求护理腹膜透析导管出口处，保持清洁、干燥，每周至少2次护理出口，切勿自行涂抹药膏于出口处，避免使用酒精接触腹膜透析导管，出口感染时可局部用莫匹罗星软膏涂擦，出口处痂皮用生理盐水软化后去除。

3.运动管理

（1）运动可以改善精力，增加体力和耐力，提高免疫力，改善血压和血脂，改善心血管功能，帮助控制体重等。

（2）循序渐进地运动。每个人的运动耐力不同，因此需要腹膜透析患者与医务人员沟通，确定适合自己的运动强度以及具体方式。

通常建议从低强度和低持续时间的运动开始，循序渐进。患者每次运动应该在进餐结束至少1小时后进行，持续时间30~60分钟，每周3~5次，且强度不宜过大，以感到轻微气喘、疲劳和出汗且无心慌、气紧为标准。建议患者选择一些安全而有效的中低强度的有氧运动，比如散步、打太极拳、练太极剑、快走或者利用中等强度的家务劳动来起到锻炼的效果。

（3）运动时的注意事项：腹膜透析患者在运动时应注意选择适宜的天气和环境，穿着宽松、舒适、吸汗的衣物及运动鞋。运动前先热身，并且要注意运动的强度，避免过度用力，比如提重物等等，因为有发生疝气的风险；有发热、心血管疾病及其他身体不适的患者应避免运动。

（4）工作是评估患者生活质量的重要指标之一。患者通过工作可以增加收入，以减轻医疗负担；增加人际交往的机会，增强自信心，增强社会归属感，实现自我价值，促进心理健康，以获得更好的生活质量。因而正常腹膜透析的患者完全可以从事力所能及的工作，但是应根据自己的身体情况量力而行，避免过度劳累，避免从事重体力劳动或强度大易导致身体无法承受的工作。若当前从事的工作无法保证腹膜透析的规律进行，如时间冲突或环境限制等，需要调换工作。

（5）腹膜透析患者在生活能完全自理的情况下可以外出旅游，这也是改善患者心情的一种方式。

乘坐飞机的注意事项：若患者搭乘国内航班，要注意随身携带的物品。常规的固体药物可以随身携带，但液体类是有限制的，所以患者要提前将腹膜透析液办理托运；若需携带其他液体、凝胶以及喷雾类的液态药物，需向安检人员出示医生处方或医院证明。尤其要注意，如果是出国，患者须咨询航空公司的客服，认真查询当地入境管理的要求。

旅游时注意事项：患者需要至少提前1个月确认外出时间以及需要携带的腹膜透析液数量。若无法携带足够数量的腹膜透析液，需要提前确认目的地是否可以购买到腹膜透析液，或者联系腹膜透析液公司异地配送。

外出旅行需携带个人相关病史资料以及需要的药品，如降磷药、降压药、维生素、促红细胞生成素等。合并糖尿病的腹膜透析患者还应当准备外出期间需要服用的口服降糖药或胰岛素、血糖仪及血糖测试试纸等，同时也应当随身携带巧克力和糖果等以应对低血糖的发生。患者还应提前了解目的地附近的腹膜透析中心的相关信息。请提前1~3个月和医生、护士沟通旅行计划，以便按照医务人员的要求准备随身携带物品，如消毒棉签、无菌纱布、胶布、洗澡保护袋、碘伏帽、蓝夹子等。除了对随身物品的充分准备，还需提前对旅游行程和方式有充分的规划，如避免参加强度过大的旅游项目，安排好每日出行计划，保证腹膜透析的有效执行。同时要注意合理饮食，避免暴饮暴食、食用不卫生的食物，注意及时加减衣物、避免感冒，注意避免过度劳累。

4.用药管理

1）促红细胞生成素

（1）原因：促红细胞生成素是主要由肾脏分泌产生的一种激素类物质，功能是刺激骨髓产生红细胞。如果体内的红细胞产生不足，就会出现疲劳、头晕、乏力、面色苍白等症状，严重者还会出现呼吸困难、心累、出血等。当肾脏功能出现问题时，由肾脏分泌的促红细胞生成素会减少，不能满足身体的需要，从而引发肾性贫血，因此需要额外地补充促红细胞生成素。

（2）注意事项：注射促红细胞生成素可以选择上臂侧面及稍向后面、大腿前侧及外侧、腹部和臀部。经常注射者，要尽量避免在同一部位反复注射，不同部位要轮流注射，选择腹壁皮下注射促红细胞生成素时注意要避开腹膜透析置管侧。慢性肾脏功能衰竭的患者，需要长期注射促红细胞生成素，如果往返医院不方便，会给自己及家人的生活带来不便，因此，腹膜透析患者须在医护人员的指导下学会正确的注射方法，可以在家自行注射促红细胞生成素。

2）降压药

（1）原因：持续的高血压会加速腹膜透析患者残余肾功能的丢失，

增加心、脑血管并发症的发生，因此要重视高血压的治疗。血压不能降得过快，升高太快，以免出现头晕、大汗、乏力、心悸等不良反应。

（2）注意事项：①用降压药使血压降至理想水平后应继续服用维持量，以维持血压的相对稳定性，不能擅自停药或随意更换降压药。必须遵照医嘱按时按剂量服药，如果根据自觉症状来增减药物，忘记服药或在下次吃药时补上上次忘记的剂量，均会造成血压波动。②每种降压药的起效时间不一样，对于缓释制剂和控释制剂类降压药不能掰开、压碎或者嚼碎，要按时吞服，因此在服用每种降压药之前要了解相关的服用方法。③降压药本身种类繁多，市场上生产厂家也不尽相同，同一种药物可能会有多种商品名，在服药前要看清楚药物的名称、剂量、用法、作用及不良反应，避免重复服药。

3）铁剂

（1）原因：铁主要由食物中获得，是人体必需的微量元素，它的作用是帮助身体合成血红蛋白，当身体铁缺乏时就会影响血红蛋白的合成而引起贫血；当肾功能不全时，会有食欲下降的症状，吃的食物减少导致铁的摄入减少，体内的毒素和一些药物（如磷结合剂）也会影响铁的吸收，这样会加重贫血，因此需要补充铁剂。

（2）注意事项：①铁剂不易放置过久，以免被氧化而影响疗效。②补铁应坚持小剂量和长期服用的原则，严格遵从医嘱服药，不要自行加大服药剂量，以免造成铁中毒。③口服铁剂应将药物直接放在舌面上用水冲服，不要咀嚼服用，以免染黑牙齿影响美观。④口服铁剂不宜与浓茶、咖啡、牛奶、钙类食物（如豆腐）一起服用，也不要与四环素类药物、抗酸药物（雷尼替丁、埃索美拉唑、兰索拉唑等）一起服用，以免影响铁剂的吸收。⑤口服铁剂对胃肠道刺激会引起恶心、呕吐等症状，所以应在饭后服用，以减轻胃肠道的这些反应。⑥口服铁剂会使大便变成黑褐色，类似消化道出血，但是不要过于紧张，停药后大便就会恢复正常。⑦定期检查铁指标，每3个月一次。通过铁指标可以了解铁剂是否过量，或者体内铁仍然不足，以便医生决定是否使用静脉铁剂。

4）磷结合剂

（1）原因：食物中的蛋白质是磷的主要来源，慢性肾功能衰竭时肾脏功能出现问题，磷排出减少，导致高磷血症。对于有尿的腹膜透析患者，磷清除由两个途径：从通过残余肾功能清除部分磷和腹膜透析清除部分磷。减少蛋白质的摄入可以适当降低血磷，但易引起营养不良。当残余肾功能减少，尿量减少，腹膜透析又不能足够地清除血液中的磷时，除了限制饮食中磷的摄入外，还应结合其他降磷措施。而口服磷结合剂以减少肠道磷的吸收便是慢性肾功能衰竭患者高磷血症的最主要和有效的治疗措施。

（2）注意事项：①含钙的磷结合剂在进餐时服用，并与食物一同嚼服，可以减少食物中磷的吸收。②如果持续或反复高钙血症，则应限制含钙的磷结合剂的使用，推荐使用含不钙的磷结合剂盐酸。③应避免长时间服用含铝的磷结合剂，当血磷＞2.26 mmol/L合并高钙血症时，只能短期（4周内）服用，但应密切注意铝中毒的发生。

5）骨化三醇

（1）原因：慢性肾功能衰竭时钙磷代谢紊乱，活性维生素D_3分泌减少，肠道钙吸收减少，致血钙降低。低血钙和高血磷共同作用，刺激甲状旁腺激素分泌增多，导致甲状旁腺功能亢进。骨化三醇可以促进肠道对钙的吸收，并抑制甲状旁腺激素分泌，因此，补充骨化三醇主要是为了治疗低钙血症及维持甲状旁腺激素在合理范围内，防止肾性骨病的发生。

（2）注意事项：①开始使用骨化三醇治疗或剂量增加时，第1个月内至少每2周监测1次血钙和血磷指标，之后至少每月监测1次。②应每月监测1次甲状旁腺激素的水平，至少连续监测3个月，一旦达到目标范围，可每3个月监测1次甲状旁腺激素。③为了减少高钙血症的发生，建议在夜间睡前肠道钙负荷最低的时候服用骨化三醇。

6）其他常用药物管理

（1）降脂药物。人体合成胆固醇的高峰期是在夜间，一般来说睡前服用他汀类降脂药可以获得最好的降脂效果。高脂血症是一种对药物依赖性很强的慢性疾病，在服用降脂药期间要定期监测血脂水平，通常服药后1～2个月会产生最大的降脂效果，继续服药血脂不会进一步明显下降，但是如果自行停药，血脂又会回到治疗前的水平，而且降脂药还应该严格遵从医嘱服药，不要贸然停药或减量。控制饮食和适量运动是降脂治疗的基础，服用降脂药期间继续做好饮食控制和适量的运动可以达到更好的降脂效果。

（2）补钾药物。部分腹膜透析患者存在低血钾，胃口差的人更容易出现。这些人常需要补充含钾丰富的食物和补钾药物。服用补钾药物要注意以下问题：补钾药物应严格遵从医嘱服用，切记勿自行加量、减量或停药，避免因补钾不够加重低钾血症或补钾过多造成高钾血症；服用补钾药期间应严密监测血钾的水平，以防发生高钾血症；服用补钾药期间注意观察小便量和超滤量，当小便量和超滤量减少时，身体排出的钾也会减少，因此继续补钾可能会导致高钾血症的发生；补钾口服液可以加入到橙汁中服用，以改善口感。

（3）轻泻剂药物。便秘可能导致腹透管移位，增加腹膜炎风险。对于大便干结或已有便秘的患者常常需要服用轻泻剂。服用轻泻剂要注意以下问题：药店有多种类型的轻泻剂，患者应该遵医嘱服用，因为很多轻泻剂成分副作用不明，可能会损害患者的残余肾功能；服用剂量过大会导致腹泻；长时间服用轻泻剂会导致胃肠功能出现问题，因此，建议最好通过调整食物成分及适量运动来改善长期便秘的问题。

5.居家自我病情监测管理

1）教会患者正确测量血压

用电子血压计测量血压时，袖带位置必须和心脏的高度一样，且坐姿端正。

只有正确的测量方法才能得到准确的数值，在居家腹膜透析日记本上认真记录测得的血压，例如，记录血压通常120/80 mmHg，120 mmHg为收缩压，80 mmHg为舒张压。随访时医生会根据血压记录评估患者的一般情况，必要时改变透析方案。

2）教会患者正确测量每日出入量

腹膜透析患者从刚进入透析开始就要保证自己的容量平衡，它是保证充分透析的一个关键部分。容量过多或过低都可能导致严重的心血管问题。为保持干体重，避免体内水分潴留，掌握腹膜透析超滤量的计算方法。引流量=称量透出液的重量–透析液袋重量，超滤量=透析后腹透液重量–透析前腹透液重量，每天摄入总水量=前1天尿量+腹膜透析超滤+500 ml。计算液体入量时不要忽略菜汤、水果、果汁等食物中的隐性含水量。

3）教会患者正确记录居家腹膜透析日记本

对于居家腹膜透析患者来说，每个患者的自控能力不同，对于医嘱的依从性和执行效果也存在差异。做好腹膜透析记录，不仅可以督促患者更好地执行腹膜透析处方，也能够在门诊随访时为医生护士提供详细的资料，帮助医护人员判断腹膜透析的效果和执行情况。透析日志应当包含患者的一般情况如体重、血压、尿量和饮水量等，同时应当包含透析相关数据的记录，如透析次数、换液时间、腹膜透析液浓度、超滤量等。可参考表2-4-13进行记录。

表2-4-13 腹膜透析记录表

日期/体重/血压	透析次数	换液时间	腹膜透析液浓度/%	灌入量/ml	引流量/ml	超滤量/ml	尿量/ml	饮水量/ml
__年__月__日								
星期____								
体重____kg								
血压（mmHg）								
收缩压____								
舒张压____								

4）教会患者正确识别腹膜透析相关并发症

非感染并发症主要分为以下几大类：

（1）腹膜透析导管功能障碍，如导管移位、导管堵塞等。

（2）腹腔内压力增高所导致的疝、渗漏等。

（3）出血。

（4）糖、脂代谢异常等。

（5）腹膜功能衰竭。

（6）营养不良、心血管并发症、钙磷代谢紊乱等并发症。

腹膜透析相关感染并发症包括腹膜透析相关腹膜炎、出口处感染和隧道感染，其中后两者统称为导管相关感染。腹膜炎常常因操作不规范、隧道感染、呼吸道感染、便秘导管破裂等原因引起。以腹膜透析相关腹膜炎为代表的腹膜透析相关感染是腹膜透析最常见的急性并发症，也是造成腹膜透析技术失败和患者死亡的主要原因之一。

6. 疾病知识宣教

（1）关于腹膜透析患者的性生活。腹膜透析患者在身体条件允许的情况下是可以有性生活的，正常适度的性生活可以增加生活的活力，有利于增进夫妻感情，获得家庭支持，利于疾病的治疗。腹膜透析患者不要有太多的顾虑，应该积极尝试，但应注意节制次数，切记过频、过累，以性生活后愉快且不感到疲劳为佳。同时腹膜透析患者在性生活时最好空腹，避免腹压增加而引起的种种不适。但由于精神压抑、疲劳、疾病、经济负担等因素常会导致腹膜透析患者出现性功能减退或障碍，表现为男性患者可能出现精液量减少、精子数量和活性下降、阳痿和阴茎勃起功能障碍，而女性患者可能出现生育功能障碍和月经紊乱。这时患者可以和信任的人谈论感受、倾诉内心的烦恼，必要时咨询性专科专家。

（2）关于腹膜透析患者生育的问题。男性患者如果身体状况良好且有生育能力，可在肾内科医师的指导下尝试生育；女性患者通常不主张受孕，因为受孕会产生许多并发症，而且腹膜透析的某些并发症也对妊娠有不良影响，如腹膜炎可能引发早产或者流产。同时，随着妊娠时间的延长，腹腔内空间受限，可耐受的液体量逐渐减少，需要频繁少量地更换液体，才能达到充分透析的效果，所以有必要采取避孕措施。

7.随访管理

腹膜透析患者进行科学、专业、便捷的随访管理是提高生活质量及长期生存率的重要保障。随访由腹膜透析专职医生和护士共同完成，随访频度根据患者的病情和治疗需要而定，一般新入患者出院后2周至1个月后返回医院完成首次随访；病情稳定患者每1~3个月随访1次，病情不稳定患者随时随访或住院治疗。

随访内容：

（1）询问患者的一般情况，做体格检查。腹膜透析护士检查患者每日透析记录情况；询问临床症状、腹膜透析相关情况（换液操作、管路、透析处方执行情况及腹膜透析并发症等）、用药情况；测量血压、心率、体重；填写随访表格；如有专职营养师，由营养师作营养评估并登记（若无可由腹透护士负责）。如有条件可对患者进行心理健康及生存质量评估。

（2）腹膜透析导管出口检查。检查包括有无分泌物及性质，有无结痂，有无肉芽组织形成，有无红肿、疼痛，隧道有无压痛；询问平时换药情况，是否使用莫匹罗星等预防感染等，并做好检查记录。

（3）留取血、尿和腹透液标本。按腹膜平衡试验（PET）和充分性检测的操作流程留取患者血、尿和腹透液标本送检。

（4）辅助检查。根据患者的随访内容，由腹透医生开具检查单，进行相应实验室及辅助检查。

（5）更换外接短管。每6个月更换外接短管，并做登记。

（6）检查结果回馈。腹透护士实时收集检查结果，进行准确记录，并完成PET、Kt/V、CCr计算。如有特殊情况及时报告腹透主管医生进行处理。

（7）处方调整及饮食指导。根据随访检查结果，由腹膜透析医生做处方调整及开药，营养师做饮食指导，并及时将调整方案反馈给患者或其家属。

（8）预约下次复诊时间。由腹透护士预约下次复诊时间。

8.心理护理

（1）在接受透析治疗以后，应面对现实，注意进行心理调整，对可能遇到的问题有充分的思想准备，积极与医生配合。要参加适量的、有规律的体育锻炼，消除患者的心理压力，缓解低沉的焦虑情绪。

（2）在接受规律的充分透析且无明显并发症的情况下，积极寻找力所能及的工作，或恢复工作状态，以转移注意力，增加患者成就感。

（4）积极与医生配合，以获取最佳的透析效果，减少并发症；出现心理问题不能自行解决时求助于心理医生，必要时服用药物治疗。

（四）效果评价

通过计划方案的实施，采用Likert 5级评分法，评估患者对健康教育内容整体掌握情况：1分为内容完全没掌握，2分为掌握小部分内容，3分为掌握一半内容，4分为掌握大部分内容，5分为内容完全掌握。通过评估患者的临床表现及各项指标，观察患者的改善情况。若病情改善，继续目前计划方案治疗；若病情没有改善，分析可能的原因，及时调整治疗方案和慢病管理方案。

四、腹膜透析常见误区

腹膜透析后维持低蛋白饮食。

这种说法是不正确的。腹膜透析后，患者每天会丢失5～15 g蛋白质，所以每天必须吃适量的蛋白质来补充所丢失的部分，长期低蛋白饮食将导致患者血浆白蛋白水平低下，容易出现各种并发症。腹膜透析治疗时，建议患者每日蛋白质的摄入量1.0～1.2 g/kg，选择多吃优质动物蛋白，如鱼、瘦肉、牛奶、鸡蛋等。

五、病例分析

（一）病史介绍和辅助检查

患者×××，男性，38岁，身高172 cm，体重65kg，因"血压增高6年，维持性腹膜透析2年，导管出口红肿2月"入院。2个月前不明诱因出现腹膜透析导管出口处红肿、疼痛，出口硬结伴皮肤破溃，有脓性分泌物；无发热、畏寒、腹痛。院外先后服用口服莫西沙星400 mg qd或盐酸左氧氟沙星500 mg qd，共2月，用药期间导管出口处的脓性分泌物时有减少时有增加，腹膜透析导管出口红肿无明显缓解。入院后查体示体温36.3℃，脉搏73次/分，呼吸 20次/分，血压142/86 mmHg；辅助检查结果显示：血肌酐1302μmol/L，尿素38.1 mmol/L，血红蛋白97 g/L，钙2.55 mmol/L，无机磷2.11 mmol/L，红细胞计数3.13x10^{12}/L，白细胞计数6.07x10^9/L，高敏C-反应蛋白 34.50 mg/L，甲状旁腺素39.80 pmol/L，尿钠素18 742 ng/L；腹膜透析液进出腹腔顺利，透析液清亮，无浑浊，24小时超滤量1 300～1 500 ml，无尿。

患者个人基本情况：未婚，研究生学历，高校教师，独生子女，与父母同住，家庭关系良好，无特殊爱好。在家能承担一些家务，每天工作时间8小时，散步1小时，睡眠6小时，喜微辣食物，其他不忌口。门诊办理慢性特殊疾病基本医疗保险。

治疗方案：

（1）一般治疗，低盐低脂优质蛋白饮食。

（2）口服药物，硝苯地平30 mg bid，百令胶囊1 g tid，药用炭片1 200 mg tid。

（3）皮下注射，促红细胞生成素1万单位qw。

临床诊断：CKD 5期，维持性腹膜透析，腹膜透析导管出口感染。

（二）CKD 健康教育

作为CKD健康教育专职护士，简单介绍健康教育的主要内容。

1.健康管理的主要内容

1）伤口护理

（1）局部和全身用药。遵医嘱予哌拉西林钠舒巴坦钠1.5 g全身抗感染治疗，局部给予每天换药2次，莫匹罗星外用，隧道周围皮肤每天外敷中成药物（六合丹）6小时，保持局部清洁干燥。

（2）分泌物培养。入院后进行导管出口处分泌物脓液培养，入院7天后分泌物培养结果显示龋齿放线菌，显示对环丙沙星耐药，对克林霉素、利奈唑胺、美洛培南、万古霉素敏感。因前期选用抗生素治疗后，患者临床症状明显好转，抗感染治疗5天后脓性分泌物明显减少，红肿较前有所消退，再次分泌物培养无病原菌生长，维持原方案继续使用。

（3）寻找出口处感染原因。追问病史，患者在3个月之前因牙痛曾在牙科门诊检查，发现大牙牙根发育不良，日常生活中每日刷牙两次，每次两分钟，偶尔会有遗忘的情况；偶有打喷嚏、咳嗽时手捂口鼻，然后未洗手触碰导管出口的历史；在自行换药期间未戴口罩；未遵照无菌操作技术。这些现象都有可能是感染龋齿放线菌的关键因素。

（4）正确护理导管出口处。观察和评估外出口情况，即按一看二按三挤压的方法评估和护理出口。轻提导管，观察外出口周围的颜色及范围，有无结痂和肉芽组织，观察上皮组织的生长情况。用手指沿按压隧道和出口处皮肤，看有无疼痛和压痛。沿皮下隧道方向由内向外挤压，看出口处有无分泌物流出，观察分泌物性状良好外口应使用无菌生理盐水清洗伤口，然后用无菌棉签轻轻吸干或晾干后，用温和、无刺激的0.5%碘伏溶液，以出口处为圆心，由里向外环形擦洗。注意不要让碘伏溶液流入出口处。顺应导管自然走形固定。用柔软、透气性良好的敷料覆盖。距离出口6 cm以外蝶形胶布固定导管再调转管方向。外口愈合良好后（一般2~3个月）可不用覆盖。换药后将外接短管放入腰袋中，固定。

（5）观察效果：经3周有效的换药及静脉抗生素治疗，现导管出口处没有分泌物，红肿消退。出院后口服头孢克洛胶囊（希刻劳）0.25 g tid，口服1周；出口换药qd，注意无菌操作，直至导管出口处完全愈合。

2）饮食管理

建议腹膜透析患者蛋白质摄入量为1.2~1.3 g/（kg·d）。饮食清淡，低盐低脂低磷饮食。

2.评价

通过上述两方面的健康管理，综合评价患者的健康教育内容掌握情况。该患者对健康教内容整体掌握好，继续目前的健康管理计划实施。

六、选择题（1~4题为单选题，5题~10题为多选题）

1.腹膜透析的禁忌证不包括（A）

A.急性胰腺炎　　　　　　　B.腹膜广泛粘连

C.腹腔内血管疾病　　　　　D.严重肺功能障碍

E.腹膜缺损

2.腹膜透析常见并发症不包括（D）

A.出血　　　　　B.隧道炎　　　　　C.腹膜炎

D.失衡综合征　　E.透析液渗漏

3.以下哪项运动不适合腹透患者（C）

A.散步　　　　　B.打太极拳　　　　　C.举重

D.快走　　　　　E.练太极剑

4.对腹透导管出口处的护理方法中不正确的是（C）

A.导管固定良好

B.保持出口处清洁干燥

C. 出口处皮肤应用酒精消毒

D. 出口感染时可局部用莫匹罗星软膏涂擦

E. 出口处痂皮用生理盐水软化后去除

5.腹膜透析的基本原理包括（AC）

A.弥散　　　　　　　B.吸附　　　　　　　C.渗透

D.对流　　　　　　　E.吸收

6.腹膜透析的主要方式包括（ACDE）

A.持续不卧床腹膜透析

B.持续卧床腹膜透析

C.持续循环式腹膜透析

D.间歇性腹膜透析

E.自动化腹膜透析

7.腹膜透析过程中出现腹痛时的处理方法包括（ABDE）

A.减慢引流速度

B.减慢灌注速度

C.尽量引流干净腹腔内腹透液

D.腹透液温度加热至37℃左右

E.腹腔内腹透液不要引流干净

8.腹膜透析饮食原则包括（ABCE）

A.避免高磷食物

B.富含优质蛋白食物

C.控制水盐摄入

D.避免高蛋白食物

E.富含纤维素食物

9.腹膜透析相关性腹膜炎发生的诱因包括（ABCDE）

A.腹膜透析换液操作不规范　　　　　B.呼吸道感染

C.严重便秘　　　　　　　　　　　　D.导管破裂

E.隧道感染

10.导管出口处护理的方法（ABCDE）

A.观察出口处　　　　　　　B.按压隧道

C.挤压出口处　　　　　　　D.擦拭出口处

E.询问患者

（周雪丽　刘霞）

第六节　肾移植患者的健康管理

一、肾移植概述

（一）肾移植的概念及分类

1. 肾移植的概念

肾移植是指用手术的方法将保持活力的肾脏移植到自己或另一个体内的过程，是治疗终末期肾病的有效方法。献出移植肾的个体称为供体，接受移植肾的个体称为受体。

2. 肾移植的来源

（1）活体肾移植。其来源于健康个体，供、受者之间有亲属关系。目前我国法律只允许亲属（三代以内血缘关系，结婚3年以上或育有子女夫妻）活体肾移植。

（2）尸体肾移植。其来源于心脏死亡和脑死亡的器官捐献患者。

（二）国内外肾移植的发展与现状

我国人体器官移植中肾移植工作起步早，实践例数和临床效果均居首位。随着免疫抑制剂的不断研制和应用，减少了排斥反应的发生率，进一步提高了肾移植物的存活率。2017年，美国接受肾移植手术已超过1.9万人，其中公民逝世后捐献肾移植达1.4万人，活体肾移植近0.6万人，肾移植术后一年、三年肾存活率分别为96.4%、91.5%。

同年，我国接受肾移植手术10 793人，其中公民逝世后捐献肾移植9 040人，亲属活体器官捐献肾移植1 753人。我国肾移植水平已经位居国际前列，肾移植术后一年、三年肾存活率分别达97.9%和92.6%。

（三）肾移植的适应证及禁忌证

1. 适应证

经肾脏内科医生确诊的，内科治疗不能逆转的终末期尿毒症，一般60岁以下为宜。由于移植技术的完善和新的免疫抑制的发展，对受者适应证范围较以前放宽。

2. 绝对禁忌证

（1）术前全身性的严重感染，包括活动性肺结核、活动性肝炎等。

（2）预计术后遵医行为差，如精神病。

（3）严重影响预后的并发症和合并症，包括活动性溃疡病、恶性肿瘤、顽固性心功能衰竭、凝血功能障碍、弥漫性血管炎等。

3. 相对禁忌证

（1）乙肝或丙肝病毒血清学阳性。

（2）难以控制的糖尿病。

（3）活动性系统性红斑狼疮。

（4）体重超过标准体重30%。

（四）肾脏移植技术

1. 供肾切除

（1）脑死亡供肾。采用腹部大十字切口，切开腹膜，完全游离肾脏，在骨盆入口处髂总动脉前方找到输尿管，游离输尿管至肾下级水平，结扎腹主动脉远端，立即以冷保存液灌注腹主动脉（原位低温灌注），结束热缺血时间，见肾脏灌注苍白后，分别切断肾动脉和肾静脉，整块切取双肾，并转送至手术间或放入肾袋中冷保存。

（2）心脏死亡供肾。心搏停止后，需尽快缩短热缺血时间。取肾步骤可分为原位低温灌注再整块切取肾脏，或整块切取肾脏后离体灌注，或分侧切取肾脏后离体灌注。

（3）活体供肾。必须保证供肾者的安全，同时要求热缺血时间尽量缩短。手术采用开放式或者腹腔镜肾切除术，取第十一肋间切口，逐步游离肾脏、输尿管、肾动脉及肾静脉，切断血管取出肾脏。

2. 供肾修整与保存

供肾修整的目的是修去肾门过多的脂肪、肌肉组织及肾上腺，整理出完整的肾动脉、肾静脉及输尿管。器官保存的目的是使离体缺血的器官保持最大的活力。

3. 手术方式

肾移植术式已标准化，即移植于髂窝内，将供肾动脉与受者髂内动脉端端吻合、移植肾静脉与受者髂外或髂总动脉端侧吻合，输尿管直接种植于膀胱。

见图2-4-7、图2-4-8。

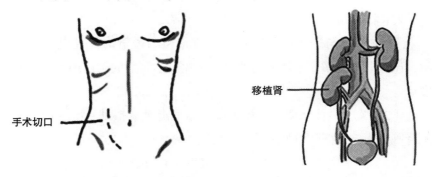

图2-4-7　肾移植手术切口示意图　　图2-4-8　肾移植术后体内肾脏示意图

二、肾移植围手术期管理

（一）肾移植术前的管理

1. 术前评估

（1）致敏病史。详细询问有无致敏事件，包括输血的时间及次数、妊娠次数与既往有无切除失功的移植肾或中断免疫抑制剂的使用等。

（2）免疫学选配。①ABO血型，供、受体的ABO血型应符合输血原则，但如对受者做某些特殊的术前处理，血型不合的肾移植也可获得成功。这些处理包括血浆置换及免疫抑制剂治疗等，目的是清除血浆中的天然抗体。②组织相容性配型，包括人类白细胞抗原（human leukocyte antigen，HLA）、群体反应性抗体（panel reactive antibody，PRA）和补体依赖淋巴细胞毒性试验（complement-dependent cytotoxicity，CDC），而 HLA 配型是整个组织配型中最重要的一环。HLA-A、B、DR 3 个位点抗原的错配数量是衡量供者和受者 HLA 匹配程度的传统标准，错配数量增加与术后新发供者特异性抗体相关，并且是导致移植物排斥反应的重要因素。③患者的依从性，评估患者在接受药物治疗时必须展示可信赖程度，对于依从性差的患者，应进行充分评估，尽早进行干预或治疗。

2.术前教育

（1）移植与透析的优劣比较。对移植和透析的优劣点进行讲解，让患者及家属充了解移植的风险、免疫抑制剂的副作用、术后并发症等。

（2）关于供体来源。供体来源于居民逝世后捐献肾脏和活体捐献肾脏，皆需要符合相关法律伦理规定。

（3）关于生活方式干预。了解患者是否存在阻碍患者移植的高危因素。鼓励和劝导患者术前尽早戒烟、控制高脂血症、控制体重在合理范围内。

（4）关于心理护理。术前对患者及家属介绍手术方案和将接受的治疗，使他们了解相关移植的基础知识，减少对手术的恐惧与不安。

3.术前准备

（1）术前身体准备包括术前充分透析、控制和消除体内感染灶、纠正贫血、改善营养、纠正心血管异常、戒烟、呼吸训练等准备，其目的是提高手术的耐受性。

（2）术前药物的准备，包括：①免疫抑制剂，术前或术中即开始使用，具体药物剂量、用法及用药时间需根据受者情况及各移植中心规范决定。②降压药物，术晨服用常规降压药维持血压稳定。③术中带药，术前准备抗生素、注射用甲泼尼龙琥珀酸钠（甲强龙500 mg）、托拉塞米注射液50 mg、肝素注射液25 000单位。③肠道准备，术前禁食8小时，禁饮4小时（术日晨可少量饮水服用免疫抑制剂和降压药）。术前不常规灌肠或肠道清洗准备，术日晨自动排空肠道。④皮肤准备，术前一日清洁皮肤，如洗澡（女患者应注意清洗会阴部）、洗头、修剪指（趾）甲。⑤术前个人准备，术晨更换清洁的病员服，排空大小便；需要取下义齿、发夹、眼镜、手表、首饰（如项链、戒指和耳环等）交给家属保管。⑥准备监护病房，消毒病室，准备心电监护仪、微量泵、输液泵等术后相关物品的准备。

（二）肾移植术后的管理

1. 隔离病房的管理

肾移植术后患者由于术前机体基本情况较差，加之手术对机体的创伤与免疫抑制药物的使用，机体免疫力低下，容易感染，因此，术后受者须住隔离病房，实施保护性隔离，严格控制家属探视时间为1小时，并控制探视家属数量，对于有感冒或可疑感冒家属，禁止入室。对于活体亲属供者探视不设限探视时间，指导手卫生及口罩佩戴正确，增加活体供、受者接触，减少供、受双方术后担心和忧虑，同时增加康复的信心。

2. 六大生命体征监测

（1）血压监测。肾移植术后维持良好的血压对移植肾血流灌注以及移植肾功能恢复有重要意义，因此对血压的监测及管理尤其重要。术后成人高血压发生率在50%～80%，因此术后每2小时需测量并记录血压，必要时监测中心静脉压，术后第三天血压平稳后，可根据情况逐步延长测量间隔时间，如一日4次。测血压时避开动静脉内瘘肢体，否则会引起测量值不准确，甚至因加压引起动静脉内瘘破裂。术前血压正常的患者，术后血压应维持在130/80 mmHg，但若血压过高，须遵医嘱及时服用口服降压药如苯磺酸氨氯地平片（络活喜）、非洛地平缓释片（波依定）、硝苯地平控释片（拜新同）等药物，还可用静脉微泵泵入硝酸甘油、硝普钠、盐酸尼卡地平注射液等降压药。若术后血压偏低则需要及时处理，可用多巴胺静脉微泵泵入。

（2）体温监测。体温是肾移植术后排斥反应和感染的敏感指标，因此体温的监测不容忽视。术后7天内一日4次 监测体温并记录，如患者出现不明原因的高热，应鉴别是感染还是排斥反应引起的高热。

（3）脉搏。脉搏的快慢与血压有一定的关系，术后早期出现脉搏增快并血压下降，应注意有无出血的可能。

（4）呼吸。术后患者呼吸一般正常，给予鼻塞吸氧3L/min，至少使用3天，并保持血氧饱和度达到95%。咳嗽和深呼吸是预防肺部感染的主要方法，此外，鼓励患者早期下床活动，减少呼吸道感染的发生。

（5）意识。严密观察患者意识的变化，注意有无意识淡漠的休克早期表现。如患者出现烦躁、幻觉、失眠等精神症状，常与应用免疫抑制剂有关，严密监测免疫抑制剂血药浓度，做到药物的个体化治疗。

（6）疼痛。术后采用表情评估和数字量表评估患者疼痛，若评分≥4分，及时汇报医生给予处理，指导使用镇痛泵的患者自主给药。

3. 液体管理

（1）多尿。由于受者术前常存在不同程度的水钠潴留，术后24小时内大多数患者出现多尿，钠、钾离子随尿排出增多，如不及时补充钠、钾离子，容易导致低钾、低钠及严重脱水，因此应根据电解质化验结果补充钾、钠，防止发生电解质、酸碱平衡紊乱。

（2）少尿。部分患者肾移植术后没有明显的多尿，术后24小时内尿量宜维持在300 ml/h以上，不少于100 ml/h。当尿量＜100 ml/h时，可适当使用利尿剂；肾移植术后如果每小时尿量＜30 ml，应判断有无血容量不足，部分患者因术前透析脱水过度、术中出血较多，如未能及时补充，会引起血容量不足，出现少尿。如果在短时间内加快输液速度，尿量随之增加，即可认为是容量不足，需调整补液速度，血容量补足后才可利尿。少尿和无尿是肾移植术后常见的临床表现，通常少尿期越长，病情越严重，预后越差。如果尿量突然下降，应检查导尿管是否通畅，血压是否稳定，液体出入量是否平衡等。对少尿或无尿的患者应严格加强电解质的监测，以防出现高钾血症。

4. 实验室检测

肾功能及电解质检查是反映肾移植术后患者体内水电解质平衡的直接指标。肾移植术后需每天监测肝肾功、电解质及血常规，待肾功能恢复后改为每周2次，以后逐渐延长监测间隔时间。尿常规检查能反映肾功能及尿路感染情况。怀疑尿路感染者须及时查尿常规。

5. 伤口及引流管管理

（1）伤口护理。伤口护理是预防感染的重要关口。术后严密观察伤口有无渗血渗液，如有渗液渗血，及时更换伤口敷料；如伤口有异常，及时告知医生，必要时取伤口处分泌物做培养。在更换敷料的过程中严格遵循无菌原则，预防感染。伤口无感染、恢复良好者一般在术后12~15天拆线。

（2）血浆引流管护理。观察并记录血浆引流液的量、色和性质；定时挤压引流管并保持负压状态，防止扭曲受压，保持引流的通畅；妥善固定引流管，防止脱落。术后3~7天，24小时引流量＜50 ml，即可拔出血浆引流管。

（3）尿管护理。由于肾移植术后早期多有肉眼血尿，尿中常伴有小的血凝块或组织碎片，容易堵塞尿管，需要定时挤压尿管，保持尿管引流通畅，并妥善固定。患者术后都留置有双J管，如果尿管堵塞会造成尿液逆流，不利于肾功能的恢复。一般术后21天左右在膀胱镜下拔除双J管，拔除双J管后要观察患者的自解小便量及颜色，判断有无堵塞或出血等不良情况发生，以便及时处理。

6. 口服免疫抑制剂管理

严格按照医嘱定时、准确使用免疫抑制剂。术后根据病情变化检测免疫抑制剂药物浓度，以指导免疫治疗。同时观察患者是否发生免疫抑制剂毒副作用。

7. 术后活动管理

术后返回监护室，患者意识清楚即可使用枕头，并适当抬高床头，指导病人至少每2小时翻身一次，指导床上活动双下肢及踝泵活动，每天3组，每次5分～10分钟，预防静脉血栓塞症发生。术后第1天可根据患者的病情及耐受性协助其下床活动，以步行活动为主。活动量应循序渐进，以患者能耐受为原则。当管道拔除之后，下床活动目标为每天2小时。

8. 术后饮食管理

术后6小时可少量饮水，应无呛咳、恶心、呕吐等不适。术后第一天选择进食少量稀饭等流质饮食，术后第二天根据情况给予少量易消化饮食，少量多餐，逐渐加量。由于患者免疫功能低下，故食物一定要新鲜，不食冷、硬、不洁及腐烂变质的食物，同时注意餐具的卫生。

三、肾移植患者的健康管理

（一）病情评估

（1）医生和护士协同全面评估患者的病情。通过询问及查看患者自我检测日记，评估患者术后的恢复情况及排斥反应的发生情况，并发症及药物毒性的发生情况，免疫抑制剂的调整情况，近期肾功能的变化情况、体温、脉搏、呼吸、血压、尿量、体重等。检查患者有无浮肿、贫血、心肺及腹部有无异常体征，移植肾的大小、质地及有无压痛，患者的饮食、睡眠、大小便是否正常等。

（2）评估患者实验室指标，如血常规、尿常规、血生化、免疫抑制剂药物的浓度监测等，根据病情增加肿瘤标志物、病毒、结核、群体反应性抗体等检查。

（3）评估患者的影像学检查，如肺部胸片或CT平扫、腹部和泌尿系统B超检查；女性需行乳腺和妇科方面的检查，男性要进行前列腺方面的检查。

（4）评估患者的心理状态、生活习惯、职业、社会支持等整体情况。

（二）制订计划

拟从患者饮食管理、药物管理、运动管理、居家自我病情监测、心理和随访管理等方面制订健康、有效的计划方案。

（三）实施计划

1. 饮食管理

（1）规律性用餐，饮食规律，定时定量，避免暴饮暴食。餐具用后定期煮沸消毒。

（2）注意饮食卫生，特别是在夏季和秋季，生吃瓜果时一定要清洗干净，防止病从口入。

（3）合理优质蛋白质摄入。由于免疫抑制剂的长期使用，不同程度地影响着机体代谢，增加蛋白质的分解，抑制蛋白质的合成。蛋白质分为植物蛋白质和动物蛋白质，植物蛋白质代谢后会产生大量胺，加重移植肾负担，宜少食用，因此肾移植术后患者应以优质蛋白摄入为主。每日摄入量：推荐术后早期，每日每千克体重摄入1.3~2 g蛋白质。康复期为每日每千克体重摄入1.2~1.5 g，如300 ml牛奶或2个鸡蛋或50 g瘦肉可以供给9 g蛋白。优质蛋白食物也并不是吃得越多越好，因为蛋白质过多会加重移植肾的负担，影响移植肾功能。优质蛋白主要来源于动物，如鱼肉、瘦肉（以禽类为主，如鸡、鸭、鹅肉等）、蛋类和奶类。植物蛋白，如大豆、花生等应少食。

（4）低胆固醇食物。服用的免疫抑制剂本身会引起高脂血症，使血管硬化，影响移植肾供血，如果进食高胆固醇食物会加重高脂血症，油腻食物中富含脂肪和胆固醇，因此，应尽量少吃油腻和富含胆固醇的食物。每日摄入量：推荐每日胆固醇的摄入量控制在 300 mg 以内。脂肪酸的摄入量不超过总热量的30%。富含胆固醇的食物有动物内脏、蛋黄、蟹黄、鱼子、猪蹄、鸡皮和肉皮等。

（5）忌用提高免疫功能的食物及保健品。术后如果服用提高免疫功能的食物及保健品会增加机体免疫力，降低免疫抑制剂的作用，诱发排斥反应，因此禁食用保健品。提高免疫功能的食物及保健品有白木耳、黑木耳、香菇、蜂王浆、人参、黄芪、党参、灵芝等。

（6）补钙。免疫抑制剂的使用会抑制钙质的吸收，增加排出，时间长了就会导致骨质疏松，表现为腰痛、骨关节痛、手足抽搐等，因此要注意补钙，当然也不能过量补钙，否则会加重肾脏负担。补钙以奶制品为最好，奶制品不但含钙高，吸收率也高，补钙的同时还得注意补充维生素D，多进行些户外活动。

（7）低盐饮食。肾移植术后终身服用的免疫抑制剂如激素等本身就易引起水钠潴留，如食盐过多就会诱发水肿、高血压等，因此移植肾功能恢复后也需进食清淡饮食。每日摄入量：推荐每日摄入盐量为3~4 g，无高血压、水肿、尿少者食盐，每日摄入量不超过6 g（普通牙膏盖每盖容纳约6 g食盐）。含盐丰富的食物有腌制食品、泡菜、豆腐乳等。

（8）多吃新鲜水果、蔬菜等富含维生素的食品，少吃易过敏的海产品，如虾、蟹等。不吃柚子，因为柚子会影响肝脏对环孢素等免疫抑制剂的代谢。

2. 药物管理

1）免疫抑制剂

免疫抑制剂是一类通过抑制细胞及体液免疫反应而使组织损伤得

以减轻的化学或生物物质，可抑制机体异常的免疫反应，即预防宿主抗移植物反应和移植物抗宿主病。肾移植术后机体的免疫系统会对异体肾脏产生强烈的排斥反应，为了使移植肾能在受体体内长期存活，不被排斥，患者需要服用免疫抑制剂来抑制机体的免疫反应。因此，不管移植肾功能正常与否，只要移植肾在身体内，肾移植患者都需终身服用免疫抑制剂。

注意事项：为确保免疫抑制剂的正确使用，服用期间需要注意"二定四注意"。

（1）定时间，每天固定时间服药，特殊情况下如需更改时间，变动范围不超过半小时。

（2）定剂量，严格按医生的处方剂量服用，不得擅自随意调整药物剂量。

（3）注意服用方法，泼尼松宜在餐后半小时服用，不要空腹服用，餐后服用可减少对胃黏膜的刺激；霉酚酸酯、他克莫司和环孢素每天服用2次，中间间隔12小时。因食物会影响药物的吸收，故以上三种药物应于餐前1小时或餐后2小时服用。环孢素为亲脂分子，与脂溶性食物同服可以提高其生物利用度，可以用牛奶或橙汁稀释后服用。

（4）注意药物的相互作用。同时服药的其他药物，可能会与免疫抑制剂发生相互作用，若需要应用其他药物，一定提前咨询专科医生，知晓与免疫抑制剂合用有无不良反应。

（5）注意药品储存。药物应放于原装瓶或原装盒内，存放于干燥、干净、阴凉、避光处，建议储存于15～30℃室温中。

（6）注意购买。请通过正规渠道购买药物，避免因假药或药物质量不符合要求而导致排斥反应的发生。

2）降压药

高血压导致移植肾功损伤，增加了移植肾功能衰竭的风险，而移植肾功能损伤可能会进一步加重高血压，从而形成恶性循环，因此，及时治疗高血压尤为重要。

注意事项：同腹膜透析（见第七章）。

3. 运动管理

（1）肾移植术后由于长期服用抗排斥药物，易发生高血压、高血脂、糖尿病、肥胖等并发症，而这些并发症往往是影响移植肾长期存活的重要因素，通过适当的体育锻炼可以在一定程度上延缓这些并发症的发生。

（2）循序渐进运动。肾移植术后的前6个月期间，患者进行任何高强度运动计划之前都应和医生进行沟通。运动锻炼要循序渐进，从低强度的运动开始，开始运动前做5~10分钟的热身运动；开始运动后，先做5~10分钟轻度运动；根据个人的实际情况逐渐加大运动强度；结束运动前做10分钟左右的恢复运动。一般每周3~4次，每次20~30分钟，运动量以心率稍稍增快为宜。

移植后1个月，可以适当进行一些轻度的活动，如散步、做家务、做一些简单的太极拳动作等，不要做俯卧撑或下蹲运动；移植后3个月，可以适当进行一些中度的运动，如快步走、慢跑、上下楼梯、打太极拳等；移植后1年，要在生活中坚持打太极等一两项有氧运动，还可以根据个人的身体状况，增加一些保健体操或力量性项目。

（3）运动时的注意事项：运动时注意保护移植肾脏，不宜牵拉、挤压移植肾区，更不宜冲撞。运动中避免阳光照射，日照强烈时不要外出运动，必要时涂抹防晒霜或携带防晒用具。饱餐后不宜运动，运动后不宜马上进食，运动后不宜饮冷水，也不宜洗冷水澡或蒸桑拿。

（4）肾移植术后半年或者一年，只要病情稳定，身体状况良好可以正常参加工作，这对于移植肾的长期存活率和患者的康复都有很大的好处，能够有助于肾移植患者保持良好的心理，增强生活的信心，并能减轻家庭和社会的经济负担。但肾移植术后患者仍然是一个特殊群体，剧烈的体力劳动和体育运动中的碰撞，易使移植肾损伤，应避免重体力劳动和不洁的工作环境。另外，在工作的同时，也要留出定期复查的时间。

（5）肾移植术后半年内身体处于恢复期，且需要频繁地复查，因此不建议出游；半年后身体情况逐渐恢复正常后可以出游。外出旅行时应注意如下几个方面：

a.旅行前评估。肾移植患者在旅行前应咨询专科医生旅行计划的可行性，评估旅行目的地有无流行或爆发性疾病的发生，了解当地的卫生保健条件以防旅行过程中患病需要医学治疗。

b.旅行时注意事项：旅行前做好充分的准备工作，除准备好日常生活用品，携带原始包装的超过旅行时期1周的药物，包括免疫抑制剂（必带）、降压药、抗生素、降温止泻、抗过敏等药物。建议携带自身的医疗记录和目前使用的药物处方复印件，以防不能按时返回。如果旅行地有常见流行性疾病，可出发前咨询是否可以免疫接种灭活疫苗。

c.旅行中常见疾病：腹泻是最常见的疾病，应知道如何正确饮食和饮水，避免使用未经高温消毒的奶制品和未煮熟的食物，只饮用开水或瓶装水，不饮用不清洁或冰的饮料。如发热、呕吐、腹泻严重，应及时就医。呼吸道感染是旅行中第二常见的感染，受者外出时带好口罩，预防蚊虫叮咬。

4.居家自我病情监测管理

（1）血压监测。患者要掌握正确监测血压的方法，测量血压前半小时避免剧烈活动、进食及情绪激动，正常血压范围应低于140/90 mmHg。每天使用固定血压计在固定的时间和部位测量血压并做好记录。常规每天测量血压1~2次，如出现头痛头晕等不适，应随时监测。

（2）尿量监测。肾移植术后需要长期监测尿量，因为尿量是反应移植肾功能好坏的主要指标之一，患者应准确记录24小时尿量。患者应保持每天尿量2 000~3 000 ml，尿量与饮水量和出汗的多少有关。

（3）体重监测。每天清晨在同一状态下测体重，最好在清晨大小便后、早餐前测量，注意体重控制，肥胖会增加肾脏负担，体质指数（BMI）应控制在18.5～23.9 kg/m²范围内[BMI=体重（kg）÷身高²（m²）]。如果体重连续每日增加超过0.5kg，或者每月体重增加超过5 kg，应及时就诊。

（4）体温监测。每日测量2次，掌握正确监测体温的方法，测量体温前半小时应避免剧烈活动和进食，保证腋窝干燥。腋温正常范围是36.1～37℃，如当日连续3次腋温超过37.5℃，若伴有畏寒、寒战、咳嗽、咳痰或者尿频、尿急、尿痛等，应考虑感染。

（5）移植肾自我监测。每日触摸移植肾区，触摸时躺在床上，放松腹肌，轻压肾脏，判断有无压痛、胀痛、质地变硬等情况，出现异常及时就医。

（6）皮肤监测。注意观察全身皮肤有无皮疹、痤疮、痣、肿块或不愈合的溃疡，出现异常情况应及时就医。

（7）教会患者正确记录肾移植病人监测日记表。为患者设计和准备自我监测日记表，并指导患者正确记录方法。监测日记记录全面，对照比较方便，提供有效、准确的诊疗信息，有利于医生诊治以及患者对自己病情的了解。日记表包括血液检查结果、每天的体温、血压、尿量以及口服药物种类、剂量等。可参考表2-4-14进行记录。

（8）教会患者正确识别排斥反应。人体对任何进入身体的异己组织都会有排他性，医学上称为排斥反应，常见的症状：发热、全身不适、乏力、腹胀、食欲不振、心动过速、关节酸痛、血压升高及不明原因的情绪改变等，伴有移植肾区胀痛、少尿或无尿、水肿、体重增加、血肌酐升高、尿素氮升高等。如出现上述症状，需及时就医。

（9）教会患者正确预防感染。具体如下：

a.正确手卫生。患者掌握正确的洗手方法，注意手卫生，有效预防感染的发生。

表2-4-14 肾移植病人复查登记表

姓名：　　性别：　　年龄：　　手术时间：　　有无抗体：　　诱导用药：　　供肾来源：

时间	尿常规			血常规				肾功						肝功						药物浓度			其他药物使用情况	备注（记录各种特殊处理，并发症等）
年月日	尿蛋白	白细胞	红细胞	血红蛋白	红细胞计数	白细胞计数	血小板计数	肌酐	尿素氮	血尿酸	血清胱抑素C	肌酐蛋白比	血糖	总胆红素	直接胆红素	总蛋白	白蛋白	丙氨酸氨基转移酶	门冬氨酸氨基转移酶	FK或环孢素	骁悉/赛可平	西罗莫司/米芙		

b. 正确戴口罩。患者掌握正确戴口罩的方法，外出戴好口罩，建议每天更换口罩。

c. 预防呼吸道感染。季节更替或天气变化大时注意及时加减衣服，防受凉感冒。家人有感冒时应注意相对隔离，避免相互传染。避免去人群密集的公共场所及疫情暴发地区。保持居住环境清洁，室内经常通风换气，有条件的家庭可以定期用紫外线照射消毒。应戒烟，并远离二手烟。如受凉感冒可服用抗感冒药物，多饮水，注意休息，有发热、咳嗽等症状及时就医。

d.预防皮肤感染。患者应勤洗手、勤洗澡、勤换内衣裤，清洗时用柔软的毛巾，干燥皮肤使用温和的沐浴露和润肤乳液。有皮疹者，及时就诊，应警惕是否是带状疱疹或水痘感染，在医生指导下用药，勿随意抓扯、挤压皮疹，避免感染加重。

e.预防肠道感染。注意饮食卫生，避免食用不新鲜、不清洁或生冷食物，避免暴食暴饮，避免辛辣食物。如腹泻、胃疼应及时就诊。

f.家中不要饲养家畜和宠物，避免接触感染病毒、细菌和寄生虫。

5. 疾病知识宣教

（1）关于肾移植患者的性生活。肾移植术后第一次性生活时间因人而异，要根据患者的身体恢复情况而定。建议1个月以上过正常的性生活。性生活不能放纵，以次日精神好、无疲劳感及腰酸痛等症状为适度。性生活前后应注意会阴部清洁，以防泌尿道感染。女性肾移植者要注意避孕，防止意外妊娠，一般不建议使用口服避孕药以及子宫内避孕器，建议使用避孕套避孕。坚决杜绝不洁性生活，防止艾滋病、淋病、梅毒等性传播疾病。

（2）关于肾移植者生育的问题。如有生育要求，不论男性或女性肾移植患者，准备受孕前请与移植医生讨论免疫抑制剂方案的调整，制订合理的生育计划，同时配偶也需要接受咨询。女性肾移植患者建议在术后2~5年妊娠，因为2~5年是移植肾功能比较稳定的时间，但怀孕过程中需要产科和移植肾专科医生的共同参与。生产后女性肾移植患者哺乳愿望需要综合讨论利弊。

6. 随访管理

随访可以及时跟踪患者移植肾的功能状况及病情变化；了解免疫抑制剂的疗效及不良反应，及时调整用药量，规范治疗；对患者进行健康指导，促进患者养成良好的生活习惯；对并发症患者及时诊断及治疗，防止病情进一步加重。因此肾移植患者定期随访非常重要，能有效提高患者的整体生活质量，是提高人和肾长期存活的金钥匙。

随访内容可根据患者移植时间的长短、病情、症状、体征的变化来调整复查的内容。

（1）病史询问：患者主诉，了解患者的病情变化及药物使用情况。

（2）体检：监测体温、脉搏、呼吸、血压、尿量、体重等，检查患者有无浮肿、贫血，心肺及腹部有无异常体征，检查移植肾的大小、质地及有无压痛。

（3）化验检查：常规检查项目包括血常规、尿常规、血生化、免疫抑制剂药物的浓度监测等，根据病情可增加肿瘤标志物、病毒、结核、群体反应性抗体等检查。

（4）影像学检查：包括肺部胸片或CT平扫、腹部和泌尿系统B超检查。女性需行乳腺和妇科方面的检查，男性要进行前列腺方面的检查。

随访重点：

（1）移植后6～12个月内，此阶段为移植近期，患者复查的主要目的是及时发现和处理急性排斥反应及监测感染情况。加强免疫抑制剂的血药浓度监测，及时调整药物的剂量。

（2）移植术后1年～5年，此阶段的随访重点内容是观察移植肾功能、药物的不良反应，积极处理并发症。

（3）移植术后5年以上，关注非免疫性因素和肿瘤，早发现，早治疗；对高血压、高血脂、高血糖等并发症及时进行干预性处理。

7. 心理护理

（1）肾移植术后患者过分关注身体功能的变化，缺乏安全感，如担心感冒，不敢出门，每天非常谨慎地测量尿量、观察尿量的颜色，担心排斥反应等并发症的发生。告诉患者术后可能会出现不同的并发症，应科学、正确、全面地对待问题，要有积极乐观的精神状态，良好的心态才会促进病情的稳定和康复。

（2）肾移植术后需要终身服用免疫抑制剂，除了各种不良反应，如体型改变、多毛症、痤疮、牙龈增生、手足震颤等影响形象，还会使患者抵抗力下降，容易感染，从而要求患者避免出入人多的公共场所，由此导致患者的社会活动下降，常常感到孤独，甚至出现人际关系敏感。患者应调整心态，重塑自我形象，主动寻求信息，积极参加各种活动，如肾友会、肾友联谊活动等，多加强交流、互动，调整好心情，积极地应对各种压力，逐渐融入社会中。避免消极应对，消除不良情绪。

（3）当患者出现自己不能排解的心理问题时，应积极寻求专业的心理医生进行心理治疗。

（四）效果评价

通过计划方案的实施，采用Likert 5级评分法，评估患者对健康教育内容整体掌握情况：1分为内容完全没掌握，2分为掌握小部分内容，3分为掌握一半内容，4分为掌握大部分内容，5分为内容完全掌握。通过评估患者的临床表现及各项指标，观察患者的改善情况。若病情改善，继续目前计划方案治疗；若病情没有改善，分析可能的原因，及时调整治疗方案和慢病管理方案。

四、常见误区

肾移植术后要服用补品。

这种说法是不正确的。肾移植术后，患者及其家属都希望其能早日康复，而且国内有术后需要进行滋补的传统思维和习惯，但肾移植患者术后需终身服用免疫抑制剂，如果服用人参、蜂王浆、西洋参、蜂王浆、党参、黄芪、枸杞子、白木耳、黑木耳、香菇等，会增强机体的免疫力，干扰免疫抑制剂的作用，甚至诱发排斥反应的发生，所以禁服这类所谓的补品。而冬虫夏草是一种名贵的中药材，虫草及其人工制剂具有较强的免疫抑制作用，能有效预防肾移植术后排斥反应，保护肝肾功能，改善低蛋白血症和高脂血症，刺激造血，降低术后感染概率，因此，术后可以服用冬虫夏草。

五、病例分析

（一）病史介绍和辅助检查

患者×××，男性，34岁，因"肾移植术后10月，少尿5天"入院。术后口服抗排异药物，如他克莫司（他克莫司缓释胶囊）、麦考酚钠肠溶片（米芙）、泼尼松（泼尼松）。10天前，患者回老家忘带抗排异药物，遂停药；5天前，患者出现移植肾区胀痛，伴有尿量减少；2天前，患者每日尿量减少至200 ml。入院后测体温37℃，脉搏89次/分，呼吸18次/分，血压156/89 mmHg；查体移植肾区轻微压痛，无反跳痛。辅助检查结果显示：血肌酐1 071 μmol/L，尿素27.3 mmol/L，血钙1.95 mmol/L，血钾3.44 mmol/L，肾小球滤过率4.79 ml/（min·1.73 m²），无机磷1.75 mmol/L，血红蛋白137 g/L，白细胞计数9.24×10^9 /L。

患者个人基本情况：汉族，离异，本科学历，与父母同住，家庭关系良好，无特殊爱好。中医医生，在诊所工作，每天工作时间10小时，活动半小时，睡眠8小时，喜清淡饮食。门诊办理慢性特殊疾病基本医疗保险。

治疗方案：

（1）一般治疗，低盐低脂优质蛋白饮食。

（2）口服药物，他克莫司缓释胶囊3 mg qd，米芙180 mg bid，五酯胶囊11.25 mg bid, 硝苯地平缓释片30 mg qd。

（3）静脉药物：氯化钠注射液100 ml+甲泼尼龙200 mg qd, 氯化钠注射液100 ml+注射艾司奥美拉唑（耐信）40 mg qd。

（4）每周规律血液透析3次。

临床诊断：移植肾功能不全（CKD 5期），急性排斥反应，急性肾损伤。

（二）健康教育

作为健康教育专职护士，简单介绍健康教育的主要内容。

1. 健康管理的主要内容

1）抗排异治疗

（1）药物治疗。遵医嘱予甲泼尼龙200 mg冲击治疗，注射艾司奥美拉唑40 mg保护胃黏膜，口服他克莫司缓释胶囊、米芙抗排异治疗，同时行血液透析。期间观察患者尿量、血肌酐，观察患者移植肾区有无疼痛、肿胀，观察药物的作用及副作用等。

（2）寻找停用免疫抑制剂的原因。追问患者的病史及术后定期随访情况。患者的检查结果均正常，感觉身体状态佳。3个月前患者出现四肢震颤、头痛、精力难于集中等，影响工作，患者将药物自行减量，2~3天服用一次他克莫司缓释胶囊、米芙，不适症状缓解，因体重增加，随之停用泼尼松。此期间未进行随访，食欲降低，自行服用中药调理。10天前患者回老家忘带抗排异药物，遂完全停用所有免疫抑制剂。该患者随意减药、漏服药物至停药，服药不依从是导致排斥反应发生的主要原因。

2）进行服用免疫抑制剂的健康教育

免疫抑制剂的用法、用量的准确性以及患者依从性是肾移植专职护士的工作核心之一。

（1）了解免疫抑制剂的毒性作用及不良反应和用药特点，有助于患者及时发现异常情况。患者出现了任何不适，如四肢震颤、头痛、精力难于集中等，千万不要自行调整免疫治疗方案，一定要及时告知移植专科医生，医生会根据药物浓度、免疫功能状态、手术时间、个体体重、年龄、病情及长期用药经验来调整。

（2）服用期间需要注意"二定四注意"。特别需要提醒的是，首先不要擅自服用各种中药，因一些中药可能会影响移植肾功能。其次，中药可能会与免疫抑制剂发生相互作用，所以患者在必须使用时一定要提前咨询移植专科医生的意见，取得同意后方可使用。

观察效果：经2周的抗排异治疗及血透透析，患者未诉移植肾区疼痛及压痛不适，血肌酐629 μmol/L，每日小便量约400 ml，严格遵医嘱口服免疫抑制剂，门诊继续随访。

3）饮食管理

建议肾移植患者蛋白质摄入量为1.2～1.3 g/（kg·d），待肾功能恢复至正常后建议低蛋白饮食，饮食清淡，低盐低脂低磷饮食。

2.评价

通过上述两个方面的健康管理，综合评价患者的健康教育内容掌握情况。该患者对健康教内容整体掌握好，继续目前的健康管理计划实施。

六、选择题（1～4题为单选题，5～10题为多选题）

1.肾移植绝对禁忌证不包括（E）

A. 活动性肺结核　　　　B. 精神病　　　　C. 恶性肿瘤

D. 凝血功能障碍　　　　E. 难以控制的糖尿病

2.术前身体准备不包括（D）

A. 充分透析　　　　　　B. 纠正贫血　　　　C. 纠正心血管异常

D. 个人卫生准备　　　　E. 呼吸训练

3.肾移植手术不正确的是（E）

A. 肾脏移植于髂窝内

B. 供体肾动脉与受体髂内动脉吻合

C. 供体肾静脉与受体髂外静脉吻合

D. 输尿管种植于膀胱

E. 肾移植术式未标准化

4.肾移植术后少尿的原因不包括（C）

A. 尿管堵塞　　　　　B. 术中出血较多　　　　C. 术前补液不足

D. 术前透析脱水过度　E. 术后入量不足

5.肾移植术后禁服用下列哪些补品（ABDE）

A. 人参　　　　　　　B. 当归　　　　　　　　C. 冬虫夏草

D. 蜂王浆　　　　　　E. 黄芪

6.肾移植术后的饮食原则（ABCD）

A. 低盐饮食　　　　　B. 低胆固醇饮食　　　　C. 优质蛋白饮食

D. 清淡饮食　　　　　E. 高糖饮食

7.服用免疫抑制剂期间需要注意"二定四注意"（ABCDE）

A. 定时间　　　　　　B. 定剂量　　　　　　　C. 注意服药方法

D. 注意药物相互作用　E. 注意药品购买及储存

8.肾移植术后1个月可以做哪些运动？（ABE）

A. 散步　　　　　　　B. 做家务　　　　　　　C. 俯卧撑

D. 下蹲运动　　　　　E. 简单的太极拳

9.肾移植术后排斥反应表现为（ABCDE）

A. 少尿或无尿　　　　B. 血肌酐升高　　　　　C. 血压升高

D. 移植肾区胀痛　　　E. 体重增加

10.肾移植术后1~5年随访的重点内容是（AD）

A. 观察移植肾功能　　B. 肿瘤　　　　　　　　C. 高血压

D. 药物不良反应　　　E. 监测感染情况

（肖开芝　胡晓坤）

第五章

特殊人群CKD的健康管理

第一节　儿童肾脏病的健康管理

一、概述

根据查阅到的文献，0～18岁作为儿童期通常的年龄界定，专家们在进行研究时沿用了这一概念，儿童肾脏病就是指发生在这个年龄段的肾脏病。2016年第十一个世界肾脏日的主题是"肾脏病与儿童"，宣传口号是"早期行动，预防肾病，从儿童抓起"，这是肾脏病日首次聚焦儿童肾脏疾病。由于CKD起病隐匿，许多确诊的年轻CKD患儿很有可能在未成年就已经发病。由于儿童时期发病的CKD患儿较成年后发病的CKD患儿具有更长的病程，是终末期肾脏病的高危人群，预后较差。故CKD管理应从儿童时期开始尽早管理，并有必要终生管理，以提高患儿生存质量。据估计，在全世界范围内，CKD的患病率为8%～16%，欧洲儿童CKD 3～CKD 5期发病率为 11/100万～12/100万，日本3～15岁儿童CKD 3～5期患病率为2.98/10万。目前我国尚缺乏儿童CKD大规模的流行病学数据。与生理和智力成熟的成年人不同，儿童处于发育的形成阶段，因此特别容易受到CKD的不利影响。

儿童CKD引起的营养不良、代谢性酸中毒、矿物质和骨紊乱、贫血以及体液和电解质异常等会导致患儿生长障碍，长时间用药及医院门诊就诊或者接受住院治疗，会使患儿脱离群体，对其社会心理发育产生不良影响。同时研究证明，即使同样是健康青少年，儿童期曾有肾病或尿路疾病病史者与没有该类病史者相比，未来患ESKD的风险也是显著增加的。因此儿童期的肾脏健康对人的一生都是非常重要的。

二、儿童肾脏病的高危因素

（一）先天因素

1.早产/低出生体质量

胎儿的肾单位形成持续到妊娠34～36周，约60%的肾单位在妊娠晚期形成。越早出生，婴儿的功能性肾单位就越少，以后患CKD的风险就越高。一项对瑞典420万名活产婴儿的全国队列研究显示，20～43岁的成年人中，具有28周前早产史的个体CKD发病率是足月个体的3倍，具有28～36周早产史的个体CKD发病率是足月个体的2倍。国内外研究认为，低出生体质量与儿童CKD发病密切关联，这可能与胎儿孕期发育迟缓影响到了肾脏的发育成熟，导致肾小球数量和有效肾单位减少有关。

2.孕母疾病状态

母亲妊娠期糖尿病和高脂血症造成脂质代谢紊乱、血液黏稠度高，血流动力学异常，影响子宫内环境，导致肾脏发育不良的风险增加，进而出现肾单位数目先天性缺陷。

现有研究证实，以上情况造成有效肾单位减少的情况下，健全的肾小球将会代偿性增生和肥大以维持肾脏功能。而这种代偿性改变是以肾小球血流减少为代价的，肾小球血流减少又最终导致肾小球硬化，肾小球硬化加速损害肾单位，从而陷入恶性循环。

3.先天性心脏病

先心病增加了儿童期及成年期CKD的患病风险。对先心病患儿成年后调查显示，50%达到CKD诊断标准。研究表明，通过密切监测先心病患儿的高血压、蛋白尿和生物标志物，可以在儿童早期发现肾脏损伤，以便及早进行干预。

（二）后天因素

1.急性肾损伤

急性肾损伤（acute kidney injury，AKI）是住院儿童的常见问题，重症监护环境中发生AKI的儿童病死率明显增加。一项针对4 683名危重患儿的调查显示，这些患儿中26.9%在入院后28天内发生AKI。ICU或NICU中经常发生的AKI显著增加不可逆肾损害的风险，造成肾单位损失导致CKD。

2.高血压

高血压是成人发生CKD的主要危险因素。大数据显示高血压有明显的从儿童期向成人期延续的趋势。在瑞典和以色列的一项大型研究表明，青少年时期的高血压会增加中年人罹患终末期肾病的风险。有效治疗高血压相关高滤过引起的蛋白尿能够控制慢性肾病患儿的心血管疾病的风险，并延缓肾功能下降的速度。

3.糖尿病

糖尿病是仅次于高血压的成人CKD危险因素。糖尿病患儿中，微量白蛋白尿和高血压是CKD的独立、可叠加危险因素。一项对2型糖尿病青少年患儿的多中心研究显示，在3.9年的随访中，33.8%有高血压，16.6%有微量白蛋白尿。一项针对1型糖尿病青少年患儿的研究发现，16.1%有蛋白尿，12.3%有高血压。美国糖尿病协会建议，1型糖尿病患儿患病5年或10岁后，每年筛查微量白蛋白尿，并建议在诊断2型糖尿病时筛查微量白蛋白尿，之后每年筛查。

4.肥胖

肥胖是导致成人终末期肾病最常见的预测因素之一。纵向研究显示，肥胖儿童和青少年成为肥胖成年人的可能性是正常人群的5倍。据推测，肥胖可引起高滤过，导致局灶节段性肾小球硬。肥胖相关的血脂改变也会引起肾脏代谢紊乱。对于体质量指数（BMI）＞30kg/m²的肥胖症儿童，肥胖相关性肾小球疾病患病率显著上升。

5.年龄

研究发现，2岁以下和青春期的CKD患儿更容易发展到ESRD。研究认为这两个年龄段存在加速生长和体重增加，而肾功能不能代偿由于体重增加而增长的肾脏负担。

三、儿童肾脏病的病因

儿童CKD病因复杂，国内外差异较大。总体而言，发达国家儿童CKD病因多以先天性肾脏和尿道畸形（congenital anomalities of the kidney and urinary tract，CAKUT）为主，而发展中国家多以肾小球疾病为主，各研究儿童CKD具体病因构成不尽相同，且与成人CKD病因构成存在显著差异。国内多中心研究显示，1 268例慢性肾衰竭（CRF）患儿中有70%继发于后天获得性肾小球疾病，主要为慢性肾炎和肾病综合征（52.7%），先天性及遗传性疾病（24.2%）中，以肾发育异常和囊性疾病为主（17.7%），梗阻性尿路疾病、遗传性肾炎和先天性肾病不足5%。目前国内单中心流行病学调查结果差异较大，有研究显示后天获得性肾小球疾病仍为主要病因，也有研究显示先天性及遗传性疾病已呈明显上升趋势。尚有待多中心研究以更多地域更大样本量的群体来说明现状。

四、儿童肾脏病的治疗

（一）原发病的治疗

不论其原发病是先天性及遗传性疾病，还是后天获得性肾小球疾病,都需要规范治疗、定期随访,尽量给予针对性的治疗方案,延缓肾脏功能的恶化。对于原发病不明的CKD要尽可能进行肾活检,以利于诊断及治疗。但有固缩肾和重度肾衰时需要谨慎。

(二)继发性因素或并发症的治疗

研究认为在CKD早期,肾脏通过增加健存肾小球滤过率,对病理损伤做出适应性反应,称为适应性超滤过反应。这种适应性反应长期持续可能导致健存肾小球的损害,造成肾脏功能的进一步恶化。因此,需要引起重视,对继发性因素或并发症给予有效处理。

1. 高血压

血压控制目标一般为随机血压水平小于相应年龄、性别和身高的第90百分位数。高血压的控制还应基于其程度、心血管疾病危险因素和靶器官的损害3个要素。此外,开始采用抗高血压药物时还要考虑CKD的病因和患儿的年龄。选用ACEI和ARB控制血压,部分患儿可延缓进行性肾损害的速度。

2. 贫血

使用肾脏EPO、口服铁剂治疗,以达到转铁蛋白饱和度至少20%、血清铁至少100 μg/mL。

3. 肾性骨病

通过限制饮食中磷的摄入或服用磷结合剂或活性维生素D,延缓或防止肾性骨病的发生发展。

4. 代谢性酸中毒

理想干预目标是血HCO3-维持在22~24 mmol/L。CKD患儿宜口服碳酸氢钠,剂量为1~2 mmol/(kg·d)矫正代谢性酸中毒,改善患儿蛋白质代谢和整体健康状态。同时碳酸钙可以结合血磷,并有助于矫正代谢性酸中毒。

5. 高脂血症

包括非药物治疗(改善生活方式、限制脂肪摄入、增加活动量等)和药物治疗(服用胆汁酸螯合剂、胆固醇吸收抑制剂、纤维酸衍生物或他汀类药物等）。

（三）替代治疗

肾脏的替代治疗包括血液透析、腹膜透析和肾移植。由于HD及PD各有优势及不足，需要根据患儿情况灵活选择。两者都只能部分替代肾脏的排泄功能，不能替代其内分泌和代谢等功能，肾移植是治疗ESRD的最佳途径。成功的肾移植可使患儿完全康复，但肾移植后需长期服用免疫抑制剂，有并发感染的可能，同时也增加了罹患恶性肿瘤的风险。

五、CKD患儿的健康管理

（一）坚持规范治疗

CKD的治疗是一个持久的过程，治疗过程中存在病情反复，疾病和药物作用可能会引起生长发育迟缓、外貌改变、身体不适等。以上因素均可导致患儿及家长失去耐心和信心或者自觉病情好转，无法坚持遵医嘱进行治疗。因此医务人员需要体察患儿及其家长的思想变化，及时帮助解决遇到的困难，肯定取得的成绩增进信心，督促规范治疗。

（二）饮食管理

对于CKD患儿来说，饮食选择要满足充足能量及优质低蛋白的总原则。因年龄以及是否接受透析和透析种类不同而不同。具体如表2-5-1、表2-5-2。

表2-5-1　CKD不同分期患儿能量、蛋白质推荐量

年龄	能量 [kcal/(kg·d)]	CKD 3期蛋白质推荐量 [g/(kg·d)]	CKD4期~5期蛋白质推荐量 [g/(kg·d)]
0~6月	100~110	1.5~2.1	1.5~1.8
7~12月	95~105	1.2~1.7	1.2~1.5

续表

年龄	能量 [kcal/（kg·d）]	CKD 3期蛋白质推荐量 [g/（kg·d）]	CKD4期~5期蛋白质推荐量 [g/（kg·d）]
1~3岁	90	1.05~1.5	1.05~1.25
4~13岁	50~70	0.95~1.35	0.95~1.15
14~18岁	100~110	0.85~1.2	0.85~1.15

表 2-5-2　不同透析方式患儿能量、蛋白质推荐量

年龄	血液透析		腹膜透析	
	能量[kcal/（kg·d）]	蛋白质[g/（kg·d）]	能量[kcal/（kg·d）]	蛋白质[g/（kg·d）]
0~6月	100~110	2.6	100~110	3
7~12月	95~105	2	95~105	2.4
1~3岁	90	1.6	90	2.0
4~10岁	70	1.6	70	1.8~2.0
11~14岁 （男）	55	1.4	55	1.8
11~14岁 （女）	47	1.4	47	1.8
15~18岁 （男）	45	1.3	45	1.5
15~18岁 （女）	40	1.2	40	1.5

　　学者将CRF饮食概括为"两低、两高、两适当、一限制"，也就是低磷低蛋白、高热量高生物价蛋白、适当微量元素、适当矿物质、限制植物蛋白。优质蛋白占蛋白质总摄入量的50%~60%，可选择鸡肉、鸭肉、鱼肉、猪肉、牛肉、蛋类等动物蛋白以及豆腐、豆浆、豆腐干等大豆制品。为避免主食中植物蛋白过多，需要选择低蛋白食物，如低蛋白大米、小麦淀粉、粉丝、藕粉、粉皮、低蛋白米粉、山药等。

　　CKD患儿液体摄入需要遵循量出为入的原则。首先记录出量，再根据公式"500 ml+前一天出量"计算第2天饮水量，出汗多时可增加

100～200 ml。钠盐摄入需要随病情变化及时调整，高血压、水肿并存时每天食盐摄入控制在2～3 g；水肿严重时每天食盐摄入控制在2 g以内或选择无盐饮食；少尿或无尿时最好控制在每天1.5～2 g；伴随肾小管功能障碍导致电解质丢失过多出现低钠时则需要及时补充钠盐。不存在以上症状时可按正常摄入钠盐，每天5～7 g。

CKD患儿需要控制高钾高磷食物的摄入。高钾食物包括豆类、口蘑、干桂圆、坚果以及杏、香蕉、樱桃等水果。高磷食物包括豆类、坚果、口蘑以及奶酪。

（三）运动

疾病稳定期应鼓励CKD患儿坚持运动。研究证明有氧运动能够降低CKD患儿罹患高血压和其他心血管疾病的风险，建议每周安排3次以上有氧运动，最好有4～6次。可以选择快走、慢跑、骑自行车、游泳等运动方式，每次30～60分钟。运动强度以患儿自己不觉疲劳为宜，判断强度是否适宜的小技巧，确保呼吸频率维持在能进行谈话的水平。同时限制每日静坐时间不超过2小时。

（四）关注心理健康

疾病治疗过程漫长、过程中病情反复、治疗导致外貌改变、治疗影响日常生活、治疗结局不尽如人意等，都可能带给患儿及其家庭沉重的心理负担。尤其是青春期儿童容易发生情绪波动，对CKD患儿而言疾病和药物的影响可能导致这种波动更加强烈。因此医护人员在治疗过程中要一直保持对患儿及其家长心理健康状态的敏感性，引导他们表达情绪，及时给予肯定和支持，鼓励病友间彼此支持都非常重要。对发生严重心理问题的患儿及其家长有必要给予心理干预。

六、小结

成人CKD既可以是儿童CKD的延续，也容易继发于儿童期已经存在的高危因素和疾病损害。因此从儿童开始做好CKD的预防和管理意义非常重大。

儿童肾脏病的健康管理，一方面要从原发病的早期发现、规范治疗入手；另一方面还需要关注存在高危因素的个体。在儿童CKD病因的原发病治疗过程中，通过随访落实个案管理，强调保证患儿及其照顾者的依从性，强化他们的健康行为，目的在于提高患儿生存质量，延缓疾病进程，保护肾脏残余功能，延长带病生存时间。对早产、低出生体质量儿，先天性心脏病、糖尿病、高血压患儿，发生过急性肾损伤的儿童以及肥胖儿应进行随访管理，定期筛查肾损伤指标，以便早期发现、及时干预。

因为CKD往往起病隐匿，缺乏治疗后果非常严重。而尿常规检查具有无创、经济、便捷的优势，常作为临床筛查肾脏病的首选检查。美国儿科学会曾建议在儿童时期进行两次尿检，一次在上学之前，一次在青春期。目前，很多国家已建立儿童中的筛查制度，我国部分地区也已开展在校学生的尿常规筛查。这有利于提高儿童CKD的识别率和治疗率，降低疾病负担。

七、常见误区

误区1 肾脏病患儿不需要严格限制钠盐摄入。

这种说法是不正确的。钠盐的摄入需要随病情及时调整。高血压、水肿时、少尿或无尿时、出现低钠时都有不同的适宜摄入量，而不存在以上症状时可按正常摄入钠盐。（具体推荐见"五、CKD患儿的健康管理"）

误区2 肾脏病患儿治疗过程中病情稳定即可减药。

这种说法是不正确的。肾脏病患儿的治疗是一个长期的过程，患儿对药物的反应差异很大，而且病情容易随年龄、身体状况变化而出现反复，规范治疗是患儿重获健康的基本保证。药物减量需要在随访下遵医嘱进行，减药过程中定期就诊，严密监测病情变化，完成相关检验检查，才能有效保证治疗结局。自行随意减药会使已有的治疗效果功亏一篑。

八、病案分析

（一）病史介绍和辅助检查

患儿×××，男性，13岁，因"反复蛋白尿、水肿1年，加重1周"入院。1年前，患儿因蛋白尿、水肿入院治疗，诊断为原发性肾病综合征，出院后门诊随访至今。患儿对激素治疗敏感，但经常因感染导致疾病反复，病程中多次出现感染后蛋白尿、水肿加重的情况。1月前门诊随访时，患儿及家长自觉病情平稳，向医生提出停用口服醋酸泼尼松，医生表示先减量。2周前患儿及家长自觉减量后病情仍稳定，自行停用了口服醋酸泼尼松。1周前，患儿无明显诱因出现水肿，以双下肢为甚，自行用试纸检测尿蛋白，发现转为阳性。患儿重新服用醋酸泼尼松，水肿未能缓解。2天前患儿出现咳嗽、咳痰、发热、感乏力，水肿进一步加重，无畏寒、寒战，无恶心、呕吐，无胸痛、腹痛等。1天前入急诊就诊。入院后测体温 38.6℃，脉搏 122次/分，呼吸 27次/分，血压132/89 mmHg，氧饱和度96%，查体双下肢水肿明显，阴囊水肿，双眼睑轻度水肿，咽部充血明显，听诊双肺呼吸音粗，可闻及不固定的散在干啰音和粗中湿啰音。辅助检查：白细胞计数15.3×10^{12}/L，其中，中性粒细胞占比0.8，超敏C反应蛋白63 mg/L；小便检查示尿蛋白+++，生化检查示白蛋白23.3 g/L。

患儿个人基本情况：身高162 cm，体重55 kg，初中二年级在读学生，学习比较紧张；父母工作忙，晚餐有时自己买外卖；作息时间规律；病前活泼开朗，爱运动，目前基本不参加体育锻炼。

治疗方案：

（1）一般治疗，心电监护监测生命体征，低盐低脂饮食。

（2）静脉用药，注射用头孢硫脒控制感染。

（3）口服用药，醋酸泼尼松20 mg qd，氢氯噻嗪25 mg bid，螺内酯20 mg bid，卡托普利片25 mg tid，双嘧达莫片25 mg tid。

（4）其他治疗，给予乙酰半胱氨酸雾化吸入治疗、机械辅助排痰。

临床诊断：原发性肾病综合征，CKD 1期，支气管炎。

（二）CKD 健康教育

作为CKD健康教育专职护士，简单介绍健康教育的主要内容。

1. 健康教育的主要内容

（1）休息。明显水肿时多卧床休息，同时注意适当活动，改变体位时宜缓慢，避免体位性低血压；水肿消退后可以恢复正常活动。

（2）保持皮肤完整性。着宽松棉质衣物，保持床单元整洁，阴囊水肿时给予水袋托起，保持皮肤清洁干燥；适当活动，避免长时间压迫同一部位，防止压力性损伤发生；如因严重水肿发生渗液时及时清洁消毒，预防皮肤浸渍和感染。

（3）观察水肿及体重变化情况。建议饮用矿泉水或白开水，避免饮用饮料、奶茶、碳酸饮料等；记录尿量，每日进水量为前一日尿量+500 ml，大量出汗时可增加100~200 ml/d，定期测量体重。

（4）控制血压及监测。每日定时、定部位、定体位、固定血压计测量血压并记录。

（5）呼吸道感染的护理。雾化吸入后给予机械辅助排痰，同时鼓励患儿有效咳痰。

（6）饮食指导。患儿BMI为22.10kg/m²尚属于正常范围，但受激素副作用影响出现了脂肪向心性堆积的倾向。指导患儿进食低盐低脂优质蛋白饮食，盐进食量为2 g/d，油为110 g/d，蛋白质为70 g/d，其中优质蛋白应占2/3。优质蛋白包括瘦肉、鸡蛋、牛奶、鱼肉、豆制品等，含优质蛋白质含量分别为：60 g鸡蛋＝8 g，50 g瘦肉＝（7~9 g），250 ml牛奶＝8 g，150 g豆腐＝（7~9 g）。建议使用植物油，避免食用油炸食品，如薯条、汉堡、炸鸡等，避免食用腌制食品和加工食品。

（7）运动管理。可从事日常家务活动及每次30分钟左右的有氧运动，但应避免重体力劳动，同时以自己不觉疲倦为宜。

（8）心理护理。患儿自服药以来体重增长明显，身高增长减缓，原本在同龄人中的身高优势已不存在。满月脸、长痤疮的外形改变让患儿产生了明显的自卑心理。因为生病反复看门诊、住院，时常请假也让患儿担心学业受到影响。虽然患儿活泼外向的性格目前并未明显改变，但已埋下隐患。鼓励患儿表达焦虑情绪，用病友事例鼓励患儿。

（9）疾病知识宣教。向患儿及家属强调激素的重要性，说明随意减量、停药可能带来的危害。讲解激素的副作用是可逆的，疾病完全康复后停药外貌改变能够恢复，减轻这方面的顾虑。强调青春期身体快速发育是肾脏疾病治疗的关键时期，尤其不能随意改变药物剂量。向患儿及家属强调饮食卫生的重要性，鼓励家属安排时间为患儿准备卫生营养的食物。鼓励患儿根据自身情况安排体育锻炼。

2.评价

住院期间对患儿进行评价，患儿对健康教育内容整体掌握较好，运动管理和心理护理方面需要继续加强。

九、选择题（1~4题为单选题，5~10题为多选题）

1.关于胎儿肾单位形成以下说法中正确的是（C）

A.胎儿的肾单位形成持续到妊娠28周~30周

B.约70%的肾单位在妊娠中期已形成

C.越早出生，功能性肾单位就越少，以后患CKD的风险就越高

D.只要是早产儿，患CKD的风险都很高

E.越晚出生，功能性肾单位就越多，以后患CKD的风险就越高

2.先天因素导致肾单位减少的情况下，健全肾小球受损机制以下说法中不正确的是（D）

A.健全的肾小球代偿性增生

B.健全的肾小球代偿性肥大

C.代偿性改变造成肾小球血流减少

D.肾小球血流减少最终导致肾小球进一步增生

E.肾小球血流减少最终导致肾小球硬化

3.在合并高血压的慢性肾脏病患儿中哪项治疗能够延缓肾功能下降的速度（A）

A.有效治疗高血压相关高滤过引起的蛋白尿

B.有效治疗高血压相关的心脏病变

C.有效治疗高血压相关高滤过引起的血尿

D.有效治疗高血压相关高灌注引起的尿量增多

E.有效治疗高血压相关高滤过引起的尿量增多

4.为了对CKD早发现、早治疗，美国糖尿病协会建议糖尿病患儿定期筛查（C）

A.血尿　　　　　　　B.蛋白尿　　　　　　C.微量白蛋白尿

D.胱抑素C　　　　　E.尿酸

5.儿童CKD的先天性高危因素包括（ABCDE）

A.早产　　　　　　　B.母亲妊娠期糖尿病

C.低出生体质量　　　D.母亲妊娠期高脂血症

E.先天性心脏病

6.儿童CKD的后天性高危因素包括（ABCDE）

A.急性肾损伤　　　　B.高血压　　　　　　C.糖尿病

D.肥胖　　　　　　　E.2岁以下和青春期

7.关于儿童CKD病因，以下说法正确的是（ABCDE）

A.儿童CKD病因复杂

B.儿童CKD病因国内外差异较大

C.发达国家多以先天性肾脏和尿道畸形为主

D.发展中国家多以肾小球疾病为主

E.与成人CKD因构成存在显著差异

8.儿童肾脏病的健康管理应该从哪些方面入手（AE）

A.原发病的早期发现、规范治疗

B.提高普通人群防病意识

C.积极寻找肾源

D.采取健康的生活方式

E.关注存在高危因素的个体

9.应作为临床筛查肾脏病的首选检查（B）

A.血生化检查   B.尿常规   C.肾脏超声

D.24小时尿蛋白   E.尿微量白蛋白

10.肾脏病患儿如何摄入钠盐（ABCDE）

A.高血压、水肿同时存在时每日食盐摄入量应限制在2～3 g

B.水肿严重时，每日食盐摄入量限制在2 g以内或食用无盐饮食

C.少尿或无尿时最好控制在1.5～2 g

D.不存在任何症状时可按正常摄入钠盐，每天5～7 g

E.伴随肾小管功能障碍导致电解质过多丢失，出现低钠时需要及时补充钠盐

（刘莉莉）

第二节　妊娠与慢性肾脏病的健康管理

一、概述

慢性肾脏病（chronic Kidney disease，CKD）是常见慢性疾病之一，近年来，CKD患病率呈持续上升趋势，全球CKD患病率约为13 .4 %，而我国 CKD患病人群约有1.2亿例，CKD的死亡病例数高达3.5万例/年。育龄期妇女是CKD的好发人群，约3 %的妊娠妇女有罹患CKD的可能。

正常妊娠期间，为了适应胎儿发育和孕妇健康的需要，肾脏在结

构与功能上都发生巨大的改变：肾小球和肾小管功能发生变化，肾小球体积增大，GFR和ERPF明显增加，在妊娠中期达到高峰（增加50%以上）。随着医学进步，CKD女性患者妊娠率较以往升高，胎儿活产率总体明显增加。但是CKD合并妊娠发病隐匿，且起病缓慢，非孕期肾功能减退可能无明显影响；合并妊娠时，早期无临床症状，而实验室指标也可在正常范围，有些女性可能等GFR降低超过25%才会出现临床表现及一系列病理变化，严重危及母亲及胎儿生命。对孕妇造成不良结局包括有原有肾损害加重，发生急性肾功能损伤和妊娠相关肾脏病、血压升高、蛋白尿增加，且并发子痫前期（Preeclampsia，PE）等；而胎儿不良结局包括胎儿生长受限、早产及死胎等。因此减少妊娠对母体肾脏的损害，减轻对胎儿和孕妇结局的不利影响，就需要更加规范的管理CKD妊娠患者。

二、CKD妊娠患者的高风险因素

CKD患者的肾功能情况、是否有蛋白尿、合并高血压较CKD病因对妊娠结局的影响更大，血压难以控制、CKD越晚期的妊娠患者，发生妊娠不良结局的风险更大。而在CKD病因中，糖尿病肾病和狼疮性肾炎（LN）等系统性疾病的影响最为显著。

（一）高血压

CKD患者高血压的发生率较普通人群显著升高，CKD患者妊娠后患高血压的发生率则进一步增加，CKD合并高血压患者并发PE、死胎、肾功能恶化、早产率较CKD同期血压正常患者明显增加。若血压难以控制或需多种降压药物才能控制，PE的发生率则进一步增加。

（二）蛋白尿

大量蛋白尿是CKD进展的独立危险因素，CKD患者妊娠可加重蛋白尿。而大量蛋白尿则会导致母体低蛋白血症，同时血浆白蛋白下降也可引起胎盘灌注不良，胎儿营养物质和供应不足，使胎儿长期处于慢性缺氧状态，最终引发新生儿窒息、胎死宫内等情况。

（三）CKD 分期

肾功能情况是影响妊娠结局的关键性因素。

（1）正常或血肌酐（Scr）≤125μmol/L，肾病综合征以外的蛋白尿，且血压正常或只出现轻度升高，妊娠成功的概率较大。但这并不包括局灶阶段性肾小球硬化患者，其妊娠或可能加重原有疾病。

（2）妊娠前肾功能出现中度受损（Scr 125μmol/L～250μmol/L）者受孕应谨慎。

（3）妊娠前肾功能严重受损（Scr＞250μmol/L）及尿毒症期患者禁止妊娠，发现妊娠则应劝其立即终止妊娠。

因此，CKD早期（CKD 1～2期）的孕妇，仅有轻微肾脏损害，妊娠前血压正常，无或微量蛋白尿时，肾功能正常时，肾脏损害进展风险低，妊娠结局则较好，但妊娠并发症仍高于普通人群。而CKD中晚期（CKD 3～5期）患者妊娠出现不良妊娠结局和肾功能下降的风险则明显升高。

二、CKD患者妊娠时机和妊娠禁忌证

（一）CKD 患者妊娠时机

CKD早期、尿蛋白保持＜1 g/d、血压控制正常的患者可考虑妊娠，但仍必须认识到妊娠的风险。

（二）CKD 患者妊娠禁忌证

《中国CKD患者妊娠管理指南（2017）》指出有以下情况者不宜妊娠：

（1）高血压难以控制的患者。

（2）伴有大量蛋白尿的患者。

（3）CKD 3～5期的患者。

（4）活动性狼疮肾炎患者。

（5）伴中重度肾功能损害的糖尿病肾病患者。

（6）狼疮性肾炎和糖尿病肾病等系统性疾病，肾损害经评估不适宜妊娠者。

（7）透析患者，无论血液透析还是腹膜透析患者均不建议妊娠，因为透析患者的生育力下降，必须每周强化透析36小时及以上，才能提高胎儿的活产率。但即使是强化透析，患者妊娠的风险仍很高。

以上情况的CKD患者如果仍有强烈怀孕意愿，需要产科医生、肾脏病医师等多学科的密切随访。肾移植受者如果有妊娠意愿，移植后必须经过一段稳定的时间，同时调整用药至妊娠相对安全的抗移植排斥方案，且会不影响移植肾功能，降低妊娠期的急性排斥风险，并在肾科医师指导下择期妊娠。

三、CKD患者妊娠全程的健康管理

所有CKD妇女在受孕前均应认识到CKD对她们长期肾功能及胎儿的影响。为使CKD孕妇获得更好的结局，需要多学科的共同支持，加强CKD妊娠期间的管理，包括妊娠前管理、妊娠管理、分娩期管理及产后管理。所有的管理方案均应咨询专业的临床医生，不可擅自调整。

（一）妊娠前管理

（1）告知患者注意避孕。CKD妇女常会闭经，但仍然会间断排卵，可能导致受孕，故无妊娠打算的CKD妇女应避孕。不适宜妊娠者更应严格避孕，避免食用含雌激素的药物。强调工具避孕不可靠，不推荐作为唯一避孕方法。

（2）原发性疾病和治疗的药物都会影响患者的生育能力，辅助生殖技术能增加CKD女性妊娠的可能性。

（3）疾病优化管理。任何活动性肾脏疾病都可能导致不良妊娠的结局，推荐至少在计划受孕前3~6个月采用妊娠安全的免疫抑制剂使获得疾病的缓解。

慢性肾脏病与受孕时机见表2-5-3。

表2-5-3　慢性肾脏病与受孕时机

疾　病	受 孕 时 机
狼疮性肾炎	疾病缓解期、有计划备孕
糖尿病肾病患者	肾小球滤过率及血压正常的微量白蛋白期，或无微量白蛋白尿时
透析患者	在肾内科医生、妇产科医生严格评估危险因素后妊娠，并密切随访

（4）体重管理。必要时减轻体重；定期营养咨询并鼓励保持健康的生活方式。

（5）孕前一般保健。告知患者避免劳累，避免受凉感冒，保持良好的生活习惯，如戒烟、戒酒，加强营养，提高自身机体免疫力。而狼疮性肾炎患者则注意避免日晒，并补充多种维生素。

（6）CKD患者孕前健康保健。了解患者的肾脏功能状态和基础疾病，让CKD患者了解妊娠的风险和可能的不良妊娠结局；帮助患者选择合适的妊娠时间；多学科共同管理，根据病情变化调整用药以减少对胎儿的不良影响；确定妊娠治疗方案；指导患者调整饮食和生活方式，以适应CKD妊娠期的病理生理变化。

（二）妊娠期管理

1.血压管理

（1）遵医嘱使用妊娠安全的降压药物使血压得到控制。

（2）告知患者目标血压控制在130～140 mmHg/80～90 mmHg之间。

（3）教会患者每日测量血压并记录。

（4）每次随访时告知每日血压测量情况。

2.用药管理

（1）遵医嘱选择及调整免疫抑制剂及CKD相关药物。

（2）口服叶酸5 mg/d。

（3）口服小剂量阿司匹林（50～100 mg/d），可维持至孕28周。

（4）监测并补充钙剂。

（5）血栓高危患者和肾病综合征患者，可使用低分子肝素预防血栓。

3.实验室检查

（1）肾功能根据CKD的严重程度和进展，至少每月监测1次。

（2）记录基础尿酸、肝功能、血小板计数和尿蛋白水平，有助于对妊娠后怀疑子痫前期时的鉴别诊断。

（3）重视糖耐量实验，尤其是服用激素的孕妇。

4.胎儿监测

（1）产科生物物理学评分。

（2）孕妇自测胎动、超声检查等判断胎儿生长发育情况。

（3）定期评估胎盘功能（妊娠早期每月1次，妊娠中期每2周1次，妊娠晚期每周1次）。

（4）孕期请新生儿科会诊评估胎儿生长发育情况，出生后体质弱者，则需特殊处理。

5.饮食管理

孕早期能量推荐摄入35 kcal/（kg.d），孕中晚期在原有基础上推荐增加300 kcal/d。非透析患者蛋白质推荐摄入0.6～0.7 g/（kg·d）。透析患者蛋白质摄入则推荐增加至1.2～1.3 g/（kg·d），其中20 g/d为胎儿生长所需。

（三）分娩期及产后管理

1.分娩期管理

（1）病情加重危及胎儿或孕妇时，需及时终止妊娠。

（2）必要时给予间断氧疗。

（3）预期<34周分娩前，需给予糖皮质激素促进胎肺成熟。

（4）若病情稳定，无产科剖宫产指征，则尽可能采取阴道分娩；如病情加重，预估短时间内不能经阴道分娩时，应适当放宽剖宫产指征。

（5）必要时可给予氢化可的松应激剂量。

2.产后管理

（1）每日清洁外阴，保持其清洁卫生；会阴侧切者，建议取切口对侧卧位，以防止阴道流出物渗湿而不利于伤口愈合。

（2）告知产妇注意个人卫生。

（3）注意产褥期饮食与营养。剖宫产肛门排气后可食用清淡易消化食物，以后既需肉、蛋、水果、菜搭配，又要易消化，应少量多餐。

（4）性生活的注意事项：告知产妇产褥期不宜性生活，而哺乳期虽无月经，但仍要坚持避孕。

（5）注意产后运动，告知产妇自然分娩24小时后可下床活动。会阴侧切者、剖宫产等根据医师建议延迟下床时间。

（6）产后复查，CKD患者的产后复查应包括监测血压、尿检和肾功能及监测肾脏疾病活动情况，并鼓励母乳喂养。

（7）医务人员和患者家人给予产妇足够的情感支持，以防产后抑郁。

四、小结

对于任何CKD合并妊娠的妇女需要产科、肾内科、新生儿科等专科医生协作，并在孕前、分娩时及产后42~56天对血压、肾功能、血常规、尿常规等进行监测。患有CKD的妇女在计划换孕前必须进行相关咨询。对于CKD的妇女，如果符合妊娠条件，一般应鼓励尽早建立家庭和生育，因为随着时间的延长，患者的肾功能可能下降，最终失去妊娠的机会。对于暂时不符合生育条件的患者，肾内科医师应帮助患者制订包括生育问题在内的治疗计划。相信随着医学技术的发展，越来越多的肾脏病女性能够实现拥有一个健康宝宝的梦想。

五、常见误区

误区1　只要确诊 CKD，患者均不能受孕，除了会加重自身疾病，对胎儿也不利。

这种说法是不正确的。CKD患者为妊娠高危人群，而非妊娠禁忌证，其原发病、蛋白尿、高血压、疾病分期会不同程度影响胎儿及孕妇的预后。随着CKD治疗及透析技术的进步，早产儿救治水平的提高以及高危妊娠管理规范化，CKD患者成功妊娠成为可能。但是CKD患者的妊娠应由专业的临床医生综合评估，由肾脏科、妇产科等多学科综合及全程的管理。

误区2　药物会影响胎儿的生长发育，CKD 患者在受孕后应停掉所有药物。

这种说法是不正确的。首先CKD患者应专科医生的综合评估下，确定最佳受孕时机。有些药物，如小剂量激素不影响胎儿的生长发育，如病情需要则需继续服用；对于服用血管紧张素Ⅱ受体拮抗剂或血管紧张素转化酶抑制剂来控制血压的患者，需在医生指导下改用其他降压药物，同时在备孕前3个月停用细胞毒性药物。总之，一定要在专科医生指导下用药。

误区3　透析患者不可以受孕。

这种说法是不正确的。规律透析能够使部分妇女恢复生殖功能从而受孕，但妊娠可导致高血压恶化、容量负荷过重或叠加先兆子痫，因此，低出生体重儿及早产儿的比例较高，同时妊娠的致敏性也不利于后期肾移植，因此，理论上应强调避孕。但随着透析技术的进步，国外一些指南不再阻止无移植计划的透析患者妊娠，因此，透析患者应在肾内科医生、妇产科医生严格评估危险因素后妊娠，并密切随诊。

六、案例分析

（一）病史介绍和辅助检查

患者××x，女性，42岁，因"心累、气促1周，加重2"入院。1周前，患者无明显诱因出现心累、气促，活动后明显，走平路即可出现，日常活动不受限，伴头晕、头痛，伴双下肢水肿，未治疗。2天前，患者感到上诉症状加重急诊就诊。患者自诉妊娠6月，系计划外妊娠，末次月经不详，未建卡未产检。入院后测体温 36.6℃，脉搏102次/分，呼吸20次/分，血压197/113 mmHg，氧饱和度99%，辅助检查：血红蛋白87 g/L，血小板计数76×10⁹/L，白蛋白26.9 g/L，血肌酐549 μmol/L，尿酸921 μmol/L，尿素29.5 mmol/L，估算肾小球滤过率7.66 ml/（min·1.73 m²），甘油三酯5.81 mmol/L，胆固醇5.80 mmol/L，尿钠素24 536 ng/L。

患者个人基本情况：中年女性，身高160 cm，体重70kg；初中文化，务农，未定期体检，已购买新型农村医疗合作保险；生育史：孕4产2，孩子均已上学并住校，爱人常年外出务工；进食时间不规律，喜食米饭，无娱乐活动，作息时间规律。

治疗方案：

（1）一般治疗，心电监护监测生命体征，鼻塞吸氧。

（2）静脉用药，新特灭控制感染。

（3）口服用药，多糖铁复合物300 mg qd，拜新同30 mg bid，盐酸哌唑嗪片3 mg tid。

临床诊断：肾功能不全，CKD 5期，左心衰 心功能Ⅲ级，27周宫内孕单活胎待产，高血压3级，很高危，中度贫血，血小板减少，高尿酸血症。

（二）CKD 健康教育

作为CKD健康教育专职护士，简单介绍健康教育的主要内容。

1. 健康管理的主要内容

（1）控制并监测血压。测量血压时注意"四定"并做好记录。降压药晨起即口服，养成定时、按量服药的习惯；在医生指导下用药，不能擅自停药或减量；告知药物的不良反应，重点避免体位性低血压。

（2）压力性损伤预防指导。着宽松棉质衣物，并保持皮肤清洁干燥，适当活动，避免久坐久卧，防止压力性损伤发生。

（3）观察水肿及体重变化情况。建议进食矿泉水或白开水，避免使用碳酸饮料、奶茶等；记录尿量，每日进水量为前一日尿量+500 ml，定期测量体重。

（4）产褥期护理。每日清洁外阴，观察恶露情况并保持个人卫生，同时产褥期不易性生活。

（5）饮食指导。指导患者进食低盐低脂优质蛋白饮食；盐摄入量为3 g/d，油为25 g/d，优质蛋白为33 g/d，优质蛋白包括瘦肉、鸡蛋、牛奶、大豆类等，含优质蛋白质含量分别为：60 g鸡蛋＝7 g，35 g瘦肉＝7 g，250 ml牛奶＝8 g；建议使用橄榄油、植物油等，避免食用动物油、内脏、肥肉等，并少用煎炸、油焖等烹饪方式；避免使用腌制食品；同时减少碳水化合物摄入量。

（6）运动管理。可从事日常家务活动及轻体力劳动，但应避免重体力劳动。

（7）心理护理。多鼓励患者及家属消除不良的心理情绪，减轻心理负担，保持乐观情绪，积极治疗；条件允许情况下，尽量避免异地分居。

（8）疾病知识宣教。向患者及家属讲解妊娠的合适时机，讲解妊娠的风险以及CKD相关知识、定期复查的重要性，取得患者及家属的理解与配合。

2. 评价

住院期间对患者进行评价，患者对健康教育内容整体掌握较好，饮食指导及疾病相关知识方面需要继续加强。

七、选择题（1~2题为单选题，3~5题为多选题）

1.CKD患者妊娠期推荐摄入能量以下不正确的是（D）

A.孕早期能量推荐摄入35Kcal/（kg·d）

B.孕早期能量推荐摄入45Kcal/（kg·d）

C.孕中晚期在原有基础上推荐增加300Kcal/d

D.非透析妊娠患者蛋白质推荐摄入1~1.2 g/（kg·d）

E.妊娠透析患者蛋白质摄入则推荐增加至1.2~1.3 g/（kg·d）

2.CKD患者妊娠期用药管理以下不正确的是（A）

A.计划受孕前1月采用妊娠安全的免疫抑制剂使获得疾病的缓解

B.遵医嘱选择及调整免疫抑制剂及慢性肾脏病相关药物

C.遵医嘱小剂量阿司匹林（50~100 mg/d），可维持至孕28周

D.血栓高危患者和肾病综合征患者，遵医嘱使用低分子肝素预防血栓

E.CKD患者病情平稳，经医生评估选择合适的妊娠时机后，可停用所有药物，避免对胎儿造成伤害

3. CKD患者妊娠的影响因素包括（ABCDE）

A.肾功能情况　　　　　　B.是否有蛋白尿

C.是否合并高血压　　　　D.CKD病因

E.是否为透析患者

4. CKD不宜妊娠患者包括（ABCDE）

A.高血压难以控制的患者　　B.活动性狼疮肾炎患者

C.大量蛋白尿的患者　　　　D.透析患者

E.CKD 3~5期的患者

5.CKD患者妊娠期血压管理包括（ABDE）

A.遵医嘱使用妊娠安全的降压药物使血压得到控制

B.目标血压控制在130 mmHg～140 mmHg/80 mmHg～90 mmHg之间

C.不必每日测量血压并记录

D.每日测量血压并记录

E.每次随访时告知每日血压测量情况

（龙燕琼）

第三节　老年人肾脏病的健康管理

一、概述

老化是指人体从出生到成熟期以后，随着年龄的增长，人体的各器官在功能和形态上的进行性衰退性的变化。老化是一种正常的生命过程。所有的生物都要经过生长、发育、成熟、衰老及死亡的过程。它的特点包括累积性、普遍性、内生性、危害性。

根据现代人生理及心理结构的变化，世界卫生组织（WHO）将人的年龄界限作了新的划分：44岁以下为青年人；45岁至59岁为中年人；60岁至74岁为老年人；75岁至89岁为老老年人；90岁以上为非常老的老年人或长寿老人。

中华医学会老年医学学会建议把60岁作为我国划分老年的标准。现阶段我国老年人按时序年龄划分标准为：60岁以上进入老年阶段，其中60～89岁为老年期，90～99岁为长寿期，100岁以上为寿星，即长寿老人。

联合国规定，如果一个国家60岁以上的老年人口达到总人口数的10%，或65岁以上的老年人口占总人口数的7%以上，则为老龄化社会，按照这一标准，至1999年，我国就已步入人口老龄化社会。第6次全国人口普查显示我国60岁以上老年人已经占总人口的13.26%。

二、流行病学史

肾脏是易受机体衰老而发生功能和结构改变的重要器官。人类在40岁以后，肾脏的各项生理功能开始逐渐下降，而60岁以后则日趋明显，包括形态学的改变。在体积上，40岁以后，肾脏的重量大约每10年会自然缩小并减重约10%，而男性较女性则更为明显。在组织形态上表现为老年肾皮质可逐渐变薄，功能性肾单位数量也逐渐减少，病理上则表现为肾间质纤维化、局灶节段性肾小球硬化及小动脉玻璃样改变。

（一）高患病率

一般而言，普通人群CKD的患病率为10%～13%，而老年CKD的患病率显著高于中青年人，可以达到30%～50%。近年来我国发达地区新接受透析治疗者近半数为老年人，因此，老年人已成为ESRD的主要人群。

（二）治疗困难、病死率高

老年人常合并老年综合征和多种慢性疾病如高血压、糖尿病、充血性心力衰竭等，这样就使得老年人会有更多的机会接受药物治疗（如利尿剂、降压药、非甾体类消炎药等）和手术治疗（如血管及心脏手术等）。早期CKD的临床症状容易被掩盖，而手术或者药物操作又进一步增加了老年肾脏损伤的风险。在相同应急因素作用下，老年肾脏的反应明显重于青年人，而一旦进入ESRD，则只能进行肾脏替代治疗，而且是不可治愈的。

（三）知晓率低

在全世界范围内，尽管老年CKD流行率很高，并且治疗困难、病死率高，但是人们对疾病的认识率仍然很低。只有6%的普通人群和10%的高危人群知道他们的CKD状况。

（四）危险因素

因老年人群CKD的患病率高，识别和预防老年CKD的危险因素尤为重要。普遍认为CKD的危险因素包括肥胖、糖尿病、高血压、心血管疾病、CKD家族史、吸烟史、慢性尿路梗阻等。高血压、肥胖和糖尿病是所有发达国家CKD的三大病因。根据中国透析移植1999年上报的数据，慢性肾小球肾炎是我国ESRD的主要原因，随着时间的推移，40%～50%新的ESRD病例由糖尿病引起。

三、诊断

建议使用 CKD流行病学联合研究 （CKD-EPI）公式或胱抑素C和基于Scr的联合公式估算老年人的GFR，不建议单独使用Scr评价老年人肾功能。Scr 的测定易受肾外因素（如性别、年龄、饮食、种族、体型大小等）的影响，老年人易合并肌肉萎缩、食欲减退、蛋白质代谢率降低等，因此即使 Scr 值尚在正常范围，肾功能也可能已经明显减退。另外，建议加强对老年人肾小管功能和肾小管间质损伤的监测。

改善全球肾脏病预后组织（kidney disease: improving global outcomes，KDIGO）2012年有关CKD定义和分期系统诊断老年CKD，以 eGFR=45 ml/（min·1.73 m^2）为界，将CKD 3期分为 3a和3b 两个亚期，同时要注意减少对CKD3a 期的过度诊断。另外，建议对衰老的老年CKD患者进行综合评估。

四、老年CKD的预防

（1）积极治疗糖尿病、高血脂、高血压、动脉粥样硬化等可能引起肾功能损害的慢性疾病。

（2）及时补充血容量。

（3）合理用药、遵医嘱用药。

（4）及时解除尿路梗阻。

（5）其他。如感染、过量蛋白质摄入、水电解质紊乱、心功能不全等均可使肾功能恶化，应及时纠正。

五、治疗及健康管理

高血压、高血糖、蛋白尿、贫血以及钙磷代谢紊乱等均是老年CKD进展的危险因素。

（1）对老年 CKD 患者的高血压建议进行积极控制，但应注意平稳降压、优选药物，血压的良好控制对 CKD 进展具有明显的延缓作用，建议老年CKD患者血压可控制在150/90 mmHg以下。

（2）对 CKD 合并糖尿病的老年人建议酌情优化血糖控制，根据肾功能选择合适的降糖药物；同时重视对血管病变的评估，对处于早期糖化血红蛋白（HbA1c）> 6.5%或糖尿病前期的老年 CKD 患者，应及早开始生活方式管理，并辅以极小低血糖风险且不经肾脏排泄的降糖药物。

（3）蛋白尿是老年 CKD 进展的主要危险因素之一。老年人蛋白尿的最常见病因是继发性肾脏病，故建议对蛋白尿首先要明确病因并给予积极的治疗。

（4）建议积极纠正钙、磷代谢紊乱，预防无动力型骨病和血管钙化。

（5）不建议老年 CKD 患者过度限制蛋白摄入，以防营养不良的发生。在实施低蛋白饮食前应进行充分的营养评估。

（6）估算肾小球滤过率（eGFR）和年龄并不是决定透析与否的唯一指标，但是透析时机的选择对于患者的预后至关重要。对于老年CKD患者，如果过早地进行透析治疗，不但增加了医疗费用的支出，同时还不能延长患者的寿命、提高患者的生活质量，因此，老年CKD患者进入透析治疗应因人、有计划地适时而行。

疾病相关知识是患者自我管理能力的重要因素，应帮助患者获得CKD防治的基本知识，建立正确的认识，并提高对早期CKD患者的重视性，提高患者对其自身的管理能力，延缓CKD的进展。

六、常见误区

老年人常常容易发生糖尿病肾病、高血压肾病，其他的继发性肾脏疾病与老年人无关。

这种说法是不正确的。老年人与继发性肾脏疾病并不是完全无关，除糖尿病肾病、高血压肾病以外，有些继发性肾脏疾病的高发人群则往往是老年人，如高尿酸血症性肾病、肿瘤相关性肾脏病、肾淀粉样病变等。增龄本身就会导致老年人的肾脏功能变化及形态学变化，肾小球滤过率下降、肾血流量减少、肾储备能力下降等，因此，肾脏对自身疾病及外界刺激的应激、代偿能力下降，同时对药物毒性耐受性下降，一旦系统疾病影响到肾脏时，往往病情较重，肾脏延迟恢复或出现不可逆性损伤，甚至危及生命。

七、案例分析

（一）病史介绍和辅助检查

患者×××，男性，82岁，因"发现肾功能异常7周，全身乏力2年，加重1周"入院。入院后测体温 36.7℃，脉搏 73次/分，呼吸 20次/分，血压149/78 mmHg，诉乏力，偶感全身皮肤瘙痒不适，便秘。辅助检查：血红蛋白86 g/L，白蛋白38.5 g/L，肌酐426 μmol/L，尿素16.9 mmol/L，尿钠素1 284 ng/L。

个人基本信息：身高170 cm，体重70kg；藏族，小学文化，无业，已购买新型农村医疗合作保险；与子女同住，进食、作息时间规律。

治疗方案：

（1）一般治疗，给予低盐低脂优质蛋白饮食。

（2）口服用药，氨氯地平 5 mg qd，乳果糖口服溶液10 ml tid，药用炭片1.2 mg tid。

（3）皮下注射，益比奥10 000U qw。

（4）外用药，必要时外用苯酚薄荷脑乳膏。

临床诊断：慢性肾脏病5期，肾性贫血，高血压病（2级，很高危）。

（二）CKD 健康教育

作为 CKD健康教育专职护士，简单介绍健康教育的主要内容。

1. 健康管理的主要内容

（1）皮肤管理。保持皮肤清洁干燥，每日用温开水清洗；忌用碱性肥皂；勤剪指甲，避免抓伤皮肤；穿宽松棉质衣服，必要时苯酚薄荷脑乳膏外用。

（2）饮食管理。患者BMI为24.22kg/m²，属于超重，同时处于CKD 5期，遵医嘱指导患者低盐低脂优质蛋白饮食，每日优质蛋白质0.6 g/（kg·d），盐的摄入量建议3 g/d；补充丰富的维生素；建议使用橄榄油、植物油等，避免食用动物油、内脏、肥肉等，并少用煎炸、油焖等烹饪方式；避免使用腌制食品；同时控制碳水化合物摄入量。

（3）用药管理。降压药晨起即口服，药用炭片与其他药物间隔2小时口服；养成定时、按量服药的习惯；在医生指导下用药，不能擅自停药或减量；告知药物的不良反应，重点避免体位性低血压。

（4）运动管理。可从事日常家务活动及轻体力劳动，但应避免重体力劳动。

（5）心理护理。多鼓励患者及家属消除不良的心理情绪，减轻心理负担，保持乐观情绪，积极治疗。

（6）疾病知识宣教。向患者及家属讲解慢性肾脏病相关知识、定期复查的重要性，取得患者及家属的理解与配合。嘱患者注意劳逸结合，加强营养，增强体质，预防感染。

2.评价

通过上述六个方面的健康管理，综合评价患者的健康教育内容掌握情况，对饮食管理及疾病相关知识方面仍需加强。

八、选择题（1~2题为单选题，3~5题为多选题）

1.世界卫生组织（WHO）将人的年龄界限作了新的划分，下列说法正确的是（C）

A.40岁以下为青年人

B.41~59岁为中年人

C.60~74岁为老年人

D.75~99岁为老老年人

E.100岁以上为非常老的老年人或长寿老人

2.肾脏的结构和功能变化，下列说法正确的是（B）

A.肾脏的功能和结构变化，不容易受机体衰老所影响

B.在体积上，40岁以后，肾脏的重量大约每10年会自然缩小并减重约10%

C.在体积上，40岁以后，肾脏的重量大约每10年会自然缩小并减重约5%

D.在体积上，40岁以后，肾脏的重量大约每5年会自然缩小并减重约10%

E. 在体积上，40岁以后，肾脏的重量会逐渐自然缩小，而女性较男性则更为明显

3. CKD的危险因素包括（ABCDE）

A.肥胖

B.糖尿病

C.高血压

D.慢性肾脏病家族史

E.慢性尿路梗阻

4.老年CKD的预防包括（ABCDE）

A.积极治疗糖尿病、高血脂、高血压、动脉粥样硬化等可能引起肾功能损害的慢性疾病

B.及时补充血容量

C.合理用药、遵医嘱用药

D.及时解除尿路梗阻

E.感染、过量蛋白质摄入、水电解质紊乱、心功能不全等均可使肾功能恶化，应及时纠正

5. 老年CKD患者的健康管理内容包括（AC）

A.对老年 CKD患者的高血压应注意平稳降压、优选药物，建议老年CKD患者血压可控制在150/90 mmHg以下

B.对老年 CKD患者的高血压但应注意平稳降压、优选药物，建议老年CKD患者血压可控制在140/90 mmHg以下

C.对处于早期糖化血红蛋白（HbA1c）＞ 6.5%或糖尿病前期的老年 CKD 患者，应及早开始生活方式管理，并辅以极小低血糖风险且不经肾脏排泄的降糖药物

D.估算肾小球滤过率（eGFR）和年龄是决定透析与否的关键指标

E.老年CKD3期以后的患者同样应该严格限制蛋白摄入

（龙燕琼）

第六章

CKD相关营养管理

第一节　营养相关基础知识

一、营养的基本概念

营养是指机体从外界摄取食物，经过体内的消化、吸收和（或）代谢后，或参与构建组织器官，或满足生理功能和体力活动需要的必要的生物学过程。

营养素为维持机体繁殖、生长发育和生存等一切生命活动和过程，需要从外界环境中摄取的物质。根据人体的需要量或体内含量多少可以分为宏量营养素（碳水化合物、脂类、蛋白质）和微量营养素（矿物质、维生素）。

合理膳食是指满足合理营养要求的膳食，从食物中摄入的能量和营养素在一个动态过程中，能提供机体一个合适的量，避免出现某些营养素的缺乏或过多而引起机体对营养素需要和利用的不平衡。在遵循《中国居民膳食指南》的基础上合理膳食的要求是：①食物种类齐全、数量充足、比例合适；②保证食物安全；③科学的烹调加工；④合理的进餐制度和良好的饮食习惯。

合理营养是指人体每天从食物中摄入的能量和各种营养素的数量及其相互间的比例，能满足在不同生理阶段、不同劳动环境及不同劳动强度下的需要，并使机体处于良好的健康状态。

营养不良是指由于一种或一种以上营养素的缺乏或过剩所造成的机体健康异常或疾病状态，包括营养缺乏和营养过剩。

二、背景

营养不良是CKD常见并发症，是CKD发生、进展以及心血管事件与死亡的危险因素。营养不良可以由多种病因引起，临床上表现为疲劳、乏力、体重减轻、免疫力下降、人血白蛋白浓度下降等，上述临床表现特异性差，且不能反映营养不良的全部发病机制。CKD进展中发生的蛋白代谢异常，尤其是肌肉蛋白质合成和分解异常是导致患者营养不良的重要因素。

我国CKD患者营养不良的患病率为22.5%~58.5%；血液透析患者营养不良的患病率为30.0%~66.7%，腹膜透析患者营养不良的患病率11.7%~47.8%。

三、蛋白质能量消耗

2008 年，国际肾脏病与代谢学会提出蛋白质能量消耗（protein-energy wasting，PEW）的概念，描述急慢性肾功能减退患者蛋白质及能量代谢紊乱的状态：机体摄入不足、需要增加或营养额外丢失，从而引起体内蛋白质和能量储备下降，不能满足机体的代谢需求，进而引起的一种营养缺乏状态，临床上表现为体重下降、进行性骨骼肌消耗和皮下脂肪减少等。PEW的诊断标准从以下四个方面制定：生化指标、非预期的体重降低、肌肉量丢失、饮食蛋白质和（或）热量摄入不足，尤其是骨骼肌消耗情况，反映了肌肉合成、分解代谢异常的状况，满足3项即可诊断PEW（每项至少满足1条，见表2-6-1）。

表 2-6-1 蛋白质能量消耗诊断标准

项目	诊断标准
生化指标	白蛋白<38 g /L
	前白蛋白<300 mg /L
	总胆固醇<2.59 mmol/L
肌肉量减少	肌肉量丢失：3个月内>5%或半年>10%
	上臂肌围下降：>参照人群上臂围中位数10%
体重变化	体质指数<22 kg /m² (65岁以下)，<23 g /m² (65岁以上)
	非预期体重下降：3个月内>5%或半年内>10%
	体脂百分百<10%
饮食不足	蛋白质摄入不足〔每日蛋白质摄入量<0.8 g/ (kg·d) 至少2个月〕
	能量摄入不足〔每日能量摄入量<25 J/ (kg·d) 至少2个月〕

营养状况评估是CKD患者营养治疗的基础，应结合人体测量、饮食调查、营养相关生化指标及营养评估量表的结果，综合评估患者的营养状况，制定营养治疗方案。定期（3个月）监测营养状况，根据结果调整营养治疗方案。

四、营养代谢变化

（一）蛋白质代谢

一般表现为蛋白质代谢产物蓄积（氮质血症），代谢紊乱主要与蛋白质分解增多和（或）合成减少、负氮平衡、肾脏排出障碍等因素有关。

临床发现，CKD患者体内必需氨基酸水平较正常人低25%~30%，而非必需氨基酸水平较正常人高15%。组氨酸和酪氨酸对尿毒症患者是必需氨基酸，因为患者体内生成组氨酸的前体物质减少，组氨酸的生成也减少；由于苯丙氨酸羟化酶活性下降，酪氨酸生成减少。必需氨基酸/非必需氨基酸比值失调也是蛋白质合成下降的一个原因，如能减少食物中的非必需氨基酸摄入量，增加必需氨基酸的摄入量，可提高体内氮利用率，从而减轻氮质血症相关症状。

（二）碳水化合物代谢

CKD患者普遍存在胰岛素抵抗和高胰岛素血症，胰岛素抵抗既是CKD的并发症，也是加快CKD进展的一个重要因素。CKD导致胰岛素抵抗的机制涉及尿毒症毒素、酸中毒、贫血及维生素D缺乏等引起的慢性炎症状态、氧化损伤和脂肪因子失调。

（三）脂肪代谢

因为脂质合成代谢亢进和分解代谢受抑制发生脂代谢异常，以分解代谢受抑制为主要原因。主要表现为血浆甘油三酯水平升高，高密度脂蛋白降低，低密度脂蛋白、极低密度脂蛋白升高。

（四）电解质代谢

CKD早期，血钙、血磷仍能维持在正常范围，随着病情进展，常合并低钙高磷血症，肾小球滤过率下降，尿磷排泄减少，血磷升高，可形成磷酸钙在骨与软骨组织沉积，抑制肾脏的维生素D活化功能，影响肠道钙吸收，从而造成低钙血症。高磷血症可刺激甲状旁腺功能亢进，进而引起骨动员钙释放增加，CKD晚期患者频繁使用维生素D药物也可见高钙血症。

肾脏功能的减退，调节钠平衡的能力也随之降低，加上水、钠摄入因素，即可引起水钠潴留，又可引起水钠缺乏。长期使用保钾利尿剂、摄入高钾食物等，可导致高钾血症；呕吐、腹泻、钾摄入量不足或使用排钾利尿剂等，可导致低钾血症。因肾脏排镁减少，常有轻度高镁血症。若患者镁摄入不足或利尿剂使用过多，偶可出现低镁血症。

（五）维生素代谢

CKD患者中常见血清维生素A水平升高，维生素B_6及叶酸缺乏等，常与饮食摄入不足、某些酶活性下降有关。

（六）肠道菌群

肠道黏膜缺血、水肿、糜烂，机械屏障破坏，终末期肾病患者水果蔬菜等的限制及降磷药物的口服，肠道蠕动减慢；这些为肠道微生态的变化如肠道菌群的紊乱及肠壁通透性增加奠定了基础。肠黏膜屏障受损，肠道内毒素、细菌、抗原物质不断进入全身血液循环和淋巴液，导致多种炎症介质释放，引发和加重炎症反应，炎症反应的发生更加重了肠道损伤，形成恶性循环，最终导致严重后果。益生菌的减少，影响肠壁上益生菌的定植，使得致病菌定植增多，破坏黏膜屏障功能，降低黏膜局部免疫功能。

五、常见误区

CKD 患者要尽可能少吃，以减少机体负担。

这种说法是不正确的。CKD患者由于肾功能衰退，代谢尿素、肌酐等含氮物质的能力下降，低蛋白饮食可以减轻氮质血症，但应在供给能量充足的情况下，增加优质蛋白质的摄入比例，减少代谢负担，尽可能保证蛋白质的摄入，极低蛋白质饮食可加重营养不良及肾功能损伤。同时对于食物种类的摄入，应在遵循《中国居民膳食指南》的基础上进行调整，避免出现某些营养素的缺乏或过多而引起机体对营养素需要和利用的不平衡。

六、选择题（1~2题为单选题，3~5题为多选题）

1.蛋白质能量消耗（PEW）的诊断标准中关于白蛋白的描述正确的是（C）

A.白蛋白<30 g /L

B.白蛋白<35 g /L

C.白蛋白<38 g /L

D.白蛋白<40 g /L

E.白蛋白＜45 g /L

2. CKD患者脂肪代谢紊乱的主要表现是（A）

A.血浆甘油三酯水平升高

B.高密度脂蛋白升高

C.低密度脂蛋白降低

D.极低密度脂蛋白降低

E.胆固醇水平降低

3.按照《中国居民膳食指南》中对合理膳食的要求，以下说法正确的是（ABCDE）

A.食物种类齐全、数量充足、比例合适

B.保证食物安全

C.科学的烹调加工

D.合理的进餐制度

E.良好的饮食习惯

4.蛋白质能量消耗诊断标准包括（ABCE）

A.生化指标

B.肌肉情况

C.体重变化

D.身体活动情况

E.饮食情况

5.关于蛋白质能量消耗诊断标准中体重变化描述正确的有（ABCDE）

A.65岁以下体质指数<22kg /m²

B.65岁以上体质指数<23kg /m²

C.3个月内非预期体重下降＞5%

D.半年内非预期体重下降＞10%

E.体脂百分百<10%

（柳园　周子琪）

第二节　CKD常用营养治疗原则

一、CKD营养治疗概述

CKD患者营养治疗的主要目的是维持人体良好的营养状态，减少非预期的体重降低及骨骼肌消耗，阻止或延缓疾病进展。CKD患病率高，预后差，医疗费用昂贵，营养不良是CKD常见并发症，是CKD发生、进展及心血管事件与死亡的危险因素。

医学营养治疗（Medical Nutrition Therapy，MNT）是指在临床条件下对特定疾病采取的营养治疗措施，包括对患者进行个体化营养评估、诊断，以及营养治疗方案的制定、实施及监测。将营养治疗贯穿于整个CKD治疗过程，对于提高CKD整体诊治水平、延缓疾病、改善患者预后以及减少医疗费用支出有非常重要的意义。

大量研究表明，延缓CKD进展是治疗的关键，所以早期适当干预可逆转或延缓CKD的进展，防止ESRD的发生，对延长患者的寿命有至关重要的作用。

在CKD的早期阶段摄入过量的蛋白质会促使许多不良反应的发生，低蛋白饮食（Low protein diet，LPD）可以减轻肾小球高滤过引起的肾小球硬化，包括免疫性和非免疫性的肾小球基底膜和系膜损害，肾组织钙磷（磷酸钙、草酸钙等）沉积及肾小管高代谢，延缓肾小管损害和间质纤维化的进展，缓解尿毒症症状，减轻氮质血症，纠正电解质紊乱和代谢性酸中毒，减轻继发性甲状旁腺功能亢进，改善营养状况，防止并发症发生或减轻并发症程度，延缓CKD进展，是非透析CKD中最重要的非药物治疗干预措施之一。

二、CKD 营养治疗的原则

CKD的饮食治疗方法有低蛋白、低磷、麦淀粉饮食（low protein，low phosphorus，wheat starch diet），α–酮酸疗法，必需氨基酸疗法等，其中低蛋白、低磷、麦淀粉饮食是其他疗法的基础。由于CKD在不同时期的症状不同，ESRD患者接受血液透析、腹膜透析、肾移植等不同治疗方案，营养治疗方案也有差异，应结合患者病情变化、生活方式、营养状况、经济条件等情况调整营养治疗方案，适当调整蛋白质，钠、钾、钙、磷等电解质的摄入量，为患者进行个体化膳食安排和相应的营养教育。

（一）CKD非透析期营养治疗原则

1.能量

CKD 1~2期非糖尿病患者，需保证足够热量摄入，同时维持稳定且健康的体重，变化不超过5%，鼓励超重或肥胖患者减肥，BMI控制在18.5~24.9 kg/m²正常范围内。CKD 1~2期糖尿病患者热量摄入为30~35 kcal[①]/（kg·d），对于肥胖的CKD 1~2期糖尿病患者建议减少热量摄入至1 500 kcal/d；老年CKD 1~2期的糖尿病肾脏病（diabetic kidney disease，DKD）患者可考虑减少至30 kcal/（kg·d）。糖尿病患者应避免富含蛋白质的饮食代替富含碳水化合物的饮食，以免促进CKD进展。

CKD3~5期糖尿病和非糖尿病患者热量摄入为30~35 kcal/（kg·d），有助于维持机体的正氮平衡和营养状况。糖尿病患者应增加全谷物、纤维素、新鲜水果、蔬菜等低糖食物以保证充足的热量，膳食中碳水化合物热量供给占总热量的45%~60%。此外，年龄、性别、去脂体重和体力活动等传统因素，继发性甲状旁腺功能亢进、高钙血症和慢性炎症等尿毒症相关因素，共同影响CKD 3~5期患者的能量消耗，因此，在制定能量摄入时应考虑上述因素。

2.蛋白质

对于CKD 1~2期患者无论是否患有糖尿病，都应避免高蛋白饮食[蛋白质摄入量>1.3 g/（kg·d）]，进而降低肾病进展的风险。非持续性大量蛋白尿的CKD 1~2期患者蛋白质摄入量控制在0.8 g/（kg·d），

---

① 1 kcal=4.184 kJ。

为避免营养不良，蛋白质不宜<0.6 g/（kg·d）。对于大量蛋白尿的CKD 1~2期患者应采取低蛋白饮食联合必需氨基酸或酮酸治疗，蛋白质摄入量应达到0.7 g/（kg·d），同时加用酮酸治疗，有利于缓解蛋白尿，防止营养不良发生。

CKD 3~5期非糖尿病患者应采取低蛋白饮食[蛋白质摄入量0.6 g/（kg·d）]或极低蛋白饮食[蛋白质摄入量0.3 g/（kg·d）]联合补充酮酸制剂，可降低ESRD及死亡风险。糖尿病且代谢稳定的患者蛋白质摄入控制在0.6 g/（kg·d）并可补充酮酸制剂0.12 g/（kg·d），并在平衡饮食蛋白结构基础上适量增加植物蛋白摄入比例。

食物选择方面需要限制米类、面类等植物蛋白质的摄入量，采用小麦淀粉（或其他淀粉）作为主食部分代替普通米类、面类，将适量的奶类、蛋类或各种肉类、大豆蛋白等优质蛋白质的食品作为蛋白质的主要来源。

3.钠

CKD 1~2期患者，饮食钠摄入量不应超过100 mmol/L（钠2.3 g/d或食盐6 g/d），限钠饮食可减少蛋白尿、控制血压，不宜使用大量钾盐作为盐代替品。若患者合并有糖尿病，若严格限制钠的摄入（食盐摄入量<3 g），否则可能引起降肾素–血管紧张素–醛固酮系统和交感神经系统的激活，进一步降低胰岛素敏感性。早期CKD合并高血压的患者，可以适量增加水果和蔬菜摄入，以减轻患者肾脏损害。

CKD 3~5期患者需限制饮食中钠摄入（<2.3 g/d）以降低血压和控制容量，合并有糖尿病、高血压、水肿的患者更应该严格限制钠摄入，包括限制摄入含钠高的调味品或食物，例如味精、酱油、调味酱、腌制品、盐浸等加工食品等。钠的摄入量应根据患者实际情况综合考虑给予个体化建议。

4.钾

食物摄入是钾的主要来源，此外血钾水平还受药物、肾功能、脱水、酸碱状态、血糖、肾上腺功能、代谢状态以及胃肠道等影响。高钾血症是CKD患者全因死亡的独立危险因素，当血钾＞5.0 mmol/L，CKD患者心血管时间和死亡风险升高，如果血钾＞6.0 mmol/L，每日钾摄入量为 50~70 mmol，对于血钾>5.5 mmol/L 的肾功能衰竭患者，推荐饮食钾摄入量应＞3 g/d。经过纠正可逆因素和低钾饮食后，血钾仍较高者，可口服降钾药物治疗以维持患者血钾于正常范围。

5.磷

食物中的磷来源于有机磷（动物和植物蛋白中的磷）或食品加工过程中应用含磷添加剂。CKD 3~5期患者饮食磷摄入限制在800~1 000 mg/d，或联合其他降磷治疗措施，应选择磷/蛋白比值低、磷吸收率低的食物，限制含有大量磷酸盐添加剂的食物摄入。如有营养不良、低磷血症患者应根据患者实际情况综合考虑适当增加磷的摄入量。

6.钙

由于肾组织损伤引起α羟化酶降低，肠道钙重吸收减少引起的钙缺乏，导致CKD 患者发生继发性甲状旁腺功能亢进和骨代谢紊乱。但过量钙的摄入可增加 CKD患者心血管事件和死亡风险。CKD 3~4期患者（未服用活性维生素D）。

元素钙（包括食物来源的钙、钙片和含钙的磷结合剂）摄入量800~1 000 mg/d以维持钙平衡。

7.维生素和微量元素

合并矿物质及骨代谢紊乱的CKD 3~5期患者补充维生素D_2或D_3，可纠正25 (OH) D缺乏。CKD 1~5期患者，若叶酸、维生素 C 和维生素 D 缺乏可给予适当的补充。不常规补充维生素 E 或维生素A，避免增加潜在的毒性反应。

当出现贫血时，应补充含铁量高的食物。对有微量元素缺乏引起的相关症状或生化指标异常的患者提供微量元素，不常规补充硒和锌。

8.代谢性酸中毒

CKD 3~5期患者应通过增加饮食中水果和蔬菜的摄入降低机体的

净产酸量，患者可通过口服碳酸氢钠减少机体净产酸量以延缓残肾功能的下降，将血清碳酸氢盐水平维持在24~26 mmol/L。研究证实口服碳酸氢钠可改善营养状况，增加SGA评分和降低标准化蛋白氮呈现率（nPNA），提高血白蛋白和前白蛋白，显著增加上臂肌围经。

9.外源性营养素的补充

合并PEW风险的CKD 3~5期成人非糖尿病患者，若经过营养咨询不能保证足够能量和蛋白质摄入需求量，建议给予至少3个月的口服营养补充剂。通过营养干预和口服营养补充剂后未满足蛋白质及能量需求时，建议给予管饲喂养或肠外营养支持。

（二）慢性肾脏病血液透析期营养治疗原则

1.能量

维持性血液透析（maintenace hemodialysis，MHD）患者热量摄入为 35 kcal·kg /（IBW·d）（IBW为理想体重=身高–105）。60岁以上患者、活动量较小、营养状况良好者（人血白蛋白＞40 g/L，SGA评分A级）可减少至30~35 kcal·kg /（IBW·d）。

2.蛋白质

患者蛋白质摄入量控制在 1.0~1.2 kcal·kg /（IBW·d），且摄入的蛋白质50%以上为高生物价蛋白，低蛋白饮食的血液透析患者补充复方α酮酸制0.12 g/（kg·d）可以改善患者营养状态。

3.无机盐

透析期间钠盐摄入＜5 g/L。控制高钾饮食，保持血清钾在正常范围内。

4.钙和磷

根据MHD患者血钙水平及同时使用的活性维生素D、拟钙剂等调整元素钙的摄入，摄入量800~1 000 mg/d。每日磷摄入量800~1 000 mg/d以维持正常的血磷水平。

5.维生素和微量元素

MHD患者不宜过度补充维生素C，补充量控制在60 mg/d，以免导致高草酸盐血症。长期饮食摄入不足的MHD患者，可以补充多种维生素，合并25（OH）D不足或缺乏的MHD患者补充普通维生素D。若补充脂溶性维生素应监测用量，避免中毒。

6.外源性营养素的补充

若单纯饮食指导不能达到日常膳食推荐摄入量，应在临床营养师或医师的指导下给予口服营养补充剂，MHD患者可以选用低磷、低钾、高能量密度的肾病专用配方的口服营养补充剂，无法增加经口摄食的重度厌食患者或仍无法提供足够能量，建议给予管饲喂养或肠外营养。采用经鼻管饲补充可能有效、短疗程地充分改善营养状况，从而可恢复充分的经口膳食。有研究显示，对于中重度营养不良患者，每周3次透析中肠外营养支持可显著提高患者前白蛋白水平，但与口服营养补充剂或营养咨询治疗方法相比，并未持续改善患者健康状况。

（三）慢性肾脏病腹膜透析期营养治疗原则

1.能量

血液透析（Peritoneal Dialysis，PD）患者热量摄入为35 kcal·kg /（IBW·d）。60岁以上患者、活动量较小、营养状况良好者（人血白蛋白＞40 g/L，SGA评分A级）可减少至30~35 kcal·kg /（IBW·d）。计算能量摄入时，应减去腹膜透析时透析液中所含葡萄糖被人体吸收的热量，在腹膜转运功能正常的患者中，透析液中约60%的葡萄糖被吸收，即100~200 g/24 h，从透析液中吸收的葡萄糖占总能量摄入的13.8%。

2.蛋白质

无残余肾功能的PD患者蛋白质摄入量 1.0~1.2 g/（kg·d），有残余肾功能的PD患者蛋白质摄入量0.8~1.0 g/（kg·d）；摄入的蛋白质50%以上为高生物价蛋白。在全面评估患者营养状况后，个体化补充复方α酮酸制剂0.12 g/（kg·d）。

（四）肾移植营养治疗原则

1.能量

术后早期热量摄入推荐维持在 30 ~35 kcal/（kg·d），术后一年高发超重及肥胖，稳定阶段推荐25~30 kcal/（kg·d），移植术后体重管理十分重要，摄入的能量既要保证维持标准体重和良好的营养状况，还需要避免高血糖、高血压等。

2.蛋白质

移植术后3个月内推荐高蛋白饮食，蛋白质摄入量1.4 g/（kg·d），移植术后>3个月限制低蛋白饮食，蛋白质摄入量0.6 ~0.8 g/（kg·d）为宜，并可补充复方α酮酸制剂0.12 g/（kg·d），摄取足够的蛋白质和能量维持正氮平衡，促进伤口愈合，降低感染风险。

3.无机盐

肾移植术后为进一步控制高血压，钠盐摄入量<3 g/d。

每日钙摄入量为800~1 500 mg，联合维生素D治疗可更有效的保持骨矿物质密度。

每日磷摄入量1 200~1 500 mg/d。

三、常见误区

慢性肾脏病患者低蛋白饮食等于不吃肉。

这种说法是不正确的。通过减少从食物中摄取的蛋白质总量，减少尿素氮、肌酐、磷等蛋白质代谢废物的产生，从而减轻肾脏的负担，延缓肾脏功能衰退。但若蛋白质摄入不充分可能会导致消瘦、营养不良的情况，严重时会加重疾病进程。

CKD未透析患者应长期坚持优质低蛋白的饮食原则，控制每天蛋白质摄入总量，并且其中优质蛋白质比例应超过50%，主要的食物来源是蛋、奶、瘦肉、大豆类，这类食物蛋白质中的氨基酸更接近人体组织，更容易被机体吸收。每天需要摄入的蛋白质量可根据标准体重及CKD不同分期的每日蛋白质摄入量来计算，将每日所需的蛋白质均匀地分配到三餐中，必要时于营养门诊咨询营养师来制定个体化饮食方案。

四、选择题（1~2题为单选题，3~5题为多选题）

1. CKD非透析期营养治疗原则中，对于大量蛋白尿的CKD 1~2期患者应采取什么治疗方案？（ D ）

A.高蛋白饮食[蛋白质摄入量1.5 g/（kg·d）]

B.低蛋白饮食[蛋白质摄入量0.6 g/（kg·d）]或极低蛋白饮食[蛋白质摄入量0.3 g/（kg·d）]联合酮酸治疗

C.低蛋白饮食[蛋白质摄入量0.8 g/（kg·d）]联合必需氨基酸治疗

D.低蛋白饮食[蛋白质摄入量0.7 g/（kg·d）]联合必需氨基酸或酮酸治疗

E.低蛋白饮食[蛋白质摄入量0.6 g/（kg·d）]联合酮酸治疗

2. CKD非透析期营养治疗原则中，CKD 3~5期非糖尿病患者膳食中碳水化合物热量供给占总热量的（ C ）

A.30%~45%   B.40%~55%

C.45%~60%   D.50%~65%

E.55%~70%

3.下列哪几项是慢性肾脏病的饮食治疗方法的基础疗法（ BCDE ）

A.优质高蛋白饮食   B.低脂饮食

C.低蛋白饮食   D.低磷饮食

E.麦淀粉饮食

4.CKD非透析期营养治疗原则中，关于维生素和微量元素的补充，下列说法错误的是（ABE）

A.常规补充维生素 E 或维生素A

B.常规补充硒和锌

C.出现贫血时，应补充含铁量高的食物

D.叶酸、维生素 C 和维生素 D 缺乏可予以适当补充

E.常规补充维生素D₂或D₃

5.CKD的早期阶段应用低蛋白饮食的作用有哪些（ABCDE ）

A.减轻肾小球高滤过引起的肾小球硬化

B.减少肾组织钙磷沉积，减轻肾小管高代谢，延缓肾小管损害和间质纤维化的进展

C.缓解尿毒症症状，减轻氮质血症

D.纠正电解质紊乱和代谢性酸中毒，减轻继发性甲状旁腺功能亢进

E.改善营养状况，防止并发症发生，减轻并发症程度，延缓慢性肾脏病进展

（柳园　张文倩）

第三节　CKD常用营养评估工具

CKD患者极易发生营养不良，定期营养筛查和评估是实施营养干预的基础。营养筛查是营养管理的第一步，在CKD 3~5期、透析后或肾移植后的成年患者中，至少每半年进行一次常规营养筛查。筛查出高风险者后再继续进一步详细地营养评估和有针对性地给予营养干预，减少营养不良发生。准确的营养评估十分困难，现有的各种方法及手段都存在一定的局限性，可采用多种方式综合评估，确定患者的营养状况以及营养不良程度。

一、营养风险筛查NRS-2002

中华医学会肠外肠内营养学会推荐使用营养风险筛查（nutritional risk screening 2002，NRS-2002）对住院患者进行营养风险筛查，根据筛查结果确定住院患者是否需要进一步营养评估和营养支持。该筛查方法建立在循证医学基础上，简便易行，目前已在临床上广泛使用。

NRS-2002的适用对象为：年龄18~90岁，至少住院1天，入院次日8时前未进行急诊手术，意识清楚、愿意接受筛查的住院患者。NRS-2002由第一步（初步）筛查和第二步（最终）筛查两个部分组成，评分≥3分表明患者存在营养风险，评分＜3分表明该患者暂没有营养风险，需隔1周再行筛查。

（1）初步筛查，包括四个判断性问题，涉及BMI、体重减轻情况、摄食情况、病情严重与否。见表2-6-2。

表 2-6-2　NRS-2002 第一步：初步营养筛查

筛查项目	是	否
1.BMI＜18.5kg/m²		
2.患者在过去3个月有体重下降吗?		
3.患者在过去的1周有摄食减少吗?		
4.患者有严重疾病吗?		

说明：① BMI，国人BMI正常值下限为18.5 kg/m²；② 如果以上任一问题回答"是"，则直接进入第二步筛查；如果对上述所有问题回答"否"，说明患者目前没有营养风险，无须进行第二步筛查，但是需要1周后复筛。

（2）最终筛查，包括营养状况受损、疾病严重程度及年龄三部分评分，即：①营养状况受损评分0~3分；②疾病严重程度评分0~3分；③年龄评分0~1分。见表2-6-3。

表 2-6-3　NRS-2002 第二步筛查：最终营养筛查

项目评分	0分	1分	2分	3分
受损评分	正常营养状态：BMI≥18.5，近1~3月体重无变化，近一周摄食量无变化	3个月内体重丢失＞5%或食物摄入比正常需要量低25%~50%	一般情况差或2个月内体重丢失＞5%或食物摄入比正常需要低50%~75%	BMI＜18.5，且一般情况差或1个月内体重丢失＞5%（或3个月体重丢失＞15%）或一周食物摄入比正常需要量低75%~100%

续表

项目评分	0分	1分	2分	3分
疾病严重程度	正常营养需要量	需要量轻度提高：髋关节骨折、慢性疾病有急性并发症者：肝硬化、血液透析、糖尿病、一般肿瘤患者	需要量中度增加：腹部大手术、卒中、重度肺炎、血液恶性肿瘤	需要量明显增加：颅脑损伤，骨髓移植，APACHE＞10分的ICU患者
年龄评分	18岁~69岁	≥70岁		

说明：①计分，NRS2002总评分计算方法为3项评分相加，即疾病严重程度评分+营养状态受损评分+年龄评分；②总结，总分值≥3分则患者存在营养风险；总分值<3分则隔1周复筛。

二、营养状况评估

（1）人体测量学指标。其包括体重、BMI、肱三头肌皮褶厚度（triceps skinfold thickness，TSF）和上臂肌围（arm muscle circumference，AMC）等。体重和BMI是临床上最常用、最简便的人体测量方法。短期的体重变化是反映体液平衡的最佳指标，较长期的体重改变能够反映总体营养状况改变。考虑到CKD患者容易出现营养不良，因此更应避免出现低体重。BMI等于体重与身高平方的比值，是评价肥胖和消瘦的良好指标，目前我国BMI的正常范围是18.5~25kg/m²，低于18.5 kg/m²为消瘦，高于24.9 kg/m²为超重。大多数个体的BMI能反应机体的体型情况，但有水肿的CKD患者，BMI会高估患者肥胖程度，掩盖可能的营养不良。TSF和AMC分别用于评估机体皮下脂肪含量和肌肉消耗程度，CKD患者常有TSF和AMC的下降。

（2）人体成分分析。目前人体成分分析主要使用生物电阻抗法（bioelectrical impedance analysis，BIA）和双能X线测量法（dual energy X-Ray absorptiometry，DXA）。相比于DXA，BIA法操作简单、费用低廉，对人体无辐射，在临床上广泛用于人体成分测定。通过人体成分测定可及时发现CKD患者水分分布不均衡、瘦体重减少以及计算透析患者干体重等，人体成分分析是营养评估的重要组成部分。

（3）膳食调查。膳食调查是营养评估中最重要和最基础的部分。应该重点监测能量摄入量、蛋白质摄入量及评估营养治疗依从性，建议每2~4周监测1次，稳定期每3个月监测1次。膳食调查方法一般分为前瞻性和回顾性两类，前者包括称重法、查账法、化学分析法，后者包括24小时膳食回顾法、膳食史法和食物频率问卷法。其中24小时膳食回顾法是常用的膳食调查方法，适用于住院病人的膳食调查，常结合食物频率法用于研究膳食与疾病的关系。

（4）实验室检查。实验室检查指标也是评估CKD患者营养状况的主要方法之一。常用的指标有人血白蛋白、前白蛋白、血红蛋白、转铁蛋白以及电解质等。营养不良的患者，机体内脏蛋白储备丧失，血清蛋白多有降低。前白蛋白的半衰期较白蛋白短，对营养状况的快速变化更敏感，可用于短期营养状况变化评估。贫血是CKD的重要并发症，并与CKD进展和不良结局密切相关。CKD患者应长期随访血清铁蛋白、转铁蛋白、血红蛋白，当GFR<60 ml/（min·1.73 m²）者应进行贫血评估，并针对病因学进行治疗，如补充促红细胞生成素制剂、铁剂等。骨矿物质代谢和钙磷平衡在 CKD 早期即开始改变，并随肾功能下降而进展，即慢性肾脏疾病-矿物质-骨代谢异常（chronic kidney disease–mineral and bone disorder，CKD–MBD），它包括肾性骨营养不良和骨代谢异常相关性异位钙沉积。K/DOQI指南建议对GFR<60 ml/（min·1.73 m²）的患者进行骨病及钙磷代谢异常评估。

三、营养评估量表

（一）主观整体营养评估

主观整体评估（subjective global assessment，SGA）是Baker JP及Detsky AS等人于1987年提出的一种简单而有效的临床营养评估工具，主要用于评估住院患者营养状况。SGA对于住院时间、病死率和并发症的发生率有着较好的预测效度，是目前临床上使用最为广泛的一种通用临床营养状况评价工具，广泛适用于门诊及住院、不同疾病及不同年龄患者的营养状况评估。KDOQI临床实践指南建议在临床工作中使用SGA识别肾病患者的营养不良。

SGA以病史和临床检查为基础，省略实验室检查，其内容主要包括病史和体检7个项目的评分，评价内容见表2-6-4，评价标准详见表2-6-5至表2-6-6。最后评分者根据主观印象进行营养等级评定，A级为营养良好，B级为轻度到中度营养不良，C级为重度营养不良。若患者具备5个及5个以上B或C，则分别评定为轻度到中度营养不良或重度营养不良。

表2-6-4　SGA评价内容

评价内容		评价结果
1.病史		
（1）体重	您目前体重？ *与你6个月前的体重相比有变化吗？ 不变–增加–减少 *近2周体重有变化吗？ 不变–增加–减少	A B C
（2）进食变化	你的食欲？ 好–不好–正常–非常好 *你的进食量有变化吗？ 不变–增加–减少 *这种情况持续多长时间？ 你的食物类型有变化吗？ 没有变化–半流食–全流食–无法进食	摄食变化 A B C 摄食变化时间 见表2-6-5 A B C
（3）胃肠道症状	近2周以来你经常出现下列问题吗？ ①没有食欲：从不–很少–每天–每周1~2次–每周2~3次 ②腹泻：从不–很少–每天–每周1~2次–每周2~3次 ③恶心：从不–很少–每天–每周1~2次–每周2~3次 ④呕吐：从不–很少–每天–每周1~2次–每周2~3次	A B C

续表

	评价内容	评价结果
（4）活动能力	你现在还能像往常那样做以下事情吗？ ①散步：没有–稍减少–明显减少–增多 ②工作：没有–稍减少–明显减少–增多 ③室内活动：没有–稍减少–明显减少–增多 ④在过去的2周内有何变化：有所改善–无变化–恶化	A B C
（5）疾病和相关营养需求	疾病诊断：_____ *代谢应激：无–轻微–中等–高等	A B C

2.体检

				评价结果
（1）皮下脂肪	下眼睑 二/三头肌	良好	轻度–中度营养不良 重度营养不良	A B C
（2）肌肉消耗	颞部 锁骨 肩 肩胛骨 骨间肌 膝盖 股四头肌 腓肠肌	良好	轻度–中度营养不良 重度营养不良	A B C
（3）水肿		良好	轻度–中度营养不良	重度营养不良	A B C
（4）腹水		良好	轻度–中度营养不良	重度营养不良	A B C

＊SGA评分等级：A B C，具体解析见表2-6-5。

表 2-6-5　SGA 病史评价标准

（1）体重改变	6月内体重变化	A=体重变化<5%，或5%~10%但正在改变
		B=持续减少5%~10%，或有10%升至5%~10%
		C=持续减少>10%
	2周内体重变化	A=无变化，正常体重或恢复到<5%内
		B=稳定，但低于理想或通常体重，部分恢复不完全
		C=减少/降低
（2）进食	摄食变化	A=好，无变化，轻度、短期变化

续表

		B=正常下限，但在减少；差，但在增加；差，无变化（取决于初始状态）
		C=差，并在减少；差，无变化
	摄食变化的时间	A≤2周，变化少或无变化
		B≥2周，轻~中度低于理想摄食量
		C≥2周，不能进食、饥饿
（3）胃肠道症状	A=少有，间断	
	B=部分症状，＞2周	
	C=部分或所有症状，频繁或每天，＞2周	
（4）活动能力	A=无受损，力气/精力无改变；或轻至中度下降但在改善	
	B=力气/精力中度下降但在改善；通常的活动部分减少；严重下降但在改善	
	C=力气/精力严重下降，卧床	
（5）疾病和相关营养需求	A=无应激	
	B=低水平应激	
	C=中度-高度应激	

表 2-6-6　SGA 体格检查标准

皮下脂肪	要旨	良好	轻~中度	重度
下眼睑		轻度凸出的脂肪垫		黑眼圈，眼窝凹陷，皮肤松弛
二/三头肌	臂弯曲，不要捏起肌肉	大量脂肪组织		两指间空隙很少，甚至紧贴
颞部	直接观察，让病人头转向一边	看不到明显的凹陷	轻度凹陷	凹陷
锁骨	看锁骨是否凸出	男性看不到，女性能看到，但不凸出	部分凸出	凸出

续表

皮下脂肪	要旨	良好	轻~中度	重度
肩	看肩缝是否凸出。形状，手下垂	圆形	肩峰轻度凸出	肩锁关节方形，骨骼凸出
肩胛骨	患者双手前推，看骨头是否凸出	不凸出，不凹陷	骨轻度凸出，肋、肩胛、脊柱间轻度凹陷	骨凸出，肋、肩胛、肩、脊柱间凹陷
骨间肌	背手，前后活动拇指和食指	肌肉凸出，女性可平坦	轻度	平坦或凹陷
膝盖	坐姿，腿支撑在矮板凳上	肌肉凸出，骨不凸出		骨凸出
股四头肌	不如上肢敏感	圆形，无凹陷	轻度凹陷，瘦	大腿内部凹陷，明显消瘦
腓肠肌		肌肉发达		瘦，无肌肉轮廓
水肿/腹水	活动受限的病人检查骶部	无	轻~中度	明显

说明：脂肪变化，A=大部分或所有部分无减少；B=大部分或所有部位轻~中度减少，或部分部位中~重度减少；C=大部分或所有部分中~重度减少；肌肉消耗：A=大部分肌肉改变少或无变化，B=大部分肌肉轻~中度改变，一些肌肉中~重度改变，C=大部分肌肉重度改变；水肿，A=正常或轻度，B=轻~中度，C=重度；腹水：A=正常或轻微，B=轻~中度，C=重度；SGA评分等级：A=营养良好（大部分是，或明显改善），B=轻~中度营养不良，C=重度营养不良（大部分是C，明显的躯体症状）。

（二）营养不良炎症评分法

营养不良炎症评分法（malnutrition-inflammation score，MIS）是在SGA的基础上，增加了BMI、总铁结合力和人血白蛋白等指标，能评估营养状态和炎症反应。K/DOQI推荐使用MIS对透析患者或肾移植受者进行营养评估。见表2-6-7。MIS评分越高提示患者的营养不良及炎症程度越重。

表 2-6-7　营养不良炎症评分（MIS）

项目	0分	1分	2分	3分
A. 病史				
1. 干体重变化（过去3~6个月总体变化）	无变化或下降0.5 kg	轻度下降，0.5 kg≤减少量<1 kg	体重下降≥1kg，但<5%	体重下降≥5%
2. 饮食情况	食欲好，摄入量无减少	固体饮食摄入量轻度减少	摄入量中度减少，甚至全流食	低热量流食，甚至饥饿
3. 胃肠道症状	食欲好，无症状	轻度胃肠道症状，食欲减低或偶有恶心	偶有呕吐或中度胃肠道症状	频繁腹泻、呕吐或严重厌食
4. 功能状态	功能正常，感觉良好	偶感日常活动受限或常感疲惫	部分日常活动受限（如独立洗澡）	卧床，基本无法自行活动
5. 透析治疗时间和合并症	接受透析治疗时间不足1年，无合并症	透析治疗1~4年，或轻度合并症（除外严重合并症）	透析治疗>4年，或中度合并症（包括1种严重合并症）	严重，多发合并症（包括2种及以上严重合并症）
B. 体格检查				
6. 脂肪储备下降或皮下脂肪丢失（眼眶、三头肌、二头肌、胸部）	无变化	轻度	中度	重度
7. 肌肉消耗（颞部、锁骨、肩胛部、肋骨间、股四头肌、膝部、骨间肌）	无变化	轻度	中度	重度
C. 体质指数				
BMI（kg/m²）	≥20	18~19.9	16~17.9	<16
D. 实验室检查				
人血白蛋白（g/L）	≥40	35~39	30~34	<30
血清总铁结合力（mg/dl）	≥250	200~249	150~199	<150

说明：严重合并症、慢性心功能不全（3或4级）、获得性免疫缺陷综合征、严重的冠状动脉性心脏病、中到重度慢性阻塞性肺疾病、严重神经系统后遗症转移性恶性肿瘤或最近接受放疗。

营养管理是肾脏疾病治疗的重要部分。合理的营养风险筛查和营养评估有助于全面客观地了解患者机体营养状况，以指导制定营养治疗方案，包括饮食指导和营养支持。肾脏病患者往往还面临着一些并发症的发生，如贫血、心血管疾病、CKD-MBD、感染、同型半胱氨酸血症等以及其他合并症，如血脂异常、糖尿病、高血压、高尿酸等疾病，因此，在给予营养治疗以及营养指导方案时需要综合考虑患者的整体状况。目前，四川大学华西医院提出的适用于住院患者的规范化临床营养管理方案，强调营养师和临床医师及护士共同参与，定期筛查及评估，制订长期有效的干预计划，并监测实施与效果评价，最终以达到提高住院患者营养状况、改善临床结局的目的。

四、常见误区

NRS-2002的评分结果可以作为营养状况评估结果。

这种说法是不正确的。随着营养风险筛查工具NRS-2002在临床上越来越广泛地应用，许多医生常把NRS-2002的评分结果作为营养状况评估结果，混淆了营养风险与营养评估。而事实上这是两个不同的概念，营养评估是通过目前常用的人体测量、生化检查等方法，再结合病史、临床检查或多项综合评估手段来判定机体营养状况以及确定营养不良的类型和程度，以指导是否需要营养支持。而营养风险是指，现存或潜在的与营养因素相关的导致患者出现不利临床结局的风险，其重要特征是营养风险与临床结局的密切相关，而不是营养不良的风险。营养不良将对患者的临床结局产生不良影响，而营养风险筛查的目的也是通过评价患者营养风险高低以判断营养因素对患者临床结局的影响。因此，不管是营养状况评估还是营养风险筛查，其目的都是一致的，难以评判何者更优或更具有临床价值。根据临床营养指南，营养筛查是营养诊疗的第一步，根据筛查结果再应用合适的方法和工具进行营养状况评估，最后根据评估结果来制订营养干预措施。因此，营养筛查-营养评估是一个连续的诊疗过程，建议所有患者都进行营养风险筛查和营养状况评估。

五、选择题（1~2题为单选题，3~5题为多选题）

1.属于营养风险筛查工具的是（ D ）

A. MNA   B. SGA   C. PG–SGA

D. NRS–2002   E. SF–36

2.采用SGA评估某患者营养状况，若患者具备（ C ）个及以上B，则评定为轻–中度营养不良。

A. 3   B. 4   C. 5

D. 6   E. 7

3. MIS是在SGA的基础上，增加了（ABC）等指标

A.BMI   B.总铁结合力

C.人血白蛋白   D.疾病和相关营养需求

E.肌肉消耗

4.全身水肿的CKD患者不适合采用的营养评估指标有（A、B、E）

A. AMC   B. 人体成分分析

C. SGA   D. MIS

E. BMI

5.膳食调查方法一般分为前瞻性和回顾性两类，后者包括（C、D、E）

A.称重法   B.查账法

C.24小时膳食回顾法   D.膳食史法

E.食物频率问卷法

（柳园　曾小庆）

第七章

CKD患者常见心理问题与管理

第一节　CKD患者常见心理问题

随着我国人口老龄化进程的加快，CKD患者日益增加，CKD具有病程长、治疗周期长、治疗费用高、病情无可逆性等一系列特点。同时，CKD作为一种慢性病需要患者长时间进行治疗，患者在患病治疗期间可能会出现与其疾病发生发展相关的一系列不良心理问题，这种心理问题的产生以及其对患者治疗效果的影响需要引起医务人员的重视。

一、CKD患者的心理特点

（一）认知特点与影响

CKD具有慢性疾病共同的特征，即病程长、根治率较低，一旦患病极易对患者生活造成影响，且增加社会和家庭负担。随着疾病症状的进展，病情不断加重，身体状况进一步恶化，原有的希望逐渐破灭，死亡的阴影始终笼罩着患者，使患者感到绝望，很容易对治疗失去信心，从而产生放弃治疗的心理。

认知是个体认识客观世界的信息加工活动。认知功能由多个认知域组成，包括记忆、计算、时间定向、空间定向、执行能力、语言理解和表达等，若其中某一个或多个认知域发生障碍，就称为认知功能障碍。有研究指出，无论是终末期CKD患者还是早期CKD患者都有可能会出现不同程度的认知功能障碍，CKD患者在定向力、注意力、概念形成及推理等方面的认知功能更容易受累，严重影响患者的生活质量。认知理论认为，认知是决定情绪与行为的重要因素，因此提高慢性病患者的疾病知识、技能、信心尤为重要，通过认知行为干预来改善慢性病患者的心理、态度和行为，使其处于基本正常的生活状态很有必要。

（二）情绪特点与影响

情绪障碍可以被视为慢性疾病强加于个体的多种病理生理、心理和社会经济压力因素相互作用的最终共同途径。慢性病患者在诊断和治疗过程中都承受着躯体、精神乃至经济上的多重压力，患者在这种压力的驱使下往往会产生不同程度的负性情绪，一般表现为焦虑、自卑、排斥、痛苦、沮丧等情感反应。一定程度的焦虑可调动机体的防御机制，有益于患者摆脱困境，但长期过度的焦虑则可能影响疾病的恢复。有关研究证实，负性情绪会导致患者病情持续加重，还会在很大程度上增加临床治疗工作的难度。

在CKD的早期阶段，人们可能会因为从健康到患者的角色改变、症状负担、对透析的恐惧、疾病结局的不确定性以及对医疗保健系统的负面体验而感到抑郁和焦虑，随着疾病漫长的治疗和发展进程，他们可能会因为长期的花费使得经济困难，从而忍受着生活方式的改变，并可能会对自己给家庭成员造成的负担感到内疚。患者的自我概念和自尊也可能因身体状况、生活方式和社会角色的改变而改变。

二、CKD患者常见心理问题及诱发因素

（一）CKD 患者焦虑的症状表现

焦虑是一种常见的复杂的情绪反应，是患者在感受到疾病威胁时

产生的恐惧与忧虑，分为现实性焦虑与病理性焦虑。现实性焦虑是对现实中的潜在挑战或威胁的一种情绪反应。现实性焦虑的程度与现实中的威胁程度相一致，并随着现实中威胁的消失而消失。病理性焦虑患者常常会出现持续的无具体原因的紧张、不安，且伴有明显的自主神经功能紊乱及运动性不安。

　　焦虑是CKD患者常见的心理问题，研究发现，正常人群焦虑患病率为2%~5%，而1~4期CKD患者焦虑患病率约为89.1%，5期CKD患者患病率高达92.8%，远远高于正常人群焦虑患病率。患者对疾病预后缺乏足够的认识，同时对可能出现的并发症更是顾虑重重，多表现为心情紧张、情绪不稳、坐卧不安，从而导致失眠、头昏、食欲不振、血压升高等，以至于向医护人员反复询问，这种心理活动往往使病情加重。有些患者长期遭受病痛折磨，再加上生活条件差、文化层次低，不能准确认知自己的疾病以及正确估计疾病的结果，这些因素使患者长期处于不利的环境因素中，极易产生特殊的心理压力。另有一些患者对疾病直接刺激的防御能力缺乏成熟性，在应付疾病的过程充满了负性情绪而表现得焦虑、抑郁，认为自己末日来临，整天坐立不安，胡思乱想，情绪不稳定，急躁易怒，容易激动，有时甚至提出一些过高的治疗护理要求。

（二）CKD患者抑郁的症状表现

　　抑郁是意志消沉的情绪，伴随某种痛苦的体验，一般在忧伤、苦恼和气馁时表现出来，其表现突出，持续时间较长，典型的抑郁以情绪低落、兴趣下降、思维缓慢、食欲减退、体重减轻、睡眠障碍等为特征。抑郁是负性情感的增强，临床表现主要有四组特征：①抑郁心理、悲观、失愉快感；②自我评价下降、自责、无用感；严重者自罪，萌生自杀之念；③睡眠障碍、食欲下降、性欲下降；④社交退缩，活动减少。在CKD患者中，抑郁状态的发生率较高，非透析肾脏病患者心理抑郁的发生率为35.44%，而我国普通人群心理抑郁的患病率为1.3%~1.5%，可见非透析肾脏病患者的心理抑郁明显高于普通人群。

根据患者的具体情况不同，表现程度也不一样。青年人患病后担心影响工作和学习，对前途感到渺茫；中年人是家庭的顶梁柱，是工作岗位的骨干，患病后最担心的是影响正常工作以致经济来源减少，更担心的是照顾老人及子女成长教育受到影响；老年人整天唉声叹气，为自己用去巨额的医疗费用，给单位和家庭带来的重负和困难而深感内疚。

有些患者会出现沮丧绝望心理，极少部分性格内向的患者会出现自我否定，总觉得自己是个废人，是家庭和社会的累赘，自我价值降低。这种患者表现为易怒、失眠，把不满情绪发泄到家人或者医务人员身上，不合作、拒绝治疗，甚至有轻生的念头。

长期治病患者经济负担很重，患者常为担负不起医疗费用而消沉、悲观。如果家属流露出厌烦情绪，表现态度冷淡，加上单位疏远，更加重患者的心理负担，精神极为痛苦，甚至出现严重的消沉、悲观情绪。

（三）CKD患者焦虑、抑郁的可能诱发因素

1.躯体因素

CKD患者常合并排尿异常、高血压、疲倦、无精神、肌肉抽搐、食欲下降、恶心、呕吐、瘙痒等临床并发症。这些并发症本身造成患者长期精神不振、烦躁、焦虑等表现，成为引发心理问题的重要躯体因素。

2.个人生活

CKD的治疗常面临高昂的医疗费用、维持日常生活功能的困难，严重者还要进行不能间断的血液透析或腹膜透析治疗，加之饮食习惯的改变、工作的影响（失去工作或不能正常工作）、外出旅游受限制、外表和自我形象的影响、对家人的影响等多方面的心理压力，长期的多种心理压力常导致CKD患者的心理问题。

3.经济压力

医疗费用来源对CKD患者有较大影响，此病需一体化治疗，用药

多，病程长，尤其发展至尿毒症期，治疗方法需要进行血液透析、腹膜透析及肾移植。这些治疗大多数患者在经济上不能长期维持，但是如果有了经济上的支持就可以改善症状，延长寿命，反之就只能等待生命的终止。这种巨大的精神压力和面对死亡的恐惧心理，使患者极易陷入焦虑和抑郁的情绪之中。

4.个性因素

CKD患者基本心理问题的个性因素可归类为 三 种：

（1）沮丧悲观型。此类患者对疾病预后悲观，拒绝治疗，经常因为小事就发脾气，大吼大叫，试图通过此类形式发泄内心恐惧。内心强烈需求家属的关爱， 担心因经济及生活负担加重，受到家属嫌弃，对家属的责备表现为沉默应对，或口头答应，易出现自伤或自杀行为。此类型在终末期肾病患者身上常见。

（2）被迫接受型。此类患者对治疗及护理不主动接受，对花费较高的治疗项目关注高，对疾病不愿过多了解，经常用对服务态度或治疗效果不满来发泄内心恐慌，试图用转移注意力来抵抗疾病带来的困扰。此类患者对疾病预后及治疗被迫接受，易产生医患纠纷或护患纠纷。

（3）乐观型。此类患者对疾病预后接受度高，对疾病有较多了解，对医生及护士的治疗和护理能积极配合，患者积极热情参与力所能及的工作，且能用乐观向上的态度影响他人。

5.应对方式

部分CKD患者面对疾病经常会采取消极、回避、放弃的应对方式。而任何躯体疾病都可引起患者一定程度的心理反应，但反应的严重程度、性质和持续时间，根据疾病的性质、个性特点、应对方式和社会支持程度等而不同。不良的应对方式与身心症状呈正相关，放弃应对可导致严重的躯体症状，而躯体症状又促使患者对问题的处理采取不成熟的应对方式，慢性维持性血透患者采取以放弃为主的消极应对方式在临床中最为明显并且较为普遍，对患者心身健康危害较大。

6.社会支持

社会网络稀疏和社会支持水平低的患者死亡风险较高。独居或极少与朋友、亲戚或熟人联系的人比那些融入社会网络的人有更高的心血管疾病发病率和病死率，而参与密集的社会网络和情感支持关系可以是一个保护因素，以抵御环境对心理和生理健康的威胁。CKD作为一种终身性疾病，如果没有社会支持将加重或影响患者的疾病进展，提高患者自我管理能力是延缓疾病进展的关键，有效的社会支持则能起到事半功倍的效果。

来源于家庭系统理论的家属支持是社会支持的重要组成部分，家庭系统理论认为，家庭成员之间具有天然互动的功能，一个成员能够对其他成员认知、情感及行为产生互相性、多维性的影响。良好的社会支持系统有利于患者的身心健康。有研究表明，在老年CKD患者中，独自居住的患者焦虑、抑郁的发生率为68.69%，而与子女同住者为42.59%，说明与子女同住者发生焦虑、抑郁的可能性较独居者低。患者和子女同住，可以得到更多的关爱、安慰和陪伴，可以帮助患者树立战胜疾病的信心，缓解疾病所造成的压力，抑制疾病造成的损害，子女是患者的精神支柱和生活的力量源泉。

第二节　CKD患者常见心理问题的评估及管理

一、简单的自我测评工具

患者的情绪症状的评估可以借助专业的测评工具，目前临床使用较为广泛的量表包括广泛性焦虑量表（GAD-7）、抑郁筛查量表（PHQ-9）以及焦虑自评量表（SAS）和抑郁自评量表（SDS）。

（一）广泛性焦虑量表（GAD-7）

广泛性焦虑量表（generalized anxiety disorder，GAD-7）是目前

临床上用于评估广泛性焦虑症的自评量表，仅包含7个条目，评估结果：0~4分为正常，5~9分为轻度焦虑，10~14分为中度焦虑，15~21分为重度焦虑。（表2-7-1）

表 2-7-1　广泛性焦虑量表（GAD-7）

在过去的两周，有多少时候你收到以下任何问题困扰？（在您的选择下打"√"）	完全不会	几天	一半以上的日子	几乎每天
1.感觉紧张、焦虑或急切	0	1	2	3
2.不能够停止或控制担忧	0	1	2	3
3.对各种各样的事情担忧过多	0	1	2	3
4.很难放松下来	0	1	2	3
5.由于不安而无法静坐	0	1	2	3
6.变得容易烦躁或急躁	0	1	2	3
7.感到似乎将有可怕的事情发生而害怕	0	1	2	3

（二）抑郁筛查量表（PHQ-9）

抑郁筛查量表（patient health questionnaire-9，PHQ-9）是基于DSM-IV（美国精神病学会制定的《精神疾病的诊断和统计手册》）诊断标准的9个条目，是一个简便、有效的抑郁障碍自评量表，对抑郁症诊断的辅助和症状严重程度评估均具有良好的信度和效度。该量表总分为0~27分，评估结果：0~4分为没有抑郁，5~9分表示有抑郁症状，10~14分表示有明显抑郁症状，15~27分表示重度抑郁症状，如总分达5分或5分以上，应警惕抑郁状态。（表2-7-2）

表 2-7-2　抑郁筛查量表（PHQ-9）

在过去的两周内，以下情况烦扰您有多频繁？	评分			
	完全不会	好几天	一半以上的天数	几乎每天
1.做事时提不起劲或没兴趣	0	1	2	3
2.感到心情低落，沮丧或绝望	0	1	2	3
3.入睡困难，睡不安稳或睡眠过多	0	1	2	3

续表

在过去的两周内，以下情况烦扰您有多频繁？	评分			
	完全不会	好几天	一半以上的天数	几乎每天
4.感觉疲惫或没有活力	0	1	2	3
5.食欲不振或吃太多	0	1	2	3
6.觉得自己很糟或觉得自己很失败，或让自己或家人失望	0	1	2	3
7.对事物专注有困难，例如阅读报纸或看电视时	0	1	2	3
8.动作或说话速度缓慢到别人已经察觉？或正好相反–烦躁或坐立不安、动来动去的情况更胜于平常	0	1	2	3
9.有不如死掉或用某种方式伤害自己的念头	0	1	2	3

（三）焦虑自评量表（SAS）

焦虑自评量表（self-Rating anxiety scale，SAS）用于评定患者焦虑的主观感受及其在治疗中变化的自评量表，适用于具有焦虑症状的成年人，具有广泛的应用性。评估结果：将20个项目的各个得分相加，即得粗分，用粗分乘以1.25以后取整数部分，就得到标准分。具体为：得分50～59分为轻度焦虑，60～69分为中度焦虑，69分以上为重度焦虑。（表2-7-3）

表 2-7-3　焦虑自评量表（SAS）

实际感觉	没有或很少时间有	小部分时间有	相当多时间有	绝大部分或全部时间有
1.我觉得比平常容易紧张和着急	1	2	3	4
2.我无缘无故地感到害怕	1	2	3	4
3.我容易心里烦乱或觉得惊恐	1	2	3	4
4.我觉得我可能将要发疯	1	2	3	4
5.我觉得一切都很好，也不会发生什么不幸*	1	2	3	4

续表

6. 我手脚发抖打战	1	2	3	4
7. 我因为头疼、头颈痛和背痛而苦恼	1	2	3	4
8. 我感到容易衰弱和疲乏	1	2	3	4
9. 我觉得心平气和，并且容易安静坐着 *	1	2	3	4
10. 我觉得心跳得很快	1	2	3	4
11. 我因为一阵阵头晕而苦恼	1	2	3	4
12. 我有晕倒发作或觉得要晕倒似的	1	2	3	4
13. 我呼气、吸气都感到很容易 *	1	2	3	4
14. 我手脚麻木和刺痛	1	2	3	4
15. 我因为胃痛和消化不良而苦恼	1	2	3	4
16. 我常常要小便	1	2	3	4
17. 我的手脚常常是干燥温暖的	1	2	3	4
18. 我脸红发热	1	2	3	4
19. 我容易入睡，并且一夜睡得很好	1	2	3	4
20. 我做噩梦	1	2	3	4

注：* 表示反向评分。

（四）抑郁自评量表（SDS）

　　抑郁自评量表（self-Rating depression scale，SDS）是自评量表和问卷，操作方便，容易掌握，能有效地反映抑郁状态的有关症状及其严重和变化状况，特别适用于综合医院发现抑郁症患者。SDS的评分不受年龄、性别、经济状况等因素影响。此评定量表不仅可以帮助诊断是否有抑郁症状，还可以判定抑郁程度的轻重。因此，一方面可以用来作为辅助诊断的工具，另一方面也可以用来观察在治疗过程中抑郁的病情变化，用来作为疗效的判定指标。评估结果：抑郁严重度指数=各条目累计分/80。具体为：0.5分以下者为无抑郁；0.5~0.59分为轻微至轻度抑郁；0.6~0.69分为中至重度；0.7分以上为重度抑郁。（表2-7-4）

表 2-7-4 抑郁自评量表（SDS）

实际感觉	偶有	少有	常用	持续
1. 我觉得闷闷不乐，情绪低沉	1	2	3	4
2. 我觉得一天之中早晨最好 *	1	2	3	4
3. 我一阵阵哭出来或觉得想哭	1	2	3	4
4. 我晚上睡眠不好	1	2	3	4
5. 我吃得跟平常一样多 *	1	2	3	4
6. 我与异性密切接触时和以往一样感到愉快 *	1	2	3	4
7. 我发觉我的体重在下降	1	2	3	4
8. 我有便秘的苦恼	1	2	3	4
9. 我的心跳比平常快	1	2	3	4
10. 我无缘无故地感到疲乏	1	2	3	4
11. 我的头脑像平常一样清楚 *	1	2	3	4
12. 我觉得经常做的事情并没有困难 *	1	2	3	4
13. 我觉得不安而平静不下来	1	2	3	4
14. 我对将来抱有希望 *	1	2	3	4
15. 我比平常容易生气激动	1	2	3	4
16. 我觉得做出决定是容易的 *	1	2	3	4
17. 我觉得自己是个有用的人，有人需要我 *	1	2	3	4
18. 我的生活过得很有意思 *	1	2	3	4
19. 我认为如果我死了，别人会生活得好些	1	2	3	4
20. 平常感兴趣的事我仍然照样感兴趣 *	1	2	3	4

注：* 表示反向评分。

以上量表作为临床测量工具，只能对症状的识别起到一定帮助，不能用于临床诊断，对于焦虑或抑郁症状较严重的患者，应求助于精神科临床医生，对于严重的抑郁症状伴有强烈自杀观念的患者，还应启动应急预案，及时进行危机干预。

二、如何调节焦虑情绪

（1）积极交流沟通。护士要积极与患者进行交流和沟通，倾听他们的内心感受，并就其疑惑的问题进行耐心讲解，帮助患者解除顾虑，通过沟通交流获得的信息，找出患者的错误观念。

（2）纠正不良认知。采用恰当的方法将正确的医学理念及生活常识教授于患者，从而纠正其不良认知。将这种错误认知导致的情绪波动所带来的危害传达给患者，让患者领悟是错误的观念导致不良情绪的产生，而非诱发事件本身；另外，错误的观念应被及时纠正，只有改变这种观念才能缓解现在的情绪困扰，从而减轻焦虑症状。

（3）加强心理治疗。对于焦虑情绪的疏导，可以有针对性地采用心理治疗的方法。心理疗法的优点是它不会对已经有很高药物负担的CKD患者施加更多的药物。可以采用个别治疗和团体治疗的形式进行，此外，形式上可以很方便灵活，以视频会议甚至通过电话的方式进行。

三、如何调节抑郁情绪

对于抑郁程度较低的患者，医务工作者首先应尊重和接纳患者，以自己开朗快乐的精神状态感染患者，不失时机地向患者介绍本病治疗领域的新技术和动向，请治疗效果良好的患者现身说法；指导患者学会自我安慰，使患者对疾病有积极的希望、重视生命、正视死亡、大胆面对现实；教育患者适当地进行活动锻炼，增强患者的自我调节与控制能力；对于一些兴趣缺乏的患者，应将其注意力由自身疾病转移到别处，可嘱其多参加社会活动，与人沟通交流，从而发现自身价值。

对于抑郁情绪较严重的患者，护士要同情理解，细心观察，注意患者的反常行为，注意班班交接，做好安全检查，防止患者出现自杀及自伤等意外，同时告知患者家属并指导其协同做好此时间段患者的生活安排，同情、关爱患者，使患者在此期间平稳度过心理危险期。反复多次入院的患者应注意其每次入院的心理变化，通过长时间不懈的心理关注与疏导使患者心理趋向稳定。

另外，认知行为疗法（cognitive behavioral therapy，CBT）也是一种被推荐的治疗方式，它是一种有时限、目标导向、循证的抑郁症治疗心理疗法。心理疗法可能在开始肾脏替代治疗的患者中起到预防抑郁症的作用。接受支持性治疗或认知疗法的患者的情绪、人际关系、行为和认知调节比非治疗组患者更好，这种方法比较注重患者当下的行为、情绪及认知过程，使其能更好地融入和适应目前的环境，进一步得到一个内在的心理过程，即认知。

四、应对CKD患者心理问题的其他方法

（一）健康教育

作为临床护士，面对 CKD 患者可能的心理问题，首先应重视 CKD 患者的健康教育。心理方面，教育患者要建立新的人际关系（医患、家属、朋友）、发展新的兴趣爱好、树立新的人生目标；生理方面，教育患者了解自己身体发生的变化及原因、肾脏替代治疗及预防各种并发症的关键；自我管理方面，教育患者多参加社会性的活动。通过科室健康宣教和巡展、图片等多种形式使患者了解疾病进程，对患者多讲解疾病知识；借助健康教育卡等帮助患者有效理解自身所患疾病，使患者逐渐接受疾病，从而减少护患纠纷发生。

（二）加强与患者的沟通建立良好的护患关系

积极主动地与患者建立真诚、良好的护患关系，尊重患者，并注意保护患者隐私，这些都是临床上针对此类患者护理中需注意的，在此过程中让患者充分意识到护士具有强烈的责任感以及同情心，如热情、和蔼的工作态度，主动与患者沟通，耐心倾听并为之解决实际问题等，这些是拉近医护患关系的基础。医护人员良好精湛的操作诊疗技术是取得患者信任的关键，是患者积极配合治疗护理的重要因素。医护人员应不断学习探索，练就过硬的技术本领，让患者安心、放心。

（三）调整应对方式

对于CKD患者个性特质及不良的应对方式，应采用针对性心理干

预治疗。面对患者时应做到尊重和信任患者，耐心倾听，善意劝解，帮助控制机体对情绪的过度应激反应，有效缓解患者心理症状，消除负性情绪的影响，帮助患者建立积极成熟的应对方式，培养乐观康复信念，以促进疾病的康复或向良性方向转归。另一方面，可鼓励患者进行适量的锻炼，包括长距离的散步、慢跑等，循序渐进而恰当的体力锻炼可大大改善患者的精神情绪。为了转移患者的注意力，防止患者沉迷于不良情绪当中不能自拔，可以鼓励患者养成各种兴趣、爱好，鼓励患者与患者之间进行交流和沟通。如指导患者多听音乐，培养绘画、书法等多种爱好等。

（四）增加社会支持

作为临床护士，在面对每例患者时都应提供更多医疗服务性质的、情绪性、信息性的社会支持，增强患者利用社会支持资源的意识，维护患者尊严及人生价值观，建立积极成熟的应对方式及正确评价自身健康的信心。另外，患者在得到社会关爱、社会支持的同时，更希望得到来自家庭与亲情的关注，患者的家庭具有影响和调节的动力，家庭支持可提高患者的生存质量，有效降低血透患者的病死率。因此，提示我们需要重视患者家属心理辅导与沟通，指导家人正确面对、应对患者的身心状态，主动营造温馨的家庭氛围，生活上关心照顾，精神上安慰疏导，以达到有效消除患者的心理障碍的目的，让慢性肾脏疾病患者充分感受到躯体、心理、社会各方面的良好适应度和满意度。

家庭成员通常缺乏专业知识及支持经验，需要通过医护人员进行专业指导。由护士主导的家庭支持包括集中讲座、个体辅导、微信支持、随访支持等，均能提高患者家属疾病认知和管理技能，利于患者家属对患者管理的规范性，并最终有助于促进CKD患者自我管理能力的养成，预防或降低抑郁的发生。对住院患者来说，除了医护人员应成为其重要的支持者外，还要充分发挥和利用家庭支持以及朋友、同事、社会团体等其他社会支持作用，如鼓励家属、亲友经常探视，给予感情上的支持、照顾，寻求街道、单位等社会团体的援助。

五、情绪管理小技巧

（一）呼吸放松法

1.腹式呼吸放松法

注意调节自己的呼吸，有意识地控制呼吸的频率和深度，用鼻子缓慢地深呼吸；把手放在腹部，感受深呼吸时腹部的起伏；用鼻子缓慢吸气，心里默数5个数，然后屏气，再缓慢用嘴呼气；练习10次，每次数数要慢，吸气与呼气之间注意屏气。如果感到有点头晕，这是正常现象，可以暂停30秒之后继续练习。每10个腹式呼吸循环暂停30秒，采用正常呼吸方式；每次练习时间为3～5分钟。

2.缩唇呼吸法

取舒适体位（立位或坐位），将手自然放松在大腿上，放松全身肌肉，平静心情，经鼻吸气，吸气时尽量使腹部鼓起，稍屏气再行缩唇经口呼气，呼气时缩成吹笛状，同时收圆，腹壁随之凹陷，气体经口缓缓呼出，呼气与吸气的时间比大约为2：1，每分钟呼吸7～8次，每次10～15分钟，每日2～3次。要尽量做到深吸气慢呼气，无论是吸气还是呼气都要尽量达到"极限"量，即吸到不能再吸，呼到不能再呼为度。

（二）渐进性肌肉放松

首先，要找到一个你觉得舒服的姿势，这个姿势可以使你感到轻松，毫无紧张的感受，比如靠在沙发上或平躺在床上。其次，选择一个安静的环境，光线柔和，减少无关的刺激，以保证下面每一步的顺利进行。

用双手手指小关节有力地敲打头部的肌肉，可以从头顶一直敲打到后脑勺，你能够听到指关节触碰头骨时发出的清脆的声音，慢慢地放松你的头部肌肉。

皱起前额部所有的肌肉，似老人额前部一样的皱起，皱起你的眉头，保持10秒钟后慢慢地放松前额部所有的肌肉，体会肌肉放松的感觉。

头部保持不动，将你的双眼向上，注视着天花板上的某一个点，保持10秒钟，然后双眼球回到正中，闭眼休息一下，再将双眼向下，注视着地面上的某一个点，保持10秒钟，双眼球再次回到正中，闭眼放松一下，顺时针转动双眼眼球，缓解眼周肌肉紧张的感觉。

皱起鼻子和脸颊（可咬紧牙关，使嘴角尽量向两边咧，鼓起两腮，似在极度痛苦状态下使劲一样，或是像做鬼脸一样）的肌肉，保持10秒钟后慢慢地放松鼻子和脸颊所有的肌肉，体会肌肉放松的感觉。

用左侧耳朵去找你的左侧肩部，保持10秒钟，体会右侧颈部肌肉拉伸的感觉。

用右侧耳朵去找你的右侧肩部，保持10秒钟，体会左侧颈部肌肉拉伸的感觉。

仰头向上，保持10秒钟，体会前侧颈部肌肉拉伸的感觉；再慢慢低头，用下巴去找你的胸口，保持10秒钟，体会后侧颈部拉伸的感觉。

耸起双肩，紧张肩部肌肉，保持10秒钟后慢慢地放松双肩的肌肉。

挺起胸部，紧张胸部肌肉，保持10秒钟后慢慢地放松胸部的肌肉。

弓起背部，紧张背部肌肉，保持10秒钟后慢慢地放松背部的肌肉。

屏住呼吸，紧张腹部肌肉，保持10秒钟后慢慢地放松腹部的肌肉。

伸出右手，握紧拳头，紧张你的右前臂，保持10秒钟后放下手臂，松弛拳头。

伸出左手，握紧拳头，紧张你的左前臂，保持10秒钟后放下手臂，松弛拳头。

双臂伸直，两手同时握紧拳，紧张双手和双臂，保持10秒钟后放下双手，松弛拳头。

伸出右腿，右脚向前用力像在蹬一堵墙，紧张右腿的全部肌肉，保持10秒钟后放下右腿，体会右腿肌肉放松的感觉。

伸出左腿，左脚向前用力像在蹬一堵墙，紧张左腿的全部肌肉，保持10秒钟后放下左腿，体会左腿肌肉放松的感觉。

每部分肌肉由紧张到放松的过程都要有一定的时间间隔，一般为10秒钟，为自己更好地体验紧张和放松留下适当的余地，每日可配合轻音乐自行练习1~2次。

（三）冥想放松

主要通过唤起宁静、轻松、舒适情景的想象和体验来减少紧张、焦虑，控制唤醒水平，引发注意集中的状态，增强内心的愉悦感和自信心。在安静的房间，平躺在床上或坐在沙发上。闭上双眼，想象一个你熟悉的、令人高兴的、能引发快乐联想的景区、校园或是公园，仔细看着它，寻找细致之处。如果是花园，找到花坛、树林的位置，看着它们的颜色和形状，尽量准确地观察它。此时，敞开想象的翅膀，幻想你来到一个海滩（或草原），你躺在海边，周围风平浪静，波光熠熠，一望无际，使你心旷神怡，内心充满宁静、祥和。随着景象越来越清晰，幻想自己越来越轻柔，飘飘悠悠离开躺着的地方，融进环境之中。阳光、微风轻拂着你。你已成为景象的一部分，没有事要做，没有压力，只有宁静和轻松。在这种状态下停留一会儿，然后想象自己慢慢地又躺回海边，景象渐渐离你而去。再躺一会儿，周围是蓝天白云，碧涛沙滩。然后做好准备，睁开眼睛，回到现实。此时，你会感觉头脑平静，全身轻松，非常舒服。

（四）合理宣泄情绪

临床上很多时候，我们会不自主地劝患者忽视、回避，甚至是压抑一些不愉快的情绪感受，然而总是采用这种策略可能是有害的，对负性情绪的回避和抑制短期内虽然会降低不愉悦感受，最终却会产生反弹效应，负性体验的强度和频率反而增加。因为情绪的能量不去处理，它就会累积、转化，并常常在你意想不到的状态下爆发出来。因此情绪管理并不是一味地压抑，而更需要疏导与化解。但是在宣泄自己情绪的时候要掌握合理的方法，否则可能会造成更加不好的后果。因此情绪需要合理宣泄。比如说哭就是一种很好的宣泄情绪的方法，因为人不仅在悲伤的时候流泪，在非常高兴时也会流下激动的泪水，眼泪不是懦弱的象征，而是感情的抒发，是人的一种本能。

（五）正念减压

正确坦然地面对负性情绪，试着和情绪共处，这就是正念；觉察和接纳，觉察意味着直接体会当下的情绪，接纳意味着不加评判地允许它们的存在。其实无论是在正式的觉察呼吸练习中，还是在生活中，面对所有的内在体验，这两个要素都是一样的。我们学会和情绪握手言和，以一种积极、开放的心态感知当下的状态，不加评判，允许事物按其本来的规律存在并发展。接纳并不意味着一成不变被动地接受当下的一切，而是让我们看清楚当前现实处境，尊重现实，并通过自身努力改变局部现实。外部世界不以人的意识为转移，我们与其一味地抱怨，不如调整自身的应对方式，以积极的态度去接纳当下，看清现实中的不满或不足而努力去改变。这也是正念冥想中接纳当下最核心的理念。我们可以通过这种方式来帮助患者正确面对压力，增强积极情绪。

当你面对强烈的负性情绪时，简单的三步帮你应对：

第一步：暂停。停下手头的活动，打开自己的注意力，觉察此时的状态，包括身体感受、想法、情绪等。

第二步：呼吸。将散乱的心集中在单一的对象上，即呼吸。留意呼吸时的身体感觉，如果意识游离走了，就一次次温和地带回关注的部位。

第三步：观察。扩展注意力，将呼吸和身体的感受包括进来，成为一个整体。以开放的心态承认现在存在的一切，准备好迎接当天接下来会发生的事情。

（六）其他方式

自我调节情绪的方式多种多样，在指导患者时也可以依据其自身喜好量身定做，除了前面讲到的一些放松减压的方法，还可以鼓励患者通过借助阅读、影视作品、网络资源、互助活动等来不断提升自我、缓解压力、调节情绪及解决心理问题。另外，适当的运动可以放松肌肉、增加代谢，同时还可以通过改善循环系统、消化系统，促进内啡肽释放，从而减轻焦虑症状。焦虑症患者可以设立规律的活动计划，比如每天20分钟的体操、健身、舞蹈或其他体育锻炼等，常规的散步和骑车也是很好的选择。

六、常见误区

误区1　CKD患者就算有些情绪问题也正常，自己很快就能调整过来了。

这种说法是不正确的。任何躯体疾病都可引起患者一定程度的心理反应，但反应的严重程度、性质和持续时间，依据疾病的性质、个性特点、应对方式和社会支持程度等而不同。护士在面对每例患者时都应提供更多医疗服务性质的、情绪性、信息性的心理和社会支持，根据患者情绪问题的严重程度，提供不同的心理护理，同时重视患者家属心理辅导与沟通，指导家人与患者一起正确面对、处理患者的身心症状，给予安慰疏导，让CKD患者充分感受到躯体、心理、社会各方面的良好适应度和满意度。

误区2　CKD是慢性迁延性的疾病，不能根治，患者应该明白这个道理，也做好了长期治疗的准备，不用护士多讲。

这种说法是不正确的。CKD病程漫长，需长期持续的药物治疗，患者易在治疗过程中产生厌倦疲惫心理。并非每个患者都能正确地认识自身疾病，一些患者因对疾病不了解而多年在各大城市之间求医问药，在消耗大量人力、物力、财力之后，才明白此疾病缠绵易复发，并非朝夕可以痊愈。许多患者在感冒、劳累等诱因后即加重病情，从而产生焦虑不安、不知所措的无助感，也不知如何能稳定病情，若其病情长期未得到良好控制，易导致郁郁寡欢、消沉低落。对于药物副作用特别恐慌的患者，因不能正确认识肾脏疾病，将药物的不良反应扩大化，故而产生散漫、消极应付的心态，甚至不遵医嘱，从而导致病情发展。应急反应方面，因为患者对事件的应激反应与健康人不同，往往会过分关注自身的疾病，而忽视对事件本身的判断和分析，所以护士应坦诚相待，循循善诱，先稳定患者的情绪，进而为其分析事情的本质，有针对性地进行疾病及药物相关知识宣教，使患者对疾病有正确的认知的基础上强化心理支持，从而以良好的情绪来维持疾病的稳定状态。

七、选择题（1~4题为单选题，5~10题为多选题）

1.下列哪项不属于CKD患者可能会有的负性情绪：（ B ）

A.焦虑　　　　　　　　B.接纳

C.自卑　　　　　　　　D.痛苦

E.沮丧

2.以下哪项不是CKD患者抑郁的症状表现：（ D ）

A.情绪低落　　　　　　B.兴趣下降

C.思维缓慢　　　　　　D.食欲亢进

E.睡眠障碍

3.以下关于量表的说法错误的是：（ C ）

A.SAS是焦虑自评量表

B.SDS 是抑郁自评量表

C.可以通过量表得分来给病人下诊断

D.SAS量表用于评估病人的主观焦虑感受

E.量表得分提示重度抑郁风险时，应求助精神科临床医生

4.以下哪项属于消极的应对方式（ D ）

A.听音乐转移注意力

B.培养患者绘画、书法等多种爱好

C.跑步发泄情绪

D.不见任何人，不去人多的地方

E.在没人的地方大声吼叫来减压

5.CKD患者的焦虑情绪常表现为：（ABCD）

A.心情紧张　　　　　　　　B.情绪不稳

C.坐卧不安　　　　　　　　D.食欲不振

E.反复检查

6.下列哪种选项可改善CKD患者情绪问题（BCDE）

A.不良的应对方式　　　　　　　B.强大的社会支持

C.优越的家庭经济条件　　　　　　D.正确的认知

E.乐观的个性

7.正念减压中，当面对强烈的负性情绪时的三步法包括：（ABC）

A.暂停　　　　　　　　B.呼吸

C.观察　　　　　　　　D.放松

E.躺平

8.由护士主导的家庭支持包括（ABDE）

A.集中讲座　　　　　　　　B.个体辅导

C.心理治疗　　　　　　　　D.微信支持

E.随访支持

9.对于抑郁情绪较严重的CKD患者，护士应注意（ABC）

A.班班交接患者心理

B.做好安全检查，防止患者出现自杀及自伤等意外，

C.同时告知患者家属并指导其协同做好此时间段的生活安排

D.尽量少说话，以免加重患者情绪问题

E.安慰患者，让他想开点

10. CKD患者基本心理问题的个性因素可归类为哪3种（BCD）

A.自责型　　　　　　　　B.沮丧悲观型

C.被迫接受型　　　　　　　　D.乐观型

E.怀疑型

（陈娟　王凤）

第八章

CKD相关生活方式的管理

第一节 吸烟、饮酒与CKD

21世纪的科学研究表明，决定人类健康的主要因素，来自生活方式和行为习惯的占60%，遗传因素占15%，社会福利水平占10%，医疗条件占6%，气候变化占7%。而不合理的饮食、缺乏锻炼、肥胖、吸烟饮酒、精神压力过大、睡眠不规律等生活方式，已被大量的医学研究证明会直接或间接地导致肾脏损伤。

CKD的进度很大程度上是由继发性因素所致，包括尿酸血症、肥胖、高脂血症等，而这些继发性因素在一定程度上与不良生活方式有关，即不良生活方式直接或间接导致了肾脏损伤，而多种CKD最终会发展到ESRD，严重影响患者生存及质量。多数CKD患者早期无临床症状，一般在检查时才会偶然发现。随着CKD进展，肾功能降低，进展至晚期CKD，尿毒症毒素积聚，才会出现多种临床症状。

一、吸烟与CKD的关系

（一）吸烟与CKD流行病学

吸烟是全球性的公共健康问题。我国是烟草消费大国，2002年吸烟和被动吸烟的现状调查显示，我国15岁以上吸烟者达到3.5亿人。在众多可能增加人们患病和死亡风险的危险因素中，吸烟（包括接触二手烟）可导致每年超过800万人死亡。吸烟对呼吸系统、心血管系统的危害及其致癌性已得到公认。近年来，吸烟在CKD发生和进展中的作用逐渐引起重视。

（二）吸烟与肾脏的影响

吸烟具有明显的肾脏毒性作用，可影响肾脏血流动力学和组织学结构，引起尿蛋白排泄率增高，进而损害肾功能，增加发生ESRD的风险。

烟草中的有害物质尼古丁能收缩血管，减少肾血量供应，造成肾血管硬化，从而影响对高血压的控制；吸烟还会损害肾小球肾炎患者的糖代谢能力，造成糖耐量异常和胰岛素的抵抗，影响糖尿病患者对血糖的控制；吸烟不仅对血脂的控制不利；吸烟损害呼吸系统，容易诱发呼吸道感染，上呼吸道感染通常是导致肾炎加重的主要原因，使得肾脏病难以控制，还会造成感染，影响激素和免疫抑制剂的正常使用，从而干扰CKD的治疗。

（三）戒烟的益处

戒烟可明显改善健康情况并且延长寿命，还能降低心脏病、肺病、肾衰竭、感染和癌症的风险。戒烟对于大多数人而言并不容易，可能需要尝试多次才能完全戒除，也可以寻求帮助，无论多大年龄、多长的烟龄，戒烟都有益于身体健康。

（四）戒烟的治疗方法

1.行为治疗

世界卫生组织提供了一个"5A"戒烟干预模式帮助患者戒烟，具体如下：

（1）ask——询问（吸烟情况）。询问吸烟者的基本情况，执行问诊制度，最好使用统一的记录系统。

（2）advice——建议（戒烟）。强化吸烟者的戒烟意识，督促吸烟者戒烟，让其知晓吸烟的危害，并走出误区。

（3）assess——评估（戒烟意愿）。明确吸烟者戒烟的意愿。

（4）assist——帮助（戒烟）。帮助吸烟者树立正确观念，审查戒烟的理由，确定开始戒烟日期并且签署戒烟协议，选择适当的戒烟方法，使用戒烟药物，处理戒断症状，提醒持续戒烟者防止复吸，给戒烟者提供科普材料和电话咨询等。

（5）arrange——随访（防止复吸）。在吸烟者开始戒烟后安排长期随访，随访时间最好6个月，以监测进展和防止复吸。

2.药物治疗

药物治疗是戒烟的有效方式，可以缓解戒断症状，辅助有戒烟意愿的吸烟者提高戒烟成功率。主要药物包括尼古丁贴片、尼古丁口香糖、盐酸安非他酮缓释片、伐尼克兰，可使戒断率增加1.5～2.0倍。但需要注意的是，并不是所有吸烟者都需要使用戒烟药物才能成功戒烟。对于存在药物禁忌或使用戒烟药物后疗效尚不明确的人群，不建议使用戒烟药物。

3.其他治疗

戒烟采取以行为治疗和药物治疗为主，电子烟为辅助的手段，此外还有针灸疗法、催眠疗法、厌恶疗法等可能有助于减轻戒断症状

二、饮酒与CKD的关系

（一）饮酒与CKD流行病学

WHO 最新发布的饮酒与健康报告显示，2016年大约有300万人因为饮酒死亡，占全球总死亡人数的 5.3%，其中男性 230 万，女性约70万。饮酒是造成全球疾病负担的主要因素。2016年，15～49岁的人群中，12.2%的男性和3.8%的女性死亡归因于饮酒；2016 年中国男性和女性的饮酒率分别为 48%和16%。

（二）饮酒与肾脏的影响

饮酒对CKD患者有一定损害，酒精有兴奋交感神经的作用，饮酒后交感神经兴奋，促使心跳加快，小血管收缩，肾脏的血流也因此供应不足。另外，饮酒也会影响机体的氮平衡，增加蛋白质的分解，增加血液中的尿素氮含量，酒中含的嘌呤高，而嘌呤的代谢产物就是尿酸，这必然增加肾脏负担。过量饮酒及其相关疾病是造成健康负担的主要因素之一。限制甚至不饮酒是CKD患者减轻肾脏负担的一种良好生活习惯。

（三）饮酒的健康管理

（1）饮酒标准。饮酒标准按《中国居民膳食指南》中建议的比例，25 g酒精相当于啤酒750 ml、葡萄酒250 ml、高度白酒50 ml，换算得到平均每次酒精摄入量，如果饮酒者每次饮酒种类超过1种，将各种类酒精量求和。再根据饮酒频率计算平均每天酒精摄入量，即日均酒精摄入量。男性日均酒精摄入量≥25 g，女性日均酒精摄入量≥15 g为过量饮酒；男性日均酒精摄入量≥61 g，女性日均酒精摄入量≥41 g为有害饮酒，过量饮酒包括有害饮酒。

（2）饮酒量的评判标准。标准杯等于25 g白酒，或0.5 g低度白酒，或75 g黄酒，或150 g葡萄酒，或1易拉罐啤酒。

（3）《中国居民膳食指南（2016）》提出，以酒精量计算，一般成年男性每天酒精摄入量不超过25 g，女性不超过15 g。

各种酒类所含酒精量的换算见表2-8-1。

表 2-8-1　各种酒类所含酒精量的换算表

酒类	女性（15 g）酒精	男性（25 g酒精）
啤 酒	450 ml	750 ml
葡萄酒	150 ml	250 ml
38%白酒	50 ml	75 ml
高度白酒	30 ml	50 ml

第二节　饮水、睡眠、服药与CKD

一、饮水与CKD

（一）饮水与CKD的关系

水是人体最重要的组成成分，是保持每个细胞外形构成每一种体液所必需品，多喝水有助于肾脏清除体内的钠、尿素和毒素，从而降低CKD风险，但饮水过多可增加负荷引起不良作用。慢性肾功能不全的患者体内水分过多会导致呼吸急促、高血压、肺水肿及充血性心力衰竭，所以患者一定要在医生指导下进行液体补充，防止水分摄入过多，加重水肿。

（二）饮水时的注意事项

1.选择水的种类

以白开水或者矿泉水为主，CKD患者不建议长期饮用浓茶、咖啡、奶茶、碳酸饮料等。在小便正常情况下（每天小便量1 000 ~ 2 500 ml），全身无水肿可不限制饮水量，但不能刻意多喝水，应该遵循量出为入的原则。

2.计算每日饮水量

小便量减少、水肿要根据尿量计算每日饮水量。

当CKD患者出现小便量减少、水肿症状时，要限制饮水量。饮水原则是以前一天24小时小便量+500 ml为今日饮水总量。需注意并不是只有喝水才可以摄入液体，每日饮食中也可以提供部分水分，比如蔬菜、水果含90%的水分，米饭、马铃薯含70%的水分，馒头含30%的水分，每日设定的饮水量减去固体食物含的水分就是饮用的液体水。可以用固定的杯子装水，可以避免饮水过量或者不足。

常见食物含水量见表2-8-2。

表2-8-2 常见食物含水量（每100克食物中水含量）

食物	含水量/g	食物	含水量/g
蔬 菜	80~90	挂 面	15
湿切面	30	馒 头	40
米 粥	90	烧 饼	20
米 饭	70	牛 奶	90
油 条	20	水 果	80

3.特殊情况下饮水

（1）无尿、透析时，要根据体重变化饮水。

（2）已经无尿、透析的CKD患者，需要根据体重变化状况来调整饮水量。在固定的时间测量体重，每天体重的增加以不超过前一天体重的0.5%为宜，两次透析之间体重增长＜3%。

4.避免口渴的方法

（1）避免选用腌制的食品及高盐分的调料品。

（2）可以在饮品中加入柠檬片或者薄荷。

（3）将部分饮品做成冰块，含在口中有较好的止渴效果。

（4）避免饮用浓茶或咖啡。

二、睡眠与CKD

（一）睡眠与CKD相关的流行病学

研究表明，相比每晚睡7~8小时的人，每晚睡觉时间不足5~6小时的人，蛋白尿发生风险明显增加，肾功能下降速度更快。睡眠时间＜5.8小时的CKD患者比睡眠时间＞6.6小时的CKD患者更易发展至终末期肾衰竭，并且入睡的时间越晚（夜里12点还没睡），间断入睡或易醒的人，患尿毒症风险也越高。改变睡眠时间和入睡时间均会影响肾功能，与CKD危险因素相关的就有睡眠不足和熬夜。

（二）睡眠对 CKD 的影响

大多数肾脏生理功能都具有昼夜节律性，如调节肾素-血管紧张素系统、钠吸收率、肾血流量、肾小球滤过率等。对于CKD患者来讲，晚睡会引起抵抗力的下降，使患者易疲劳、感冒；此外，身体长期处于这种状态，会造成血管收缩异常，随之血压升高，诱发高血压，从而损害肾功能，加重病情。

睡眠不足对人体健康有很大危害，会影响人体的交感神经，从而导致血压升高，同时还会引起肥胖、糖尿病及心脏病变。充足的睡眠时间才能保证肾脏血液的灌注，让其获得休息。

不同的年龄对于睡眠时间的要求也不一样，青少年（14～17岁）正常睡眠时间8～10小时；成年人（18～64岁）正常睡眠时间7～9小时，老年人（65岁以上）正常睡眠时间是6～8小时。

（三）保证充足睡眠的方法

（1）营造舒适的睡眠环境，卧室应保持安静，尽量减少光源，维持卧室适宜的温度。

（2）睡前应避免做一些容易引起情绪波动的事情。

（3）睡前不宜抽烟、饮酒和摄入含有咖啡因的各种食物和饮料。

（4）睡前可以听轻音乐、阅读、冥想、静坐、泡热水澡，帮助大脑和身体进入放松状态。

（5）如果失眠的症状持续时间过长，或者对日间功能造成了明显的影响，就需要寻求睡眠专科医生的帮助。

三、服药与CKD

肾脏是机体代谢并且排出化学物质、代谢产物及各种药物的重要器官，也是药物损伤的主要靶器官。肾功能不全，药物动力学可发生改变，往往需要减少药物剂量或者延长给药间隔，有些肾毒性药物甚至不能使用。

（一）口服药物与 CKD 相关的流行病学

我国是CKD高发国家，流行病学调查显示总患者数高达1.2亿。药物的不合理使用是导致CKD常见的诱因，药物性肾病（DIKD）占到急性肾衰的25%，其中有36%是由抗生素引起的，其他常见的还有非甾体类抗炎药（NSAIDS）、血管紧张素转换酶抑制剂（ACEI）、化疗药、抗病毒药等，药物性肾损害（DIKI）已经成为一个全球性的公共卫生问题。

（二）口服药物与 CKD 相关的影响

大多数药物引起肾损伤的机制分别是肾小球血流动力学改变、肾小球损伤、肾小管细胞毒性、间质炎症、血栓微血管病和晶体相关性肾病。

（三）常见的对肾功能有影响的药物

如头孢菌素类的头孢哌酮等、青霉素类的氨苄西林等、磺胺类的磺胺嘧啶、磺胺甲恶唑等及非甾体抗炎药如阿司匹林、非诺洛芬、吲哚美辛等，如果用药不当，都会不同程度损害肾功能，甚至导致急性肾衰等。

（四）用药管理

临床对预防药物性肾损害有以下几点：

（1）慎用肾毒性药物。要掌握用药方法、剂量及疗程。对肾功能不全者，必要时应减少剂量或延长用药间隔时间。对某些药物可进行药物浓度检测，根据药物浓度调整用药剂量。

（2）联合用药时应慎重选择抗生素、解热镇痛药、造影剂。

（3）密切监测肾损害指标，如内生肌酐清除率（Ccr）、血清胱抑制（Cystatin C）、尿NAG酶、尿视黄醇结合蛋白（RBP）、尿溶菌酶、尿渗透压。

（4）充分水化和碱化尿液。水化可以预防造影剂、顺铂、氨甲蝶呤、磺胺、苯溴马隆等药物肾损害；碱化尿液对减轻磺胺、苯溴马隆等药物性肾损害有益。

（5）遵医嘱用药，避免擅自服用偏方、止痛药、中药制剂等。

四、常见误区

CKD 患者不能吃中药。

这种说法是不正确的。CKD患者可以吃中药，但所服中药都应该去正规医疗机构开具，不能随便服用来路不明的中草药，特别是含有马兜铃酸成分的中药，因为部分患者长期服用含马兜铃酸的中成药导致慢性肾功能衰竭。

五、案例分析

（一）病史介绍和辅助检查

患者×××，男性，14岁，因"全身水肿4月，加重10天"入院。4月前患者受凉后出现面部浮肿，逐渐出现全身水肿，伴脱发、口干，伴胸闷、气短，伴咳嗽、发热，遂到医院治疗。肾穿刺活检示轻微病变型肾病变，诊断为肾病综合征（轻微病变型）。给予甲强龙静滴、补充白蛋白、利尿等对症治疗后，患者水肿较前好转。出院后口服泼尼松50 mg qd，双嘧达莫25 mg tid等药物。出院3天后患者全身水肿加重，伴四肢活动困难，患者未进一步就诊，自行停用激素，到诊所给予口服中药（具体不详），自诉水肿稍消退。10天前患者受凉后出现腹泻，大便3次/日，呈水样便，感全身水肿加重，伴发热。未测量体温，伴头痛、乏力，伴尿痛、尿频，伴恶心、呕吐，呕吐物为胃内容物。入院后测体温 36.6℃，脉搏101次/分，呼吸 20次/分，血压113/77 mmHg，氧饱和度99%。辅助检查：血红蛋白50 g/L，血小板计数390×10⁹/L，白蛋白11.6 g/L，肌酐141 μmol/L，尿素8.8 mmol/L，甘油三酯2.25 mmol/L，胆固醇6.39 mmol/L，钾2.91 mmol/L。

患者个人基本情况：身高165 cm，体重63 kg，职业中学学生，未定期体检，未购买任何保险，住校，父母常年外出务工，进食时间不规律，无娱乐活动，作息时间规律。

治疗方案：

（1）一般治疗，低盐低脂饮食，心电监护监测生命体征，鼻塞吸氧。

（2）静脉用药，注射用哌拉西林钠他唑巴坦钠、注射用甲泼尼龙琥珀酸钠、人血白蛋白等。

（3）皮下注射，依诺肝素注射液0.4 ml qd。

（4）口服用药，阿魏酸哌嗪片200 mg tid，复方a（开同）2.520 mg tid，螺内酯20 mg qd，双嘧达莫片50 mg tid，艾司奥美拉唑镁肠溶片40 mg qd。

临床诊断：肾病综合征（微小病变型），急性腹膜炎。

（二）CKD 健康教育

作为CKD健康教育专职护士，简单介绍健康教育的主要内容。

1.健康教育的主要内容

（1）出入量管理。严密观察水肿情况，监测体重变化情况，限制饮水量，量出为入，准确记录入量，每日测体重1次，准确记录24小时尿量，遵医嘱应用利尿剂，监测血压。

（2）饮食指导。低盐饮食，每天盐的摄入控制在3 g左右，保证供给充足的热量。蛋白质的摄入（优质蛋白饮食）保证每天每千克体重0.8～1.0 g，要求60%～70%来自优质蛋白。控制脂肪的摄入，限制动物内脏、肥肉等含胆固醇高的食物。

（3）用药指导，严格按照医嘱用药，应用免疫抑制剂时，患者自我保护佩戴口罩，减少感染风险；应用抗凝药物时对大小便颜色的观察，皮肤黏膜有无出血倾向的观察；激素药物应遵医嘱坚持食用，勿自行减量或停用激素。

（4）皮肤指导，保持皮肤清洁干燥，避免皮肤摩擦或擦伤经常更换体位，预防压疮发生。及时更换衣物，穿宽松棉质衣物。对有颜面部水肿者，应把枕头抬高一点，有胸腔积液者宜半卧位，阴囊水肿者应用阴囊托带将阴囊托起。

（5）运动管理，鼓励患者适当活动（避免剧烈运动），如散步，生活自理，卧床休息时抬高下肢，防跌倒，避免劳累。

（6）生活习惯指导，避免熬夜，保证充足睡眠，避免抵抗力下降。尽量减少病房内的探视人员，减少呼吸道感染，减少外出，注意保暖。

（7）心理护理，落实相关健康宣教，使患者更好地了解疾病及治疗情况，多鼓励患者，使其积极配合治疗，树立战胜疾病的信心。

2.评价

患者对健康教育内容整体掌握较好，但用药指导、皮肤指导和心理护理方面需要继续加强。

六、选择题（1～2题为单选题，3～5题为多选题）

1.无尿、透析患者的体重增加以不超过前一天体重的（C）为宜。

A.不超过前一天体重的0.3%

B.不超过前一天体重的0.4%

C.不超过前一天体重的0.5%

D.不超过前一天体重的0.2%

E.不超过前一天体重的0.7%

2.正常成年人（18岁～64岁）睡眠时间是（B）

A.6～7小时　　　　　　B.7～9小时

C.7～8小时　　　　　　D.8～9小时

E.6～9小时

3. 5A戒烟干预模式包括（ABCDE）

A.ask——询问　　　　　　　B.advice——建议

C.assess——评估　　　　　　D.assist——帮助

E.arrange——随访

4.中国居民膳食指南提出：以酒精量计算，一般成年男女一天，每天酒精摄入量正确的是（ABCD）

A.男性日均酒精摄入量≥25 g为过量饮酒

B.女性日均酒精摄入量≥15 g 为过量饮酒

C.男性日均酒精摄入量≥61 g为有害饮酒

D.女性日均酒精摄入量≥41 g为有害饮酒

E.女性日均酒精摄入量≥51 g为有害饮酒

5.以下哪些（ABCDE）是大多数药物引起肾损伤的机制

A.肾小球血流动力学改变

B.肾小球损伤

C.肾小管细胞毒性

D.间质炎症

E.血栓微血管病和晶体相关性肾病

（张娥）

第三节　运动康复管理

一、慢性肾脏病患者的体力活动水平与风险

体力活动是指通过骨骼肌收缩导致能量消耗明显增加的各种躯体活动。WHO将体力活动划分为职业性体力活动、交通行程性体力活动、家务性体力活动与闲暇时间体力活动四个方面。同时，WHO也将体力活动缺乏列为对人类有死亡威胁的主要危险因素之一，但也是

可以被人类改变的危险因素。体力活动水平不仅与个体的躯体功能相关，还会影响个体的生活质量。

我国近年来有关CKD患者体力活动水平的调查显示，CKD 1～4期患者的总体体力活动水平与各类别的体力活动水平均低于国内正常人群。大部分进入透析阶段的患者24小时活动状况以睡眠、坐立等轻度活动为主，占每天60%的时间以上；进行站立、步行和快走等中等强度活动的人均时间短，约占每天20%的时间；而重度的体力活动几乎没有。CKD患者的体力活动水平伴随肾功能下降而降低，特别是进入血液透析阶段后，患者在每周12～16小时的透析治疗中几乎都处于卧床状态，体力活动水平下降更加明显。

最大摄氧量（maximal oxygen uptake，VO_{2max}）表示每分钟输送到活动肌肉且能被利用的最大氧量，反映人体在极限运动时消耗氧气的水平，是评估个体生理功能的重要指标。但在实际测试过程中，受试者常常因为严重疲劳等原因而提前终止，无法达到真实的极限状态，因而实际测得的结果为峰值摄氧量（peak oxygen intake，VO_{2peak}）。正常人的VO_{2max}与性别、年龄、活动量等因素相关，一般成年男性高于女性且VO_{2max}随着年龄增加而降低，但增加体力活动后可以提高VO_{2max}。正常成年个体的VO_{2max}的正常参考范围见表2-8-3，经过专业训练的运动员甚至可以达到60 ml/（kg·min）。

表2-8-3　Bruce跑台测试方案测得的正常成年个体的VO_{2max}的正常范围

年龄	男性（ml·kg⁻¹·min⁻¹）		女性（ml·kg⁻¹·min⁻¹）	
	经常活动	少活动	经常活动	少活动
25~34岁	42.5 ± 5.1	36.7 ± 5.6	31.7 ± 4.6	26.1 ± 6.4
35~44岁	39.9 ± 5.4	36.6 ± 4.3	29.9 ± 5.3	24.1 ± 3.2
45~54岁	37.0 ± 5.3	32.7 ± 4.7	29.7 ± 4.7	23.1 ± 4.0
55~64岁	33.3 ± 4.4	29.8 ± 4.8	27.6 ± 6.2	20.2 ± 4.3

*摘自中国医师协会康复医师分会肾康复专业委员会.《我国成人慢性肾脏病患者运动康复的专家共识》。

流行病学调查研究显示，体力活动下降是CKD发生和发展的独立危险因素，与CKD并发症密切相关。低体力活动水平加重了CKD患者肌肉萎缩与肌力下降、心血管功能下降、机体虚弱和功能残疾增加，严重影响CKD患者的生活质量与预后。在CKD 1~3期的患者中，VO_{2peak}的平均水平下降到20.7 ml/（kg·min），透析患者降至18.8 ml/（kg·min），而肾移植受者也仅仅恢复到21.4 ml/（kg·min）。还有研究指出，低体力活动是CKD发病的重要危险因素，在控制了常见的合并症（如糖尿病、高血压、心血管疾病等）后，低体力活动水平人群发生CKD的风险要高约10倍。而在CKD 2~5期的患者中，经常进行体力活动和几乎不进行体力活动的患者相比，全因死亡率和心血管死亡风险下降达50%。维持性血液透析患者通过简单的运动干预和监督，可以改善患者的生理功能、睡眠质量，减少身体疼痛、缓解抑郁，从而提高MHD患者的生活质量。

二、运动康复对慢性肾脏病患者的影响

规律的运动可以改善CKD患者的机体功能、肌肉强度和健康相关的生活质量，减轻机体的炎症状态，延缓CKD进展等，KDIGO推荐用于CKD患者的康复计划。CKD患者运动康复中的运动类型主要有有氧运动、抗阻运动、有氧联合抗阻运动和柔韧性运动。系统规律地维持这些运动可以使CKD患者在生理和心理上不同程度地获益。

（一）改善心肺耐力

CKD患者随着疾病进展，逐渐出现四肢肌肉关节疼痛、乏力、活动后疲劳等症状限制患者的活动，随着体力活动的减少，心肺耐力逐渐下降，患者的$VO_{2\,max}$显著低于同年龄健康个体。通过规律系统的运动可以促进肌肉蛋白质合成、减少分解，从而改变患者的肌肉耐力和摄氧能力，达到提高心肺耐力的目的。单独的抗阻运动对改善心肺耐力的作用有限，中、高强度的有氧运动可以达到改善患者VO_{2peak}的效果，高强度的有氧运动对提高心肺耐力的作用更佳，而有氧联合抗阻

运动较单纯的有氧运动对改善CKD患者VO_{2peak}的效果更加明显。长时间坚持运动锻炼对改善CKD患者心肺耐力的效果更好。

（二）改善肌力及肌肉容积

通过系统的运动训练可以经过增加CKD患者肌肉细胞内线粒体DNA合成和肌纤维含量，减轻机体炎症状态，改善胰岛素抵抗等途径，增加患者的肌肉容积，提高患者肌肉的力量。通过不同负荷的抗阻运动训练都可以改善CKD 2~5期及维持性血液透析（MHD）患者的肌肉力量。而通过系统的中高负荷抗阻运动才可以达到增加患者的肌肉容积的效果。对非透析的CKD患者而言，在营养干预的同时联合中高负荷的抗阻运动可以更好地达到增加肌肉容积的效果。

（三）降低心血管疾病风险

CKD患者通过系统的运动锻炼可以增加糖原氧化，改善患者的糖脂代谢，增加机体的能量代谢，减轻动脉粥样硬化，从而降低心血管疾病发生的风险。单纯的有氧运动和有氧联合抗阻运动对CKD患者的心血管疾病相关的危险因素均有改善作用，有氧联合抗阻运动在改善CKD患者血脂、胆固醇和低密度脂蛋白方面的效果较单纯有氧运动更好。传统的运动方式（如太极拳、八段锦等）也都可以对CKD患者的血压、血脂、胆固醇和肾功能等产生积极的影响，可以降低患者的心血管疾病风险。

（四）改善机体炎症状态

CKD患者由于机体处于复杂的免疫功能紊乱状态，微炎症状态的发生率高，微炎症还会随着CKD进展而逐渐加重，并促进患者肾功能的恶化。无论是有氧运动还是抗阻运动都可以减少CKD患者机体内的炎性指标，如C反应蛋白、白细胞介素6、肿瘤坏死因子等。同时，通过系统的运动训练，还可以经过保护线粒体功能、减少氧化应激等途径降低患者机体炎性状态。

（五）延缓 CKD 进展

运动训练可以改善CKD患者的血压、血脂等指标，进而改善患者营养状态，减少相关合并症的数量及严重程度，从而延缓CKD病程的进展。运动训练还可以改善热休克应激蛋白70的水平，增加超氧化物歧化酶，减少硫代巴比妥酸反应物，保护左旋硝基精氨酸甲酯诱导的肾脏损伤，对缓解CKD病程进展有积极的意义。

（六）提高生活质量

运动训练不仅可以通过改善患者的躯体功能，提高CKD患者躯体健康相关的生活质量，还可以调节患者的心理状况，缓解患者的抑郁、焦虑等不良心理状态，从而提高患者心理健康相关的生活质量。

三、慢性肾脏病患者的运动处方

肾脏病患者的运动康复应与肾脏病医疗服务密切合作，组成综合的肾脏病服务体系，在综合服务体系的指导下对患者进行运动处方，患者可以根据运动处方的指导在医疗机构甚至社区就能够完成系统的运动康复，从而体现出医疗服务以社区为基础的理念，并能够促进对患者长期的综合管理。肾脏运动康复工作者需要为CKD患者提供有计划的、有监督的运动康复方案，并对运动康复效果做出评价。因此，一项完美的运动处方可以促进患者有目标、有计划、系统地完成运动康复训练，并从运动康复中最大程度获益。

（一）CKD 患者运动康复的目标

CKD患者进行运动康复的目标分为近期目标和远期目标。近期目标主要为改善CKD患者的运动功能和心理状况，减轻患者的躯体功能受限；远期目标为通过督促和引导患者长期坚持一定强度的运动来最大程度获得健康受益，促进患者尽可能地回归家庭和社会，提高患者的生活质量和幸福感，降低CKD合并症的发生率和病死率。

（二）CKD 患者运动康复前的评估

根据美国运动医学会的推荐，所有参与运动康复的患者（包括CKD患者）都应该在进行运动训练前进行自我筛查、心血管疾病危险因素评估以及医学健康筛查。在开始运动前通过系统评估，既可以筛查出运动中可能发生的风险，也可以为制定运动处方提供依据。此外，通过定期的系统评估，还能够对患者之前的运动处方和运动康复效果做出评价。

1.有氧运动前的评估

CKD患者是心血管疾病的高危人群，因此在CKD患者进行中、高强度的有氧运动前，除外常规的血压、血脂、身体成分、心功能、肺功能等评估外，还应在专业的医务工作者监督下进行运动负荷试验（graded exercise test，GXT）。

GXT在美国最常用的方式是跑台运动，在欧洲国家最常用的是功率自行车运动。在我国，两种方式皆有应用，但功率自行车与跑台测试相比，价格相对较低、需要的空间更小，因此应用相对更多。由于在功率自行车运动时，受试者的上肢与胸廓活动较小，因此获得较好的心电图和血压等数据较为容易。但部分的受试者可能并不熟悉自行车运动，且功率自行车运动受到受试者主观的努力程度的影响更大，因此使用功率自行车测得的VO_{2peak}值可能会偏小5%～25%，具体程度取决于受试者的平素活动习惯、腿长、身体状况和骑车的熟练程度等。

通过GXT不仅可以评估CKD患者对强度逐渐增加的有氧运动承受能力，判断患者在目标运动强度范围内是否容易发生心血管事件（如血压过高、诱发心律失常、严重心肌缺血等），还可以测得患者的VO_{2peak}值，为制定个体化的有氧运动处方提供量化的依据。但在实际临床工作中，约有一半的CKD患者由于运动功能差，并不能够标准地完成GXT，因此，实际工作中也使用一些简易的运动功能测试来代替标准的GXT，以评估CKD患者的运动功能状况。虽然这些简单的运动功能测试可以评估CKD患者的功能状况，甚至在制定患者有氧运动处方强度时可以提供参考且简单易行，但无法得出量化的指标来直接指导运动处方的制定。常用的简易运动功能测试见表2-8-4。

表 2-8-4　常用的简易运动功能测试方法

测试名称	测试方法	测试指标	评估目标
6分钟步行试验（6-minute walk test，6MWT）	受试者在平直的硬地面（标记有距离，一般为30 m）上6分钟内能够行走的最大距离。允许受试者按照自己的节奏步行，并根据需要中间休息	6分钟内步行的距离以及运动测试前后心率、血压的改变与Borg疲劳程度评分	运动功能／虚弱状况
坐立试验（sit-to-stand test，STS）	受试者从坐位完全站起，再完全坐下，重复30秒	30秒内完成起立和坐下的次数	下肢肌肉肌力与耐力
起立行走试验（timed get up and go test，TUG）	受试者坐在专用的椅子上，按照要求站起并向前走3 m，然后转身走回再坐下	受试者开始从椅子上站起时计时，回到椅子坐下后结束计时；测量3次，取平均值	转移／运动功能

*摘自中国医师协会康复医师分会肾康复专业委员会《我国成人慢性肾脏病患者运动康复的专家共识》。

除在运动训练中的心血管事件高风险CKD患者（如运动诱发不稳定性心绞痛的患者），都应在专业医护人员的监督下进行运动测试，测试过程中同时监测患者的心率、血压、血氧饱和度、心电图、主观疲劳感觉评分（rating of perceived exertion，RPE）（表2-8-5）及其他临床症状表现，以确保患者运动测试中的安全。

表 2-8-5　Borg 主观疲劳感觉分级（RPE）量表

评分	疲劳描述
6	毫不费力
7	非常轻松
8	非常轻松
9	很轻松

续表

评分	疲劳描述
10	
11	尚且轻松
12	
13	有些吃力
14	
15	吃力（沉重）
16	
17	很吃力
18	
19	非常吃力
20	竭尽全力

*摘自王正珍等译《ACSM运动测试与运动处方指南》第9版。

　　RPE评分的使用方法：患者在充分了解RPE量表中各个分值所对应的疲劳程度描述后，根据自身当前的主观感受，选择一个对应的分值来描述自己当前的疲劳程度。RPE得分越高，提示患者当前对疲劳的体验越强烈，目前的运动强度越高。

　　2.抗阻运动前的评估

　　在抗阻运动前通常要对运动目标肌群的肌肉适能进行评估，肌肉适能主要包括肌肉力量与肌肉耐力。肌肉适能的评估通常是针对产生某一关节运动的特定肌群进行评估，而非针对某一条或某一束肌肉进行评估。

　　（1）肌肉力量评估。肌肉力量指某块特殊肌肉或肌群对抗外力的能力。虽然临床上常用的徒手肌力测试（MMT）将肌肉力量分为0～5级6个等级，可以简单快速地反映参与某一特定动作的肌群的力量，但无法为制定抗阻运动处方提供量化的依据，因此需要通过动态肌力测试来评估受试者的肌肉力量。动态肌力测试常用一次最大重量负荷（one-repetition maximum，1-RM），即以在正确的姿势和一定规则下全关活动范围内所能承受的最大阻力来描述目标肌群的力量。简单地说，可以将1-RM理解为在抗阻的情况下完成一次关节全范围活动后无法再次完成全范围关节活动时所对抗的阻力；多次最大重量负荷，如3-RM、5-RM、10-RM同理，即在完成3次、5次或10次全范围抗阻活动后无法再完成该动作时所对抗的阻力。同时，3-RM、5-RM、10-RM也可以用来作为评估肌肉力量的方法。对于评价个体的肌肉力量常用千克（kg）或牛顿（N）来表示，但在个体间比较时，应该使用相对值（kg/kg体重）。对于CKD患者来说，通常建议使用3-RM、10-RM或者重复次数更多的动态肌力评估方式来评估肌肉力量，以避免过重的负荷引发运动损伤。

（2）肌肉耐力评估。肌肉耐力指某一特定肌群在一定时间内完成重复收缩至完全疲劳的能力，或者指肌肉维持一定强度收缩的持续时间。常见的如完成仰卧起坐、俯卧撑次数可以用来评估腹部或上肢肌群的耐力，又如记录平板支撑的时间可以评估躯干肌群的耐力。对于CKD患者来说，通常采用在某一特定阻力强度下（如70%1-RM强度），完成全关节范围活动的次数来评估产生该关节活动肌群的耐力。

CKD患者在肌肉适能评估前应进行适量的热身运动，包括5~10分钟的低强度的有氧运动、适度牵拉并重复几次低强度的预定测试动作。

（3）柔韧性评估。柔韧性是指关节活动到其最大生理活动范围的能力。保持关节的柔韧性有助于完成运动；相反，当运动使关节运动超出关节最大生理活动范围时，就会导致运动损伤。关节的柔韧性主要取决于关节囊的伸展性、肌肉的黏滞性、肌腱和韧带的顺应性以及充分的活动准备。由于柔韧性主要是关节的特性，因此目前没有统一的柔韧性评估标准运用于全身关节。通常采用关节活动范围（range of motion，ROM）来量化关节的柔韧性，用度数（°）来描述。严格遵循关节ROM的测量方法、正确使用测量器具以及掌握充分的解剖知识对于评估关节的ROM和柔韧性是至关重要的。

（三）CKD 患者运动康复处方的制定

CKD患者的运动处方需要根据患者的基础活动状况来制定。虽然提高体力活动水平是CKD患者的运动康复基础，但CKD不同分期的患者功能受限的异质性很大，合并症也不同，目前尚无根据CKD分期或不同临床治疗方案而推荐的运动处方。因此，应该根据CKD患者的实际情况，制定个体化的运动处方。CKD患者的运动处方应至少包含运动频率（frequency）、强度（intensity）、时间（time）、类型（type）四个方面，即"FITT"原则。

1.运动频率

CKD所有分期的患者都应在增加日常体力活动的基础上，每周至少进行3次运动训练。目前大部分有关CKD患者运动康复的研究中，患者的运动频率为3～5次/周。在KDIGO的临床实践指南中，推荐CKD患者应每周进行5次运动。按照美国运动医学会（ACSM）的推荐，肾脏病患者每周应进行3～5次有氧运动，每周2～3次抗阻运动与柔韧性运动。

2.运动强度

运动强度与通过运动训练获得的健康或体适能收益有明确的量效反应关系。但运动训练的超量负荷原则指出，低于最小强度的运动无法刺激机体的VO_{2max}等生理指标发生改变。但人们通过运动获益的最小强度尚无法确定，通过运动可以受益的最小强度与许多因素有关，如年龄、心肺耐力水平、健康状况、基因、生活习惯等。因此，目前临床上并不能为CKD患者设定一个通用的最小强度，患者在运动康复进行处方时的强度需要进行个体评估后，根据运动康复的目标来制定。

在运动测试中直接测量到的能量消耗（即运动做功）、绝对强度[即耗氧量（VO_2）与代谢当量（METs）]，以及相对强度[即%储备心

率（%HRR）、%最大心率（%HR$_{max}$）与%最大耗氧量（%VO$_{2\,max}$）]
是常用于描述有氧运动强度的主要方式。此外，通过主观疲劳感觉
（RPE）分级也可作为运动强度的主观评价方式。临床工作中，通
常采用%HRR与%VO$_{2\,max}$来为患者制定有氧运动处方。VO$_{2\,max}$可以
通过GXT测得。储备心率（HRR）的计算方法为：HRR=最大心率
（HR$_{max}$）-静息状态下心率（HR$_{rest}$）；常用于计算HR$_{max}$的公式为：
HR$_{max}$=220 – 年龄。表2-8-6为有氧运动强度分级，通常推荐给CKD患
者的有氧运动强度为低中强度。身体条件较好的年轻患者可在监督指
导下尝试较高强度的有氧运动。

表 2-8-6　有氧运动强度的分级

运动强度描述方式	强度分级				
	低	较低	中	较高	高
%储备心率（%HRR）	<20	20~40	40~60	60~85	>85
%最大耗氧量（%VO$_{2\,max}$）	<20	20~40	40~60	60~85	>85
%最大心率（%HRmax）	<50	50~64	64~77	77~94	>94
代谢当量（METs）	<2	2~3	3~6	6~12	>12
主观疲劳感觉（RPE）	<9	9~11	12~14	15~17	≥18

*摘自王正珍等译《ACSM运动测试与运动处方指南》第9版。

　　描述抗阻运动强度的方式通常以%1-RM来表示。抗阻负荷<30%
1-RM为低强度抗阻运动，30%~50%1-RM为较低强度，50%~70%
1-RM为中等强度，70%~85%1-RM为较高强度，>85%1-RM为高强
度。抗阻运动每组的重复次数与强度呈负相关，即抗阻运动每组的
重复次数越少，运动强度越高。根据抗阻运动的目的不同，所选择
的强度不同，每组重复的次数也不一样。例如，如果抗阻运动的目的
主要是提高肌肉力量与肌肉容积，那么通常选择的强度为60%~80%
1-RM；如果抗阻运动的目的主要是提高肌肉耐力，那么通常选择
的强度不会超过50% 1-RM。因此，根据CKD患者进行抗阻运动的
目的，选择合适的强度。ACSM建议肾脏病患者的抗阻运动强度为

70%～75%1-RM。

柔韧性运动的强度通常受到肌肉牵拉的力量与持续时间影响。牵拉的力量越大，强度越大，牵拉持续时间越长，强度越大；反之亦然。通常CKD患者在进行柔韧性训练时，建议肌肉有轻微的紧张感即可，持续时间从10～30秒开始，逐渐延长到30秒至1分钟。

患者在运动过程中主观疲劳感觉的评估，如主观疲劳感觉分级，通常可以作为运动处方中强度设定时进行调整和细化的依据。虽然这些方法的有效性已经在一些生理指标的研究中得到证实，但不能作为制定运动强度的主要依据。

3.运动时间

运动时间（或运动持续时间）指在一段时间内进行体力活动的总时间（包括每次运动训练的时间、每天或每周的时间）。通常认为，要想通过运动获益，每次活动时间应持续至少10分钟。虽然描述有氧运动的持续时间可以直接用时间单位（分钟），但在描述抗阻运动的运动时间时，通常使用完成抗阻运动动作的组数与重复次数，例如每组10次，每次2组。强调肌肉力量与肌肉容积的抗阻训练更强调负荷，每组动作的重复次数较少，每组重复的次数为8～12次；而强调肌肉耐力的抗阻运动更强调重复次数，每组动作的重复次数较多，每组重复的次数为15～25次。柔韧性运动的时间描述可以参照抗阻运动，但通常每个目标关节或肌肉群的柔韧性训练单次拉伸时间不超过1分钟；如拉伸2次，每次拉伸30秒。因此，即便是对全身多个关节进行柔韧性训练，大部分人也可以在10～20分钟内完成柔韧性训练。ACSM推荐的肾脏病患者每次有氧运动的持续时间为20～60分钟/天，对于那些心肺适能不足、无法耐受的患者可以在每次有氧运动中间间歇3～5分钟，每天累计20～60分钟；在抗阻运动时，建议每次选择8～10个肌群进行抗阻训练，每组动作重复10～15次，每个肌群至少1组；柔韧性训练应涉及全身多个主要关节，每个关节拉伸2～4次，每次10～30秒，累积达到60秒为宜。

4.运动类型

通常我们会建议CKD患者通过躯体大肌群（如肩部肌群、胸部肌群与下肢肌群）进行有节律的有氧运动来提高心肺耐力；而在进行抗阻运动时，也主要针对躯体的大肌群或重要的功能关节肌群。表2-8-7根据完成运动所需的体能和运动技能水平，列出了部分有氧运动可选择的运动类型。建议CKD患者根据自身情况，选择体适能要求不高、运动技能要求低的有氧运动类型。而休闲运动虽然也可以达到提高心肺耐力的目的，但是建议作为体能训练的辅助手段。

表 2-8-7　可以提高心肺耐力的有氧运动类型

运动类型	推荐人群	运动举例
需要最少的体能和运动技能水平的有氧运动	所有成年人	步行、休闲自行车、慢舞
需要最少的运动技能和较高的体适能水平的有氧运动	有规律锻炼习惯或至少中等体适能水平的成年人	跑步、划船、健身操、动感单车、爬楼梯、快舞
需要较高技能水平的有氧运动	有较好技能水平或中等体适能水平的成年人	游泳、越野滑雪、滑冰
休闲运动	有规律锻炼习惯或至少中等体适能水平的成年人	网球、羽毛球、篮球、徒步旅游

*摘自王正珍等译《ACSM运动测试与运动处方指南》第9版。

CKD患者实施抗阻运动通常需要肌肉拮抗自身的重力或外界阻力来实现。常见的类型包括自身重力拮抗的活动，如仰卧起坐、俯卧撑，以及器械抗阻运动，如使用哑铃、弹力带或拉力器进行抗阻运动。

柔韧性运动的方式主要为肢体关节的牵伸、四肢肌肉的牵拉。这些运动可以通过利用自身重力或辅助器具（如体操球）主动完成，也可以在他人协助下被动完成。

（四）CKD 患者制定运动处方时的注意事项

CKD患者的运动处方除了要为患者提供可参考的运动计划，增加患者体力活动以外，还应包含减少患者静坐和少动的部分。

由于很多CKD患者普遍服用降血压或控制血糖的药物，需要注意药物对患者运动测试的影响。

MHD患者进行运动测试应尽量安排在非透析日，同时避免在内瘘侧肢体进行血压监测；腹膜透析（PD）患者应在腹腔中透析液排空或存腹少量腹透液的情况下进行运动测试。

MHD患者在运动中的心率不能很好地随运动强度变化，在监测患者运动强度时不可靠，建议采用主观疲劳评估，如RPE，来监测患者的运动强度。建议患者在运动中的RPE评分不超过12～15分。

所有进行系统运动康复的患者应每3个月到半年进行1次运动测试，以根据患者活动水平，调整或重新制定运动处方。

四、实施慢性肾脏病患者运动康复方案

CKD患者实施运动康复的流程包括运动康复前评估、制定运动处方、维持运动康复训练以及再次评估。通过系统评估后制定的运动处方可能适合CKD患者当前的功能和活动水平，但患者通过3～6个月的系统训练后功能通常都可以得到改善，之前的运动处方可能不再适合患者，因此需要每3～6个月再次对患者进行评估并调整运动处方。同时，建议患者尽可能地维持运动康复训练，因为一旦停止运动训练，机体的生理功能在数周内就可能恢复到运动前的状况。

一次完整的运动训练应包括热身、训练、整理活动和拉伸四个阶段。热身阶段由5～10分钟的低或中等强度的有氧运动或肌肉耐力训练组成。通过热身活动不仅可以促进肌肉活性、增加关节活动度，还能降低运动损伤的风险。训练阶段主要包括有氧运动、抗阻运动、柔韧性运动等运动处方中设置的内容，是达到通过运动使机体获益的最主要部分。整理活动由5～10分钟的低或中等强度的有氧运动或肌肉耐力训练组成，主要目的是使心率和血压恢复到正常水平，同时促进

体内运动代谢产物的消除。由于肌肉在运动后温度会升高,有利于关节ROM的改善,在整理活动结束后进行肌肉拉伸,可以更好地达到提升躯体柔韧性的目的。因此,柔韧性运动既可以安排在有氧运动训练和抗阻运动训练后,作为整理活动后的拉伸部分,也可以单独作为运动训练阶段的内容进行。而在运动开始前的热身运动和运动结束后的整体运动都不能代替拉伸。

目前开展的CKD患者运动康复类型和方式很多,根据实施运动康复的场所,可以大致分为社区运动康复与医院内运动康复。以下将介绍几种在医院内或社区进行的运动康复方案。

(一)医院内运动康复

CKD患者在医院内的运动康复主要由肾脏内科护士或专业的康复治疗师协助患者在病房或医院环境内完成。由于住院是患者体力活动下降的重要因素之一,因此在住院期间指导患者进行适当的运动康复训练对维持患者的体力活动有重要意义。常见的方式包括增加对患者运动康复的健康教育,病房内运动体操,鼓励患者室内步行和院内步行活动、爬楼梯等。对于有条件的患者,可以通过与康复医学科的合作,转介到康复科实施进一步的系统运动康复训练。(表2-8-8)

表 2-8-8 CKD 院内系统运动康复方案举例

运动处方内容	有氧运动	抗阻运动	柔韧性运动
频率	每周3~5次	每周2~3次	每周3~5次
强度	50%~70%$VO_{2\,max}$、50%~70%HRR或RPE(6-20)12~15分	75%1-RM	动作保持肌肉轻微紧张并维持10~30秒,以后逐渐增强到维持30~60秒
时间	30~60分钟	每次涉及8~10个大肌群,10~15个/组,2~3组	10~20分钟
类型	功率自行车、运动平板	等速肌力训练、哑铃或弹力带抗阻训练	肌肉牵拉

　　系统的院内运动康复可以依托丰富的医疗资源，使得患者可以迅速地进入运动流程。医院内丰富的运动康复器械和场地能够满足患者各种运动类型的需求，各种医疗设备可以准确地监测运动强度和患者的生命体征，加上医务人员的督导，能够促进患者运动康复的依从性，因此院内运动康复往往可以让患者最大限度地完成运动处方内容，并更好地从中获益。但院内运动康复往往会受到住院周期的影响，难以实现长期维持。

　　对于MHD患者来说，还可以在透析过程中实施运动康复训练，在透析治疗的同时就完成既定的运动康复方案。患者可以在医护人员的监督下完成运动训练，以保证运动康复实施的质量，同时又不增加患者在医院花费的时间，可以提高患者的依从性。（表2-8-9）

表 2-8-9　MHD 患者透析过程中运动康复方案举例

运动处方内容	有氧运动	抗阻运动	柔韧性运动
频率	每周2～5次或与透析频率同步	每周2～3次或与透析频率同步	每周2～5次或与透析频率同步
强度	RPE（6-20）10～12分或30%~50%HRR	先自身重力抗阻，再使用哑铃或弹力带渐进增加负荷，每完成一组增加一次，每次负荷增加1 kg	动作保持肌肉轻微紧张并维持10～30秒
时间	30～50分钟	避开透析用血管通路所在的肢体，每次涉及4～6个四肢肌群，10个/组，3～5组	10～20分钟
类型	床旁功率自行车	抗自身肢体重活动、哑铃或沙袋抗阻训练	肌肉牵拉

　　MHD患者在透析过程中进行运动康复应尽量选择在透析治疗开始后的1～2小时内进行，运动过程中应密切关注患者的心率、血压等生理指标。在运动前后询问患者有无气喘、胸闷、严重肢体关节疼痛症状以及RPE评分，合并糖尿病的MHD患者还应在运动前后监测血糖。

（二）社区运动康复

社区运动康复是CKD患者实施运动康复的重要部分，也是患者维持通过运动受益的最主要途径。CKD患者社区运动康复首先需要鼓励患者减少静坐时间，增加日常生活活动，如家务、步行等，并且逐渐增加活动的时间和强度。CKD患者的基础活动量推荐见表3-8-10。其次，鼓励患者在增加日常生活活动的同时参与各种社区活动，如跳舞、散步等，并按照给予的运动处方，在社区进行运动康复训练，如慢跑、练体操、打太极拳等。而那些体能状况相对更好、合并症相对更少的患者甚至可以在社区健身机构进行专门的有氧运动、抗阻运动、有氧联合抗阻运动或是柔韧性活动。

表 2-8-10　CKD 患者推荐的基础活动量

患者基础活动量	频率	强度	时间	类型
基本不活动	每周3～5次	RPE 9～12分	20～30分钟	步行 3 000～3 500步
偶尔活动一次	每周3～5次	RPE 9～12分	30～60分钟	步行3 000～4 000步
每天少量活动	每周3～5次	RPE 12～14分	30～90分钟	步行5 000～8 000步，每周中等强度活动累积>150分钟

*摘自中国医师协会康复医师分会肾康复专业委员会《我国成人慢性肾脏病患者运动康复的专家共识》。

CKD患者在社区进行运动康复时可能缺乏监测运动强度的仪器设备，需要指导患者正确使用RPE来监测运动的强度。通常需要患者通过运动达到呼吸频率和深度略微增加，可以保持正常言语交流，微微出汗，稍有疲惫又不至于精疲力竭的程度，即RPE（6-20）12～15分的程度。同时，告知患者运动中的安全注意事项：①血糖过高（>13.875 mmol/L）或偏低（<5.55 mmol/L）时，不宜过多活动，应考虑暂缓运动；②糖尿病或有低血糖倾向的患者在运动前、中、后检测指血血糖，同时准备好升血糖的食物或零食；③有开放性伤口或有未愈合的溃疡时，应避免局部负重或游泳等运动方式，患者可在咨询医务人员后考虑选择其他合适的运动方式；④患者在运动中应尽量避免

Valsalva动作（即闭口呼吸），特别是在抗阻运动训练时；⑤PD患者建议在干腹时运动，并尽量避免使腹压升高的动作导致腹透管处漏液；⑥如果出现运动后低血压或其他不适时，应告知医生。（表2-8-11）

表 2-8-11　CKD 患者社区运动康复方案举例

运动处方内容	有氧运动	抗阻运动	柔韧性运动
频率	每周3~5次	每周2~3次	每周2~5次
强度	RPE（6~20）12~15分	50%~70%1-RM	动作保持肌肉轻微紧张并维持10~30秒
时间	30~50分钟；或者每10分钟间歇3~5分钟，累计30~50分钟	每次涉及8~10个大肌群，10~15个/组，1~2组	10~20分钟
类型	快走、慢跑、自行车、广场舞、太极拳	哑铃、沙袋或弹力带抗阻训练	肌肉牵拉、体操、瑜伽

此外，鼓励CKD患者通过使用计步器、运动日志等工具自我监测社区运动康复的执行情况。不仅能够激励患者运动康复的信心和运动依从性，还可以在定期复诊中为患者调整运动处方提供参考信息。

五、CKD患者常见的运动误区

误区 1：在诊断 CKD 以后，患者应该停止所有的体力活动，静息养病。

这种说法是不正确的。通常情况下，医生会根据患者情况建议患者减少剧烈运动而非所有的体力活动。虽然剧烈运动可能会加重肾脏的负担、加速病程进展，但是适量的运动带来的获益远大于带来的风险。

误区 2：A 患者通过运动康复获得了不错的效果，B 患者也能否照搬他的运动处方。

这种说法是不正确的。通常CKD患者的体力活动水平都不高，运动处方的差异可能不大，但是仍不建议照搬他人的运动处方，特别是有高血压、糖尿病等合并症的患者。

误区 3：CKD 患者运动康复训练的运动类型很多，只要坚持其中一种就可以。

这种说法是不正确的。不同类型的运动虽然都可以使个体受益，但其对机体的生理影响的效应会有所不同，如有氧运动主要改善个体心肺耐力，抗阻运动主要改善肌肉适能，柔韧性运动主要改善躯体柔韧性。因此，建议根据评估结果和个体差异选择合适的运动类型。如心肺功能差的患者推荐有氧运动为主，肌少症的患者推荐抗阻运动为主。

六、选择题（1~4题为单选题，5~10题为多选题）

1. WHO将体力活动分为4个类型，不包括以下哪一类：（E）

A.职业性体力活动 　　　　B.家务性体力活动

C.交通行程性体力活动 　　D.闲暇时间体力活动

E.日常生活性体力活动

2. 有关$VO_{2\,max}$的说法，正确的是：（C）

A.是反应肌肉力量的重要生理指标

B.经过运动测试很容易就可以测出$VO_{2\,max}$的具体数值

C.$VO_{2\,max}$通过系统的运动训练可以得到提高

D.通常$VO_{2\,max}$随年龄增长而增长

E.$VO_{2\,max}$越高提示个体在完成相同运动时消耗的氧气更多，运动的质量更差

3. 有关CKD患者柔韧性运动的说法，不正确的是：（D）

A.建议患者全身多关节进行柔韧性练习

B.可以作为有氧运动后的拉伸进行，也可以单独进行

C.柔韧性运动可以主动完成，也可以借助他人帮助或外力被动完成

D.在牵拉肌肉时，持续时间越长越好

E.提高躯体柔韧性，有益于减少运动时发生损伤

4.维持性血液透析患者在透析过程中进行功率自行车运动时，监测运动强度使用的指标最好采用：（D）

A.%$VO_{2\,max}$ B.%HR_{max} C.%HRR

D.自觉疲劳程度（RPE）评分   E.血压

5. CKD患者运动康复的目标包括：（ABCDE）

A.改善CKD患者的运动功能和心理状况，减轻患者的躯体功能受限

B.督促和引导患者长期坚持一定强度的运动并从中获益

C.延缓CKD患者疾病的进程，减少合并症的发生率

D.降低CKD合并症的发生率和病死率

E.提高患者的生活质量和幸福感

6.CKD患者的运动处方最基本的内容包括：（ABCE）

A.运动的频率   B.运动的强度   C.运动持续的时间

D.运动场地和时间段的选择   E.运动的类型

7.可以用来检测CKD患者有氧运动强度的指标包括（ADE）

A.心率   B.呼吸频率   C.血压

D.自觉疲劳程度（RPE）评分   E.摄氧量

8.CKD患进行一次完整的运动训练应包括的内容有（ABCD）

A.热身运动   B.运动处方中的运动训练

C.整理运动   D.拉伸   E.静坐休息

9.CKD患者实施运动康复的流程包括：（ABCD）

A.运动前进行评估   B.根据评估结果制定运动处方

C.维持运动训练   D.4～6月后再次评估

E.评估过后1个月以上的休息观察期

10.推荐CKD患者运动康复训练的运动类型包括：（ABCE）

A.有氧运动   B.抗阻运动   C.柔韧性运动

D.休闲娱乐活动   E.有氧联合抗阻运动

（李果）

第三篇

CKD相关基础药剂学知识

第一章
药剂学基础知识

第一节　基础药学知识

一、药品相关知识

（一）药品的概念

根据《中华人民共和国药品管理法》第102条关于药品的定义：药品是指用于预防、治疗、诊断人的疾病，有目的地调节人的生理机能并规定有适应证或者功能主治、用法和用量的物质，包括中药材、中药饮片、中成药、化学原料药及其制剂、抗生素、生化药品、放射性药品、血清、疫苗、血液制品和诊断药品等。

（二）处方药

处方药（prescription drug），是指有处方权的医生所开具出来的处方药处方，并由此从医院、药房购买的药物。这种药通常都具有一定的毒性及其他潜在的影响，用药方法和时间都有特殊要求，必须在医师、药师或其他医疗专业人员监督或指导下方可使用。

（三）非处方药

非处方药是指为方便公众用药，在保证用药安全的前提下，经国家药品监督管理部门组织有关部门和专家进行遴选并批准的，不需要医师或其他医疗专业人员开写处方即可购买的药品。非处方药在美国又称为柜台发售药品（over the counter drug），简称OTC药。这些药物大都用于多发病常见病的自行诊治，如感冒、咳嗽、消化不良、头痛、发热等。非处方药包括解热镇痛药、镇静助眠药、抗过敏药与抗眩晕药、抗酸药与胃黏膜保护药、助消化药、消胀药、止泻药、胃肠促动力药、缓泻药、胃肠解痉药、驱肠虫药、肝病辅助药、利胆药、调节水和电解质平衡药、感冒用药、镇咳药、祛痰药、平喘药、维生素与矿物质、皮肤科用药、五官科用药、妇科用药及避孕药等。

　　非处方药规定每隔 3~5年需要再次评价，确保 OTC的有效性和安全性。国家根据药品的安全性，将非处方药分为甲、乙两类。甲类非处方药专有标识为橙红色椭圆形底阴文，乙类非处方药为墨绿色椭圆形底阴文（如图3-1-1）。

甲类非处方药

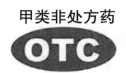

须在药店由执业药师指导下购买和使用

乙类非处方药

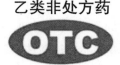

除可在药店出售处，还可以经食品药品监管部门
批准的超市、宾馆、百货商店等处销售

图3-1-1　甲类非处方药和乙类非处方药专有标识

　　这两类 OTC 虽然都可以在药店购买，但乙类非处方药安全性更高。乙类非处方药除了可以在药店出售外，还可以在超市、宾馆、百货商店等处销售。我国非处方药的包装标签、使用说明书中标注了警示语，明确规定药物的使用时间、疗程，并强调指出，如症状未缓解或消失，应向医师咨询。

（四）药品名称

我国规定药品名称应当采用国家统一颁布或规范的专用词汇。药品有通用名、商品名、化学名、英文名、汉语拼音等。在我国，通用药品名称是药品的法定名称，是根据国际通用药品名称、卫生部药典委员会《新药审批办法》的规定命名的。

（五）药品说明书

药品说明书是载明药品的重要信息的法定文件，是选用药品的法定指南。它包括药品的品名、规格、生产企业、药品批准文号、产品批号、有效期、主要成分、适应证或功能主治、用法、用量、禁忌、不良反应和注意事项，中药制剂说明书还应包括主要药味（成分）性状、药理作用、贮藏等。药品说明书能提供用药信息，是医务人员、患者了解药品的重要途径。

二、药剂相关知识

（一）药剂的概念

药物粉末或结晶不能直接供患者使用，必须制成适合于患者应用的给药形式，如片剂、胶囊剂、注射剂、软膏剂等。在各种剂型中有许多不同的具体品种称为药物制剂，例如红霉素片、对乙酰氨基酚片、门冬酰胺酶粉针剂等。同一药物也可制成多种剂型，同一种剂型可以有不同的药物。

（二）处方的概念

根据《处方管理办法》第二条规定：处方是指由注册的执业医师和执业助理医师（以下简称医师）在诊疗活动中为患者开具的，由取得药学专业技术职务任职资格的药学专业技术人员（以下简称药师）审核、调配、核对，并作为患者用药凭证的医疗文书。处方是医生对病人用药的书面文件，是药剂人员调配药品的依据，承担法律、技术、经济责任。

（三）处方的分类

处方分为法定处方和医师处方。法定处方主要是指药典、部颁标准和地方标准收载的处方。它具有法律的约束力，在制造或医师开写法定制剂时，均需遵照其规定。医师处方是医师对个别患者用药的书面文件。如果按照处方审核结果分类，分为合理处方和不合理处方，不合理处方包括不规范处方、用药不适宜处方及超常处方。

（四）影响药物作用的因素

药物因素主要有药物剂型、剂量、给药途径以及合并用药时药物的相互作用。机体因素主要有年龄、性别、种族、遗传性、心理、生理及病理等因素。这些因素往往会引起不同个体对药物的吸收、分布和消除产生差异，导致药物在作用部位的浓度不同，表现为药物代谢动力学差异，或是药物代谢动力学参数相同，但个体对药物的反应性不同，从而表现为药物效应动力学差异。在临床用药时，应熟悉各种因素对药物作用的影响，根据个体的情况，选择合适的药物和剂量，做到用药个体化，既能体现药物的疗效，又能避免不良反应的发生。

（五）药物的用法和用量

每种药物都有各自对应的用法用量，可以在药品说明书上查阅，例如：每天3次，每次10 mg。当然，药品说明书在用法与用量后常用"或遵医嘱"字样。一是因为说明书上的剂量是常用剂量，但由于患者病情、体质及对药物的敏感程度不同，用量也就不同，医生可根据具体情况具体处理；二是因为药物作用的性质与剂量有关，剂量不同，作用也就不同，如阿司匹林是常用的退热药，退热剂量一般为0.3～0.6 g，tid；但用于预防缺血性卒中时，就须减少用量，一般25 mg，临睡前服一次即可发挥作用。

第二节 慢性肾脏病相关药物动力学和药效学

肾功能不全时，与其有关的生理变化会影响药物的动力学，包括吸收、生物利用度、蛋白结合率与表观分布容积、代谢和排泄，而药物动力学改变则会改变药物在血浆或血液及药理作用靶部位的浓度，从而影响药物的疗效与毒性。

一、吸收和生物利用度

肾脏病引起的胃肠病变（表现为恶心、呕吐、腹泻等）、胃炎、胰腺炎可影响药物的吸收过程。因CKD患者可能合并神经病变而导致胃肠动力学及胃肠排空时间的改变，从而影响药物吸收。同时，CKD也可以增加胃氨的水平，导致胃液中pH升高，那么需要在酸性环境下吸收的药物如硫酸亚铁，其药物吸收也会下降。再者，CKD患者常因胃肠道症状以及控制高磷血症而服用抗酸剂，这些药物也可以中和胃内盐酸，增加胃内pH水平，并且还可以与药物进行结合形成复合物，从而降低药物的吸收。

生物利用度是指药物经血管外途径给药后吸收进入全身血液循环的相对量。谈及生物利用度，首先要提到首过效应。首过效应指某些药物经胃肠道给药，在尚未吸收进入血循环之前，在肠黏膜和肝脏被代谢而使进入血液循环的原形药量减少的现象，也称第一关卡效应。肾功能衰竭患者在口服某些药物时，首过效应减弱，药物生物利用度增加。另外，肠道P-糖蛋白的活性低下，同样也可以增加药物的生物利用度。

二、蛋白结合率与表观分布容积

药物作用的强度取决于游离药物或非结合态药物向靶组织分布数量的多少。由于CKD患者常合并酸碱平衡紊乱、营养不良等问题，其蛋白结合率经常发生变化，这一变化对于蛋白结合率高（＞80%）的药物具有重要的临床意义。当蛋白结合率高的药物游离浓度发生变化时，对总体血液药物浓度就要重新进行评价。也就是说，随着游离药物浓度的增加，达到治疗效果所需要的总体血药浓度明显低于常规状态时。

肾衰患者常合并低白蛋白血症，而酸性药物常与血浆白蛋白结合，所以酸性药物在肾衰患者体内的蛋白结合率将会发生变化，并且CKD患者常有酸性代谢产物的蓄积，这些酸性物质很可能与酸性药物竞争蛋白质上的结合位点并使之游离，或抑制酸性药物与蛋白的结合。此外，CKD患者存在白蛋白构象或结构的变化，这也可能导致其药物结合位点数量或结合力的变化。已经有研究证明尿毒症患者与正常人白蛋白的氨基酸序列存在差别。

表观分布容积（apparent volume of distribution）指的是体内全部药物分布所需要的一个腔室的大小或容积，此时血浆与机体不同组织药物分布的浓度一致。蛋白结合率高的药物，一旦游离部分增加就会导致表观分布容积的变化。蛋白结合率下降将导致体内游离药物数量增加，结果导致表观分布容积与药物血浆清除率的增加。在 Vd 与清除率同时增加的前提下，药物半衰期（t1/2）不变或变化很小。反过来，在Vd增加而清除率没有相应增加的前提下，其半衰期就会相应延长。

三、排泄和代谢

药物主要通过肾脏排泄、肝脏代谢而清除。CKD对药物排泄率的影响取决于正常状态下尿液中原型药物清除量以及肾功能损伤程度。随着患者的肾功能不断下降，某些主要经肾脏清除的药物清除能力就会明显减低。此时，如果不对药物剂量进行调整，将会引起药物在体内蓄积，进而增加发生毒性反应的潜在可能性。

肾脏主要是通过滤过与主动分泌来排泄药物。决定药物肾脏滤过能力的特性包括蛋白亲和力及其分子量。蛋白结合率低的药物，或肾病状态下那些易于从蛋白质上被置换下来的药物（如苯妥英），更易于从肾小球滤过。大分子药物（>20 000 Da）则不易于从肾小球滤过。通常我们通过测定肾脏清除某些物质（如肌酐）的能力来评估CKD患者的药物清除率。

某些药物的代谢产物有药理活性或毒性，这些药物代谢的中间产物很可能在体内蓄积，增加药理效应或毒副反应（如哌替啶、吗啡、普鲁卡因胺等）。因此，肾功能损伤患者应用药物时就要进行认真细致的剂量调整，或者尽量避免应用这些药物。

四、透析对药物的清除

对透析患者进行药物治疗时，必须考虑到透析对药物清除率的影响。透析结束后，患者很可能需要追加剂量，或者对其药物治疗方案进行必要的调整，从而维持治疗药物浓度。在应用透析疗法处理药物过量时，患者可能产生一些与药物透析清除过程不相关的临床表现。透析对药物的影响必须考虑到药物的特性（药物分子量、药物的脂溶性或水溶性、药物的蛋白结合率等）、透析器的特性（透析机器的类型、膜面积、膜孔径、血流速与血液透析液流速等）以及个体差异等。

CKD时药效动力学的变化主要取决于肾功能不全时靶器官对药物的敏感性。如吗啡在肾衰竭患者的神经毒性明显增加。吗啡可以增加尿毒症的中枢神经系统（CNS）抑制效应，其主要的机制是血脑屏障的变化导致 CNS 内吗啡与代谢中间产物吗啡-6-葡萄糖醛酸苷浓度水平升高。另外一个在CKD时药效学发生变化的例子是硝苯地平。该药即使在非结合型药物浓度相当的条件下，对于肾脏病患者而言其降压作用仍然明显增强。因此，严重肾衰的患者应用硝苯地平时要进行剂量调整，这种调整是基于药效学的变化而不是药代学的变化。

第二章
CKD常用药物及注意事项

一、糖皮质激素

（一）糖皮质激素的概念

糖皮质激素（glucocorticoid，GCS）是由肾上腺皮质中束状带分泌的一类甾体激素，主要为皮质醇（cortisol），可以调节糖、脂肪和蛋白质的生物合成，调节水、电解质和核酸代谢，还具有抑制免疫应答、抗炎、抗休克等作用。

（二）糖皮质激素的不良反应

分为长期应用或大剂量使用所引起的不良反应以及停药反应两大类。

（1）医源性肾上腺皮质功能亢进。其是指长期过量激素引起脂质代谢和水盐代谢的紊乱，表现为满月脸、水牛背、皮肤变薄、多毛、水肿、低血钾、高血压、糖尿病等。一般不需特殊治疗，停药后症状自行消退，低盐、低糖、高蛋白饮食及适量补钾可减轻这些症状，必要时可加用抗高血压药、抗糖尿病药治疗。

（2）诱发或加重感染。由于糖皮质激素能降低机体防御功能，故长期应用可诱发感染或使体内潜在病灶扩散，如病毒、真菌、结核灶等。由于糖皮质激素能掩盖这些疾病的症状，易漏诊，必须提高警惕，及早诊断，采取防治措施，必要时与有效抗菌药物合用。当合并无有效药物可控制的感染（如病毒感染），应慎用或禁用。

（3）消化系统并发症。由于糖皮质激素增加胃酸、胃蛋白酶的分泌，减少胃黏液产生，阻碍组织修复以及减弱前列腺素保护胃壁的功能，降低胃肠黏膜的抵抗力，增强迷走神经兴奋性，故可诱发或加剧胃、十二指肠溃疡，甚至造成消化道出血或穿孔。长期大量应用时可考虑加用抗胆碱药或抗酸药，不宜与非甾体类药物合用，例如阿司匹林、吲哚美辛等。

（4）心血管系统并发症。长期应用可引起相关的并发症，包括体液潴留、早发动脉粥样硬化性疾病以及心律失常，可以进食低盐、低脂饮食，必要时可以给予利尿、抗高血压、降脂等药物治疗。

（5）骨质疏松、骨质坏死、肌肉萎缩、伤口愈合迟缓等。骨质疏松是由于糖皮质激素抑制骨基质蛋白质合成，增加钙、磷排泄，抑制肠内钙的吸收以及增加骨细胞对甲状旁腺激素的敏感性。为了预防骨质疏松症，除了保证营养和足够的饮食钙摄入、适当的负重体育活动、戒烟、避免酗酒外，可联合应用钙剂和维生素D作为基础药物治疗，必要时可给予抗骨质疏松药物治疗。双膦酸盐类（如阿仑膦酸钠）被推荐作为防治糖皮质激素性骨质疏松症的一线用药，若有禁忌可应用二线药物降钙素。由于长期应用激素可引起高脂血症，来源于中性脂肪的栓子易黏附于血管壁上，阻塞软骨下的骨终末动脉，使血管栓塞造成股骨头无菌性缺血坏死。肌肉萎缩比较少见，表现为上肢和下肢的近端无痛性运动无力，停药可缓解，但是时间较为漫长。

（6）糖尿病。糖皮质激素促进糖原异生，降低组织对葡萄糖的利用，抑制肾小管对葡萄糖的重吸收作用，因而长期应用将引起糖代谢的紊乱，也可能发生非酮症性高渗状态或糖尿病酮症酸中毒。因此应在控制原发病的基础上，尽量减少糖皮质激素的用量，最好停药。如不能停药，应酌情给予口服降糖药或注射胰岛素治疗。

（7）糖皮质激素性眼病。包括青光眼和白内障，糖皮质激素相关眼病的患病风险与剂量相关。因此，在使用糖皮质激素类药物时要定期检查眼压、眼底、视野，以减少相关眼病的发生。

（8）对妊娠的影响。糖皮质激素可通过胎盘增加胎盘功能不全、新生儿体重减少或死胎的发生率。妊娠期间曾接受一定剂量的糖皮质激素者应注意观察婴儿是否有肾上腺皮质功能减退的表现。

（9）其他。糖皮质激素可以诱发一系列精神症状和认知症状，大多数患者中这些症状轻微且可逆，但是患者可能出现情绪不稳、轻躁狂、躁狂、抑郁、精神病性症状、谵妄、意识模糊或定向障碍（这些问题在较年长患者中更常见），以及认知改变（包括记忆受损）。睡眠紊乱出现在采用分割剂量给药或夜间给药时，可能是干扰皮质醇产生的正常昼夜节律。老年患者发生抑郁、躁狂、谵妄、意识模糊或定向障碍的风险可能更高。有癫痫或精神病史者禁用或慎用。

（10）停药反应。长期应用尤其是每天给药的患者，减量过快或突然停药，特别是当遇到感染、创伤、手术等严重应激情况时，可引起肾上腺皮质功能不全或危象，表现为恶心、呕吐、乏力、低血压和休克等，需及时抢救。这是由于长期大剂量使用糖皮质激素，反馈性抑制垂体-肾上腺皮质轴致肾上腺皮质萎缩所致。突然停药或减量过快而致原有症状的复发或恶化，常需加大剂量再行治疗，待症状缓解后再缓慢减量、停药。因此，临床上，糖皮质激素的减量和停药需要在医生的指导下完成，切忌自作主张。

二、免疫抑制剂

（一）免疫抑制剂的概念

免疫抑制剂是对机体的免疫反应具有抑制作用的药物，能抑制与免疫反应有关细胞（T细胞和B细胞等巨噬细胞）的增殖和功能，能降低抗体免疫反应，使机体对各种抗原的刺激均无免疫反应性（产生免疫耐受）。如果停止使用免疫抑制剂，机体免疫功能就会自动恢复。

（二）免疫抑制剂的分类

常用的免疫抑制剂主要分为以下几类：①激素类药物。②抗代谢类药物，通过干扰细胞DNA的合成抑制活化的T（或B）淋巴细胞的增殖，包括嘌呤拮抗剂（硫唑嘌呤、霉酚酸酯、咪唑立宾）和嘧啶拮抗剂（来氟米特、布列奎钠）。③钙调磷酸酶抑制剂，通过抑制神经钙蛋白干预各种相关细胞因子基因转录核因子，主要包括环孢素A、他克莫司、西罗莫司等，常见副反应为肝肾毒性、高血压、高血脂、高血糖、神经毒性、容貌损害等。④生物免疫抑制剂，应用于耐激素的难治性急性排斥，也可应用于免疫诱导治疗。副反应为发热、骨髓抑制、感染、血清病等。包括多克隆抗体、单克隆抗体。⑤其他，如环磷酰胺、百令胶囊和雷公藤总甙等。

（三）免疫抑制剂的不良反应

（1）感染。免疫抑制剂降低了受者对感染的抵抗能力，容易发生或加重感染，且治疗较困难，使之成为免疫抑制患者死亡的主要原因。

（2）肿瘤。免疫抑制剂的长期大量应用必然损害患者免疫监视功能，导致肿瘤的发生。免疫抑制剂尤其是烷化剂，可改变核酸产生恶性细胞株。同时，由于免疫力低下，患者易遭受致瘤病毒感染，使肿瘤的发生机会大大增加。

（3）骨髓抑制。免疫抑制剂大都有骨髓抑制作用，可引起白细胞减少、粒细胞减少或缺乏、血小板计数下降，易导致患者感染、出血和贫血等。骨髓抑制多与药物剂量相关，但对某些特异性体质患者，即使小剂量也可导致严重副作用，如常规剂量的硫唑嘌呤可使少数患者出现骨髓危象。

（4）肝、肾毒性。用量过大可造成肝、肾损害，如环磷酰胺、甲氨蝶呤、来氟米特等的肝毒性，环孢素和他克莫司的肾毒性。

（5）消化道副作用。多数免疫抑制剂对消化道都有刺激作用，患者可表现为恶心、呕吐、食欲下降、腹泻等。

（6）代谢性疾病。某些免疫抑制剂，如环孢素、他克莫司可引起糖尿病、高尿酸血症、高血压等。

（7）神经精神症状。部分药物可有神经毒性，表现为躁动、头痛、震颤和感觉异常，严重时可出现癫痫发作、昏迷、意识模糊、皮质性视觉丧失和四肢麻痹。

（8）皮肤黏膜病变。有些患者可出现皮肤黏膜的病变，如多毛症、黏膜破溃、鼻腔溢液、湿疣或牙龈肥大等。

（四）使用免疫抑制剂的注意事项

（1）用药期间应定期监测肝肾功能，特殊药物规律测定血药浓度。

（2）联合应用其他药物时，最好咨询一下医师或药师。

（3）最好固定使用一个厂家的药物，以保证血药浓度的稳定性。因不同厂家制剂工艺的差异，不同厂家药物的体内过程可能有差异，所以当更换环生产厂家时，最好监测血药浓度。

三、利尿剂

（一）利尿剂的概念

利尿剂（diuretics）是直接作用于肾脏，增加电解质和水的排出，使尿量增多的药物。利尿剂能引起机体液体的负平衡，尤其是水肿状态和高血压。

（二）利尿剂的分类

（1）碳酸酐酶抑制剂。其主要作用于近曲小管，抑制碳酸酐酶，进而减少 Na^+-H^+ 交换及 HCO_3^- 的重吸收，利尿作用弱，代表药物为乙酰唑胺。

（2）渗透性利尿剂。其常称为脱水药，主要作用于髓袢及肾小管其他部位。增高血浆及原尿渗透压，稀释血液，增加肾小球滤过，减少肾小管水分重吸收。代表药物为甘露醇。

（3）袢利尿剂。其又称高效利尿剂，主要作用于髓袢升支粗段，干扰 Na^+–K^+–$2Cl^-$转运，使 Na^+的重吸收减少20%～25%，既可影响尿液稀释过程，也能影响尿液浓缩过程，利尿作用强大，代表药物为呋塞米、布美他尼。

（4）噻嗪类利尿剂。其称为中效利尿剂，主要作用于远曲小管，影响 Na^+–Cl^-同向转运系统，影响尿液稀释过程，利尿作用中等，代表药物为氢氯噻嗪。

（5）保钾利尿剂。其又称低效利尿剂，主要作用于末段远曲小管和集合管，使 Na^+的重吸收减少1%～3%。有两种机制：一种是拮抗醛固酮的作用，代表药物为螺内酯；一种是抑制上皮细胞 Na^+通道，代表药物为氨苯蝶啶、阿米洛利。该类药物利尿作用弱，有减少 K^+排出的作用。

（三）利尿剂的常见不良反应

（1）低血压和肾小球滤过率下降。利尿药治疗时可引起细胞外液减少，导致低血压及肾小球滤过率下降，这类不良反应的发生存在个体差异。低血压多见于应用大剂量利尿药治疗的肾病综合征、心力衰竭、肝硬化患者，肾小球滤过率明显降低多见于利尿药与 ACEI或ARB合用时，特别是与从肾脏排泄的药物合用时。轻症病例停用利尿药和保证饮食的摄入即可纠正；严重病例必须静脉补液，以避免急性肾损伤的发生。

（2）电解质紊乱。利尿药最主要的不良反应是电解质紊乱，尤其是大剂量或长期应用时，包括低钾或高钾血症、低钙或高钙血症、代谢性碱中毒、低钠、低氯及低镁血症等，可在CKD患者的利尿治疗中单独或同时出现，应对症处理。

（3）高尿酸血症和痛风。利尿药所致的高尿酸血症呈剂量依赖性，其机制与利尿药竞争性抑制尿酸排泄以及血容量减少使尿酸重吸收增加有关。若出现临床症状，应多饮水，口服碳酸氢钠碱化尿液。对于有痛风病史的患者，使用利尿药治疗存在痛风复发的危险，若同时合用治疗痛风的药物，应适当调整后者剂量。

（4）糖代谢障碍。利尿药可诱发糖耐量异常甚至糖尿病，还能降低降血糖药的疗效，其机制可能与低血钾和胰岛素抵抗有关。在使用排钾利尿药的同时，给予补钾或合用保钾利尿药，糖代谢异常可在一定程度得到改善。

（5）利尿药相关的肾损害。呋塞米和氢氯噻嗪可引起急性间质性肾炎，出现发热、皮疹、关节痛、嗜酸性粒细胞增多等药物过敏的表现，甚至发生急性肾衰竭，一旦确立诊断应及时停用利尿药。有肝、肾损害的患者应避免使用氨苯蝶啶，服药者应定期检查尿沉渣，并注意碱化尿液。一旦发现问题应及时停药，充分补液和碱化尿液，严重者可行肾脏替代治疗。

（6）耳毒性。祥利尿药还可以导致耳毒性，呈剂量依赖性，表现为眩晕、耳鸣、听力减退或暂时性耳聋。

（四）使用利尿剂用药期间需要注意

（1）应监测体重、血压、肾功能、电解质、血糖、血脂、凝血功能等。

（2）患者持续存在无尿或少尿，需排除梗阻因素后方可使用。

（3）患者存在有效循环血容量不足，如严重呕吐、严重腹泻等宜先补足液体后再行利尿。

（4）患者存在高凝血症，宜先补充液体纠正高凝血症后再行利尿。

（5）患者存在低钾血症倾向者，慎用排钾利尿剂。

（6）患者合并肝、肾功能不全时，应密切关注利尿剂带来的电解质的变化。

（7）患者合并酸中毒，应关注利尿剂对钾离子的影响。

（8）患者对磺胺药过敏时，需密切观察患者的用药反应。

（9）与其他药物联用时，应遵从医生意见，一般来说避免合用增加耳、肾毒性的药物如氨基糖苷类药物、一代头孢菌素、两性霉素B、万古霉素等；谨慎合用增加电解质紊乱的药物，如ACEI/ARB、含钾药物、环孢素等。

（10）利尿剂可降低抗凝药物的抗凝效果，非甾体抗炎药可降低利尿剂的利尿效果，排钾利尿剂可增加洋地黄类药物心脏毒性的发生。

四、降压药

（一）使用降压药的目的

高血压既可以是CKD的病因，也是其常见的并发症。CKD的进展取决于继发性血流动力学和代谢因素，例如蛋白尿和血压升高。因此在CKD合并高血压的患者中，控制血压显得尤为重要。

（二）常用降压药的分类

（1）肾素–血管紧张素系统抑制剂（RAS抑制剂）。RAS抑制剂在减少蛋白尿方面比其他降压药更具优势，主要是ACEI类（普利类）和ARB类（沙坦类）。

（2）钙通道阻滞剂。作用于钙离子通道的药物即为钙通道阻滞剂（CCB），又称钙拮抗剂，是一类选择性阻滞钙通道，抑制细胞外Ca^{2+}内流，降低细胞内 Ca^{2+}浓度的药物。非二氢吡啶类钙通道阻滞剂（如地尔硫卓和维拉帕米）对蛋白尿患者具有显著的抗蛋白尿作用。而二氢吡啶类药物（如氨氯地平和硝苯地平）对蛋白尿的作用各不相同，其可能增加或减少蛋白排泄量或对其无影响。

（3）β肾上腺素受体阻滞剂。其简称β受体阻滞剂，可选择性地与β受体结合，竞争性阻断β受体激动剂与β受体结合，从而拮抗 β受体激动后所产生的一系列作用。脂溶性高的β受体阻滞剂主要在肝内代谢，脂溶性低的 β受体阻滞剂（如阿替洛尔和纳多洛尔）主要以原形从肾脏排泄，肾脏功能正常时，药物的血浆浓度比较稳定，当患者肾功能不全时，则可产生蓄积作用。

（4）其他。例如盐皮质激素受体拮抗剂、直接肾素抑制剂，在ACEI和/或ARB的基础上加用盐皮质激素受体拮抗剂或直接肾素抑制剂可进一步减少蛋白排泄量，然而是否可以减缓肾病进展则不确定，还需要进一步研究。

（三）CKD患者血压控制的标准

根据《美国慢性肾脏病高血压与降压药物的临床实践指南》和《2003年欧洲高血压指南》，为了降低慢性肾脏病患者的心血管风险，降压的靶目标值应＜130/80 mmHg；当尿蛋白＞1 g/d时，血压的靶目标值＜125/75 mmHg。但是对于老年人、心脑血管血栓栓塞性疾病、终末期肾衰患者（包括透析患者），血压控制的标准可根据病情适当放宽，以免血压骤降引起脏器灌注不足。

（四）常见降压药物的不良反应

1.RAS抑制剂

RAS抑制剂的主要不良反应有高血钾、肾功能损害、咳嗽、血管神经性水肿等。使用该类药物前应评估患者是否存在有效循环血容量不足状态，如肾病综合征、充血性心衰患者、严重恶心、呕吐、腹泻者、过度利尿者、有危险因素存在的老年人等，宜先纠正低血容量再用此类药物，否则易出现急性肾功能不全，并且在用药期间检测血钾和肾功能。针对终末期肾病，不适于用使用RAS抑制剂。

2.钙通道阻滞剂

其是终末期肾病患者一个很好的选择，该类药物的不良反应有：

（1）踝部水肿、皮肤潮红、头痛。其可能与用药过程中外周血管扩张有关，女性患者更多见，效应与用量大小有关。绝大多数症状是轻、中度，一般为一过性，继续用药可自行消失，难以耐受的患者需要停用。应用短效钙拮抗剂常出现头痛。

（2）心悸。症状的出现与用药剂量有关，症状严重的患者不宜继续服用。

（3）肝酶升高。CCB 可引起丙氨酸氨基转移酶、天冬氨酸氨基转移酶、碱性磷酸酶和血清胆红素的一过性升高，通常见于治疗后 2~3 周，一般不致停药。

（4）其他。发生率低的不良反应有嗜睡、心动过缓、齿龈增生、便秘、多尿、尿频、肌肉疼痛和抽搐等，偶有过敏反应（神经血管性水肿、皮疹）、血常规异常（粒细胞减少、血小板减少），必要时需停药治疗。

3.β 受体阻滞剂

常见不良反应有恶心、呕吐、轻度腹泻等消化道症状，应用不当，可引起下列不良反应：

（1）诱发或加重支气管哮喘。非选择性的 β 受体阻滞剂可阻断支气管平滑肌上 β 受体，使支气管收缩，因此禁用于伴有支气管哮喘的患者。

（2）抑制心脏功能。由于药物阻断心脏的 β 受体，使心功能全面抑制，易发生心功能抑制，甚至引起重度心功能不全、肺水肿、房室传导完全阻滞或停搏的严重后果。

（3）外周血管收缩和痉挛。由于药物阻断血管平滑肌的 β_2 受体，可引起间歇性跛行或雷诺病，表现为四肢发冷、皮肤苍白或发绀、两足剧痛甚至产生脚趾溃烂和坏死。

（4）停药反跳现象。长期用药后 β 受体上调，对内源性儿茶酚胺敏感性增高，突然停药后，常使原来的病症加重。因此，在病情控制后应在医生指导下逐渐减量停药，切忌自行减量或停药。

五、调脂药物

（1）使用调脂药物的目的：肾功能不全患者最常见的高脂血症是甘油三酯和胆固醇升高。总胆固醇或低密度脂蛋白升高是冠心病的重要危险因素，降低总胆固醇或低密度脂蛋白的血浆水平可降低冠心病和脑血管病的发病率和病死率。

（2）调血脂药的分类：①他汀类，如辛伐他汀、阿托伐他汀；氯贝丁酯类，如氯贝丁酯、非诺贝特；烟酸类，如烟酸、阿昔莫司；苯氧乙酸类，如吉非贝齐。②影响胆固醇及胆酸吸收的药物，如考来烯胺。③多烯脂肪酸类药物，如亚油酸。④抑制胆固醇吸收的药物，如依折麦布。

（3）降脂治疗的目标：他汀类药物是目前临床最常使用的调脂药物，能有效降低胆固醇尤其是低密度脂蛋白水平，显著改善不同胆固醇水平和心血管病危险人群的冠心病发病率、病死率、血运重建率、卒中发生率和总病死率。降低低密度脂蛋白已成为降脂治疗的首要目标。因此CKD患者应每年监测血脂。

（4）他汀类药物的不良反应：通常较轻且短暂，包括头痛、失眠、抑郁以及消化不良、腹泻、腹痛、恶心等消化道症状。他汀类药物可引起肌病，包括肌痛、肌炎和横纹肌溶解，常有褐色尿和肌红蛋白尿，这是他汀类药物最危险的不良反应，严重者可以引起死亡。

（5）使用他汀类药物的注意事项：即将开始他汀类药物治疗的CKD患者应检测基线转氨酶水平。如果同时使用其他也会增加横纹肌溶解风险的药物，如苯氧酸衍生物、钙调磷酸酶抑制剂，则需规律监测肌酸激酶水平。

六、常见误区

CKD 患者静脉采血前需要空腹，就是采血当天不吃早餐、口服药，不饮水，以免影响检查结果。

这个说法是不正确的。空腹检查是指静脉采血前1天晚餐后，尽量不饮食或少饮水，禁食8小时，禁饮12小时。但是部分CKD患者需要早餐前口服降压药，为了避免患者因为路途奔波、情绪紧张等情况造成血压增高、血压剧烈波动，甚至发生心脑血管意外等，医务人员建议这部分患者空腹检查前也需要按计划口服降压药。

七、选择题（1~4题为单选题，5~10题为多选题）

1.药物剂型不包括以下哪一类：（B）

A.片剂 　　　　　B.红霉素片 　　　　　C.胶囊剂

D.注射剂 　　　　　E.软膏剂

2.非处方药不包括以下哪一类：（D）

A.止泻药 　　　　　B.抗过敏药 　　　　　C.感冒药

D.降压药 　　　　　E.祛痰药

3.我国药品的法定名称是：（A）

A.通用名 　　　　　B.商品名 　　　　　C.化学名

D.英文名 　　　　　E.汉语拼音

4.药品说明书不包括以下什么内容：（C）

A.规格

B.生产企业

C.药品的妊娠期安全等级

D.药品批准文号

E.产品批号

5.类肾上腺皮质功能亢进综合征的临床表现包括：（ABCDE）

A.满月脸 　　　　　B.水牛背 　　　　　C.多毛

D.皮肤变薄 　　　　　E.水肿

6.关于免疫抑制剂，下列说法正确的是：（ABCE）

A.他克莫司、环孢素等特殊药物，需要规律监测血药浓度

B.免疫抑制剂可以引起骨髓抑制

C.使用药物时最好固定一个厂家的药物，以保证血药浓度的稳定性

D.血药浓度稳定后，即便更换药物的厂家，也不用监测血药浓度

E.感染是使用免疫抑制患者死亡的主要原因

7.关于利尿剂，下列说法错误的是（ACD）

A.当发现患者少尿时，即可应用利尿剂

B.患者存在高凝血症，应纠正高凝血症后再行利尿

C.使用利尿剂不用监测电解质

D.有效血容量不足时也可利尿

E.袢利尿剂具有耳毒性

8.关于降压药物，下列说法正确的是（ABCD）

A.终末期肾病，不适于用使用RAS抑制剂

B.使用钙通道阻滞剂出现头痛可能与用药过程中外周血管扩张有关

C.外周血管病的患者慎用β受体阻滞剂

D.哮喘患者禁用非选择性β受体阻滞剂

E.患者可根据血压情况自行调整降压药物

9.关于调脂药物，下列说法错误的是（AC）

A.使用他汀类药物需要常规检测肌酸激酶

B.他汀类药物可能会引起横纹肌溶解

C.他汀类药物主要降低甘油三酯

D.他汀类药物是目前临床最常使用的调脂药物

E.使用他汀类药物前应检测肝功能

10.影响药物作用的因素有（ABCDE）

A.药物剂型

B.药物剂量

C.给药途径

D.药物的相互作用

E.机体因素

（刁萍　罗承宜）

第四篇

CKD相关科研素养

第一章
统计学基础知识

本章讨论了一些基本的研究原理和术语，包括样本和总体的区别、抽样方法、变量类型以及推断统计和描述统计的区别，最后简要介绍了不同类型的研究设计。

一、总体和样本，统计量和参数

总体（population）是一个或一组对象，代表了感兴趣的特定分组或类别的所有成员。样本是从更大的总体中抽取的子集。例如，如果想知道某医院主管护师当前的平均收入，有两种方法能得到这个平均数，即：一种方法是找到这所医院主管护师的完整名单，再找出名单上每一位成员的年收入。因为这份名单包括了你所感兴趣分组的所有成员，所以它能被当作总体。如果收集了这些数据并计算均值，则得到一个参数（parameter）。参数是来自总体并适用于总体的值。另一种方法是从名单中随机选取主管护师的一个子集，然后计算这个子集的平均收入。这个子集就是样本（sample）。此例中是随机样本（random sample）。从样本中计算出的均值是一种统计量

（statistic）。统计量是从样本数据中计算出的值，而参数是从总体数据中计算出并适用于总体数据的值。

关于样本和总体要注意以下事项：首先，总体不一定包括大量对象。例如，如果想知道本月导管功能障碍患者的平均住院日，那么这个月所有的因导管功能障碍的住院患者共同构成总体。如果本月只有30名住院患者因导管功能住院，则总体就只包括这30个对象。再者，研究者通常要定义总体，然而，研究者通常不以十分明确的方式来定义总体。例如，一个研究者说他的研究目的是考察青少年抑郁症的发生率，但他的样本只包括了某地区一家心理卫生中心在某一年中所看诊的15~20岁孩子。这就造成了潜在的问题，即关于样本和总体的一个注意事项：样本不一定是抽样总体的适当代表。青少年抑郁症发生率的例子中有两个潜在的总体。一个是研究者本意要研究的，也是其研究问题内在要求的，即青少年。但青少年是一个非常大的群体，包括所有国家年龄在13~20岁之间的所有人。而由所选样本定义的另一个总体则要具体得多，即某特定年份里，某地市区，一家心理卫生服务机构接待的15~20岁孩子。

二、统计推断和统计描述

搞清楚研究感兴趣的总体究竟是两者中的哪一个，这个问题很重要呢。因为该项研究的使用者必须能够确定得自样本的结果究竟能在多大程度上推广到更大总体。显而易见，某市心理卫生服务机构看诊的15~20岁孩子中抑郁症的发生率可能与其他青少年不同。比如，平均而言，去心理卫生服务机构咨询的青少年要比那些没有寻求心理医生帮助的青少年更有可能患上抑郁症。同样，作为一个整体，A市的青少年或许比B市的青少年更容易抑郁，B市的阳光和城市环境令人心情变好。总而言之，有很多理由怀疑，研究中没包括的青少年与研究中已经包括的青少年在抑郁症发生率方面可能不同。如果存在这种差异，那么从样本中得出的结果就难以应用到更大的总体中。结果不能由样本推广到总体，尤其是总体没有明确定义时。

为什么有必要推而广之？回答这一问题需要引入统计描述（descriptive）和统计推断（inferential）的区别。描述统计只能应用于从中收集数据的样本对象或总体成员。相反，推断统计是指假定样本能够代表更大的总体，从而利用样本数据得出关于总体特征的一些结论（即进行推断）。尽管有些时候研究者关心的只是对样本特征的描述，但绝大多数时候我们更关心的是从样本中得到的关于抽样总体的信息。在抑郁症的研究中，研究者对所选样本自身的抑郁水平并不是特别看重而是想利用样本数据得出关于青少年总体抑郁水平的一些结论。研究者务必确信样本能够准确代表总体，否则就无法实现从样本数据到总体推断的跨越。这个过程的第一步非常重要，那就是明确定义样本所要代表的总体。

三、抽样问题

研究者选取样本的方式很多。其中最有用也最难实现的是随机抽样（random sampling）。"随机"一词在统计学中的意义远比日常使用中的具体。它并不意味着随意。用统计术语来说，随机意味着总体中的每一个对象被选入样本的概率相等。随机抽样的最大好处是样本与抽样总体之间的差异不是系统性的。在抑郁症研究的例子中，样本与总体之间存在着重要的系统性（即非随机的）差异。例如，研究者从心理卫生服务机构接待的孩子中选取样本，于是很有可能选择了比普通青少年更有可能抑郁的孩子。尽管随机选取的样本可能在很大程度上不同于更大的总体（特别是样本较小时），但这些差异是或然机会使然，而并非选择过程中的系统性偏差。

典型抽样（representative sampling）是选择研究对象的第二种方法。使用这种方法时，研究者有意选取在具体特征上与更大总体相匹配的对象。例如想要进行一项研究，考察成都成年人的平均年收入，总体被定义为"成都的成年人"，这一总体包括很多子集（男女、退休成年人、残障成年人、有配偶和子女的成年人、单身成年人等）。我们可以预期不同的子集有不同的收入要获得成都成年人口收入的准确信息，就得选取一个能够很好地代表总体的样本。于是，应该尽力做到样本中各组的比例与总体中各组的比例相匹配。例如，如果成都成年人口中有15%已经退休，选取样本时也应该包括15%的退休人口。同样，如果成都成年人口中有55%是男性，样本中也应该有55%的男性随机抽样可能得到与总体相似的样本，也可能得到与总体不相似的样本，而典型抽样则能够确保样本与总体在一些重要变量上相似。这一类抽样程序费时费力，但样本结果更可能推广至总体。

选取样本的另一种常见方法是方便抽样（convenience samplie）。使用方便抽样时，研究者通常根据地理距离、接触难度和参与意愿（即方便程度）来选择样本对象。例如想研究八年级学生的成绩水平，可以从离办公室最近的初中选取包括200名学生的样本。在这所学校询问了300名八年级学生的家长，只有220名学生家长同意接受调查，发放问卷那天到校学生人数是200名，最终是从他们身上收集的数据。这就是一个方便样本。尽管这种样本选取方法比选取随机样本或典型样本要更省劲，但它不一定就是一种不好的抽样方法。如果你的方便样本与感兴趣的总体之间的差异不至于影响研究结果，那么方便抽样就不失为一种完全可接受的抽样方法。

四、变量类型和测量尺度

科学研究使用大量术语来描述不同类型的变量。变量（variable）几乎可以是能被编码的任何东西，并且具有不止一个取值（例如收入、性别、年龄身高、对学校教育的态度、抑郁指标的分值）。相反，常量（constant）具有唯一取值。例如，如果一个样本中的每个

对象都是男性，则"性别"分类就是一个常量。变量类型包括定量
（quantitative）或连续（continuous）变量和定性（qualitative）或分类
（categorical）变量。定量变量用数字或评分来赋值，表示某种数量。
例如，身高是一个定量（或连续）变量，因为该变量的取值越大，表
示身高越高。相反，定性变量的赋值并不意味着特定性质的多寡。如
果我进行项研究，比较成都、青岛和长沙居民的饮食习惯，那么"所
在地"变量具有三个值（即1=成都，2=青岛，3=长沙）。注意该变量
取值为3时并不比取值为1或2时更大，只是不同而已。数字符号代表
地理位置上的性质差异，并非数量差异。社会科学研究中经常使用的
定性变量是二值变量（dichotomous variable）。这是一种具有两个不同
分类的变量（如男、女）。大多数统计学教科书都描述了变量的四种
不同测量尺度：定类、定序、定距和定比。定类变量（nominally scaled
variable）利用无权重或无数值的符号以识别变量的不同水平。

定序变量（ordinal variable）的取值则含有权重。若想知道国内
十大有名的大学，令最有名的大学取1，第二有名的学校取2，依此类
推，直到取10。从这一赋值可知，这10个最有名的学校各自相对于学
校的排位情况（例如，清华大学是1，浙江大学是4，等等），但没有
提供关于取值间距离的信息。于是，若知道最有名比次有名的学校更
有名气，但不知道前者的知名度比后者高多少。与之不同，以定距尺
度（interval）和定比尺度（ratio）来赋值的变量则包含关于相对值和
距离的信息。例如，如果知道了样本中第一个对象高170 cm，第二个
对象高175 cm，第三个对象高180 cm，那么就知道了样本中谁最高以
及各对象比其他对象高多少或矮多少。因为高度变量用厘米测量，而
所有1 cm都有相同的长度，于是高度变量使用相等间距的尺度进行测
量，从而提供了关于相对位置和距离的信息。无论定距尺度还是定
比尺度，所用测度的各单位间距离均相等。定比尺度还包括一个零值
（例如摄氏温度）。图5-1-1说明了定序测量尺度与定距或定比测量
尺度之间的差异。

五、常见术语

卡方分布（chi-square distributions）：与卡方统计量（χ^2）相联系的一族分布。

常数（constant）：只有一种取值的构造（例如，若每一个样本成员都是10岁，那么"年龄"这个构造就是一个常数）。

方便抽样（convenience sample）：根据获取或可得的便利程度来选择样本。

相关性研究设计（correlational research design）：用于考察变量间联系的一种研究方式。在此类研究设计中，研究者对变量不施加控制。

因变量（dependent variable）：依照假设，因变量值取决于自变量值。例如，身高在某种程度上取决于性别。

描述统计量（descriptive statistics）：用于描述取值分布特征的统计量。

二值变量（dichotomous variable）：只能取两个离散值的变量（例如，"妊娠"变量只能在"未受孕"时取0，"受孕"时取1值）

分布（distribution）：一个变量取值的任意集合。

实验研究设计（experimental research design）：实验者或研究者控制研究状况的一种研究方式，通常包括控制自变量和研究对象分组。

F分布（F distributions）：与F统计量相联系的一族分布，常用于方差分析ANOVA频率（frequency）：一种取值在一个分布中出现的频繁程度。

一般化（或普遍性）（generalize or generalizability）：利用样本数据结果对总体特征或非样本对象下结论的能力。

自变量（independent variable）：依照假设，决定因变量取值的变量。自变量往往由研究者所控制，但并非总是如此。

推断统计量（inferential statistics）：根据样本数据计算得来、用于对从中抽样的总体进行推断的统计量。

定距或定比变量（interval or ratio variable）：用数值测度的变量，其中相邻两个数值之间的距离或间隔相等。（例如，2是1的两倍，4是2的两倍，1和2间的距离等于2和3间的距离。）

均值（mean）：取值的一个分布的算术平均数。

名义尺度变量（定类变量）（nominally scaled variable）：对各类别赋以数字标签、数值大小没有意义的变量。

正态分布（normal distribution）：取值的频率分布呈钟形，对称，渐近，均值、中位数和众数位于分布中央。

定序变量（ordinal variable）：用数值测度的变量，数字本身有意义（例如，2比1大），但相邻数字间的距离不固定

参数（parameter）：从总体数据中计算得到的一个或多个值。

总体（population）：具有规定特征的全部对象的集合。（例如，所有健在的美国成年男性。）

定性（或分类）变量（qualitative or categorical variable）：具有离散类别的变量。若类别用数字表示，则其含义与名词标识一样，而没有数量的意义。（例如，令1="男性"，2="女性"，则1不大于2，也不小于2。）

定量（或连续）变量（quantitative or continuous variable）：用有序、有意义的数字进行赋值的变量，从而使1小于2，2小于3，诸如此类。

随机分配（random assignment）：将样本对象随机分配到不同组（例如，实验组和控制组），或者不考虑样本对象的任何特征进行分组。

随机样本（或随机抽样）（random sample or random sampling）：以一种方式从总体中抽取对象，以确保总体中的每一个对象都有相等的机会入选样本。

典型抽样（representative sampling）：有目的地选择对象以获取在一些感兴趣的特征上能够代表总体的样本。（例如，选取的样本与更大的总体在各原发病类别比例上相同。）

样本（sample）：从更大的总体中选取的对象集合。

统计量（statistic）：从样本数据中得出的一项特征或一个值。

t分布（t distributions）：与t统计量相联系的一族分布，常用于比较样本均值以及检验相关系数和回归斜率的统计显著性。

变量（variable）：研究中考察的具有不止一个取值的任一构造。

六、常用统计分析思路

见图4-1-1。

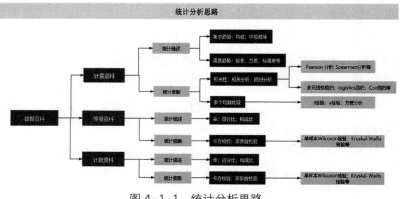

图 4-1-1　统计分析思路

七、案例分享

研究目的：本研究对老年慢性肾脏病患者进行日常生活活动（activity of daily living，ADL）评估并分析导致其能力下降相关的主要危险因素，以期在早期识别和筛查衰弱人群。

研究对象：入选2016年10月至2019年10月在某医院住院的年龄≥65岁的CKD患者。

（一）实验分组

依据是否透析分为透析组和非透析组。

（二）资料收集

收集患者血肌酐、尿素氮、空腹、血糖、血尿酸（serum uric

acid，SUA）、总胆固醇、三酰甘油、高密度脂蛋白胆固醇、低密度脂蛋白胆固醇、电解质（血钾、血钠、血氯）和血红蛋白等基线资料。简明老年综合评估（comprehensive geriatric assessment，CGA）评分，包括：简明CGA量表包括BADL功能评定量表、IADL功能评估量表和改良老年疾病累计评分表（MCIRS-G）（合并症评估）。

（三）统计学方法

采用SPSS 23.0软件进行数据处理。符合正态分布的计量资料用 $X \pm S$ 表示，两组间比较使用独立样本 t 检验。采用 Pearson 相关分析分析不同量表评分与各个临床指标之间的相关关系，进一步使用多元线性回归分析老年CKD患者生活质量的相关影响因素。$P < 0.05$ 视为差异具有统计学意义。

（四）结果

一般资料：本研究纳入年龄≥65岁的 CKD 患者共189例。基线资料描述见表4-1-1。

表 4-1-1　基线资料描述

项目	数值	例数
年龄（岁）	76.74 ± 7.863	189
eGFR[ml·min⁻¹·（1.73 m²）⁻¹]	22.473 ± 7.933	189
收缩压（mmHg）	149.185 ± 26.260	189
血红蛋白（g/L）	97.513 ± 22.640	189
空腹血糖（mmol/L）	5.848 ± 3.220	171
血尿酸（μmol/L）	407.452 ± 165.451	189
总胆固醇（mmol/L）	4.210 ± 1.337	186
三酰甘油（mmol/L）	1.482 ± 0.884	186
高密度脂蛋白胆固醇（mmol/L）	1.089 ± 0.338	186
低密度脂蛋白胆固醇（mmol/L）	2.533 ± 0.904	186
白蛋白（g/L）	33.292 ± 7.417	187
血钾（mmol/L）	4.409 ± 0.698	189
血钠（mmol/L）	137.340 ± 4.803	189
血氯（mmol/L）	105.124 ± 6.015	189

续表

项目	数值	例数
B型钠尿肽（ng/L）	1 176.884±3 050.472	156
BADL评分（分）	82.248±27.721	189
IADL评分（分）	13.011±7.122	189
MCIRS-G评分（分）	29.122±5.019	189
除肾脏因素外的MCIRS-G评分（分）	24.487±4.737	189

注：eGFR：估算肾小球滤过率；BADL：基本日常生活活动；IADL：工具性日常生活活动；MCIRS-G：改良老年疾病累计评分表；1 mmHg=0.133 kPa

解析：本例研究中，各变量均为连续性变量，并经过正态性检验后采用了均数±标准差的方式进行统计描述，呈现了各变量数值的集中趋势。相反，若各连续变量不服从正态分布，为了避免异常值对于得分集中趋势的影响，则可以采用中位数和四分位间距的形式进行呈现。

（1）男性和女性CKD患者间的CGA评分比较：男性CKD患者BADL和IADL评分均高于女性。为排除肾脏疾病因素干扰，比较除肾脏因素外的MCIRS-G评分，两组间差异无统计学意义。见表4-1-2。

表4-1-2　慢性肾脏病患男性和女性的老年综合评估评分比较（$\bar{x}±s$）

项目	女性 （n=74）	男性 （n=115）	t值	P值
BADL评分（分）	72.03±33.11	88.83±21.30	-4.247	<0.001
IADL评分（分）	11.07±7.47	14.16±6.63	-3.076	0.002
除肾脏因素外的MCIRS-G评分（分）	24.93±4.79	24.20±4.70	1.038	0.301

注：BADL：基本日常生活活动；IADL：工具性日常活动；MCIRS-G：改良老年疾病累计评分表

解析：在男性与女性的CGA评分比较中，由于得分经过正态检验，符合正态分布，可以使用独立样本t检验进行分析。若得分不服从正态分布，则在男女性两组比较时，应采用非参数检验中的适用于独立样本Mann-Whitney U检验。

（2）CGA 评分比较：透析组90例，非透析组99例。透析组患者的BADL评分和IADL评分显著均低于非透析组。无论是否包含肾脏评分，透析组MCIRS-G评分均显著高于非透析组。见表4-1-3。

表 4-1-3　透析组和非透析组的老年综合评估评分比较（$\bar{x} \pm s$）

项目	女性 （*n*=74）	男性 （*n*=115）	*t*值	*P*值
BADL评分（分）	93.38±14.32	70.00±33.28	6.166	<0.001
IADL评分（分）	15.95±5.74	9.78±7.12	6.520	<0.001
MCIRS-G评分（分）	27.29±5.17	31.13±4.00	−5.741	<0.001
除肾脏因素外的MCIRS-G评分（分）	23.06±4.83	26.06±4.12	−4.598	<0.001

注：BADL：基本日常生活活动；IADL：工具性日常活动；MCIRS-G：改良老年疾病累计评分表

解析：此处同上述所说，同样采用了独立样本*t*检验。若在此种情况中，遇到两组以上的比较，比如将透析组进一步分为血液透析组与腹膜透析组，这时可以采用重复测量的方差分析。

（3）不同量表评分与各个临床指标的线性相关分析：因透析对患者检验指标有影响，所以选择非透析组患者数据行线性回归分析。结果显示，与 BADL评分呈正相关的因素为eGFR、SUA、LDL-C、HDL-C、血钾和血氯呈负相关的因素为BNP；与IADL评分呈正相关的因素为eGFR、SUA、HDL-C、LDL-C、血钾和血氯，呈负相关的因素为年龄和BNP；无论是否包含肾脏评分，空腹血糖均与MCIRS-G评分呈正相关，eGFR、SUA、总胆固醇和 HDL-C与MCIRS G 评分呈负相关。见表4-1-4。

表 4-1-4　不同量表评分与各个临床指标的线性相关性（Pearson 相关分析，*n*=99）

指标	BADL 评分		IADL 评分		MCIRS-G 评分		除肾脏因素外的 MCIRS-G评分	
	r值	P值	r值	P值	r值	P值	r值	P值
年龄（岁）	−0.130	0.075	−0.296	<0.001	0.074	0.309	0.099	0.174
eGFR	0.370	<0.001	0.464	<0.001	−0.446	<0.001	−0.313	<0.001
收缩压 （mmHg）	0.052	0.189	−0.050	0.189	0.128	0.079	0.118	0.105

续表

指标	BADL 评分		IADL 评分		MCIRS-G 评分		除肾脏因素外的 MCIRS-G评分	
	r值	P值	r值	P值	r值	P值	r值	P值
舒张压 （mmHg）	0.062	0.397	0.051	0.482	−0.077	0.290	−00.061	0.407
血红蛋白 （g/L）	−0.080	0.297	−0.103	0.181	0.044	0.569	0.057	0.462
空腹血糖 （mmol/L）	−0.098	0.178	0.047	0.519	0.171	0.019	0.172	0.018
血尿酸 （μmol/L）	0.215	0.003	0.235	0.001	−0.211	0.004	−0.209	0.004
总胆固醇 （mmol/L）	0.121	0.099	0.138	0.060	−0.165	0.024	−0.145	0.048
三酰甘油 （mmol/L）	0.110	0.135	0.086	0.245	−0.113	0.126	−0.133	0.070
HDL–C （mmol/L）	0.204	0.005	0.234	0.001	−0.193	0.008	−0.188	0.010
LDL–C （mmol/L）	0.152	0.038	0.197	0.007	−0.023	0.751	−0.013	0.856
白蛋白（g/L）	−0.046	0.527	−0.077	0.289	0.148	0.052	0.134	0.066
血钾（mmol/L）	0.180	0.013	0.280	<0.001	−0.092	0.210	−0.084	0.252
血氯（mmol/L）	0.167	0.021	0.198	0.006	−0.081	0.266	−0.079	0.278
BNP（ng/L）	−0.262	0.001	−0.189	0.018	0.134	0.094	0.129	0.107

注：BADL：基本日常生活活动；IADL：工具性日常生活活动；MCIRS–G：改良老年疾病累计评分表；eGFR：估算肾小球滤过率，单位为ml·min⁻¹·（1.73 m²）⁻¹；HDL–C：高密度脂蛋白胆固醇；LDL–C：低密度脂蛋白胆固醇；BNP：B型钠尿肽；1 mmHg=0.133 kPa

解析：此处分析了量表评分与各个临床指标的线性相关性，因量表得分与各变量值均服从正态分布，因此采用了Pearson相关性分析，所以其中量表得分或各变量数值有不服从正态分布的情况，则应该使用Spearman秩相关检验。

（4）BADL 评分的相关影响因素：采用多元线性回归对 BADL 评分进行单因素分析，结果显示，BADL的独立影响因素为eGFR，见表4–1–5。

表4-1-5 工具性日常生活活动量表评分的相关影响因素（多元线性回归分析, *n*=99）

指标	未标准化系数		标准化系统β	*t*值	*P*值
	B	标准误差			
常量	2.357	10.943		0.215	0.830
年龄（岁）	−0.158	0.066	−0.176	−2.395	0.018
eGFR[ml·min⁻¹·(1.73 m²)⁻¹]	0.143	0.033	0.344	4.302	<0.001
红细胞（×10¹²/L）	0.521	0.770	0.055	0.677	0.500
血小板（×10⁹/L）	0.011	0.007	0.116	1.477	0.142
血尿酸（μmol/L）	0.001	0.003	0.036	0.481	0.631
HDL-C（mmol/L）	0.248	1.649	0.012	0.150	0.881
LDL-C（mmol/L）	0.401	0.646	0.055	0.621	0.535
血氯（mmol/L）	0.130	0.084	0.116	1.539	0.126

注：eGFR：估算肾小球滤过率；HDL-C：高密度脂蛋白胆固醇；LDL-C：低密度脂蛋白胆固醇

（5）IADL评分的相关影响因素：多元线性回归分析结果显示，IADL评分的独立影响因素为年龄和 eGFR，见表4-1-6。

表4-1-6 基本日常生活活动量表评分的相关影响因素（多元线性回归分析, *n*=99）

指标	未标准化系数		标准化系统β	*t*值	*P*值
	B	标准误差			
常量	11.939	42.276		0.282	0.778
eGFR[ml·min⁻¹·(1.73 m²)⁻¹]	0.466	0.144	0.272	3.231	0.002
红细胞（×10¹²/L）	3.377	3.283	0.086	1.029	0.305
血小板（×10⁹/L）	0.049	0.031	0.126	1.540	0.126
血尿酸（μmol/L）	−0.023	0.013	−0.139	−1.766	0.079
HDL-C（mmol/L）	0.190	7.004	0.002	0.027	0.978

续表

指标	未标准化系数		标准化系统 β	t值	P值
	B	标准误差			
LDL–C（mmol/L）	1.646	2.720	0.054	0.605	0.546
血钾（mmol/L）	2.200	3.142	0.056	0.700	0.485
血氯（mmol/L）	0.130	0.084	0.116	1.539	0.126

注：eGFR：估算肾小球滤过率；HDL-C：高密度脂蛋白胆固醇；LDL-C：低密度脂蛋白胆固醇

　　解析：两处分别针对不同的因变量进行了两次多因素分析，因为两个因变量都为连续性变量，所以采用了多元线性回归方程。但需要注意的是，运用多重线性回归方程，要符合8项数据假设（例如，因变量因为连续性变量，残差近似正态分布，没有显著异常值等）。如若不然，则需要对数值进行对数转换等操作。此外，若采用的量表评分有明显的截点，可以将连续性变量转换为有序或无序的分类变量，进行有序多分类或无序多分类的logistic回归方程分析。

第二章
文献检索

一、文献

文献是记录知识的一切载体。其包括四个基本要素：①记录知识的具体内容；②记录知识的手段，如文字、符号、图像、音频、视频等；③记录知识的物质载体，如纸张、光盘、磁盘、硬盘等；④记录知识的表现形态，如图书、期刊、专利说明书等。

二、科技文献类型

（一）按照出版形势划分

按照出版形势可划分为：①图书：教科书、专著、参考工具书；②期刊；③世界卫生组织出版物；④会议文献；⑤学位论文：学士、硕士和博士学位论文；⑥科技报告；⑦专利文献。

（二）按照文献信息量、内容加工程度及功能划分

可划分为零次文献、一次文献、二次文献、三次文献。结构关系如图4-2-1。

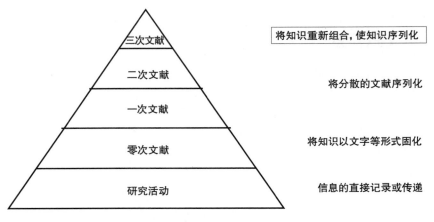

图4-2-1　文献的形成与相互关系

（1）零次文献（zero-level document），未经信息加工，直接记录在载体上的原始信息，如实验数据、观测记录、调查材料等。

（2）一次文献（primary document），是指著者以其本人的研究成果（如实验、观察、调查报告等的结果）为基本素材写成的原始创作。例如专著、期刊论文、科技报告、学位论文等。特点是所记录的是著者的最新发现或发明，以及新的见解、新的理论、新的方法等新颖、具体而详尽的知识。但由于其信息量大、分散而无序，给读者的查找与利用带来极大的不便。

（3）二次文献（secondary document），就是将大量无序、分散的一次文献收集、整理、加工，并著录其特征如著者、篇名、分类、主题、出处等，按一定的顺序加以编排，形成供读者检索所需的一次文献线索的新的文献形式。例如索引、文摘、目录及相应的数据库。

（4）三次文献（tertiary document），科技人员围绕某一专题，利用二次文献的检索，在吸取一次文献内容的基础上，即经过阅读、分析、归纳、概括撰写而成的新的文献，或综述已取得的成果进展，或加评论，或预测发展趋势。例如综述、述评、进展、现状、发展趋势等期刊文献和百科全书、年鉴、手册等参考工具书。其特点是信息含量大、综合性强和参考价值大等。

三、文献信息数据库的类型

（1）书目数据库（bibliography database），提供文献的特征，如篇名、著者、文献来源、摘要、文献收藏单位等，是提供文献线索的数据库。例如中国生物医学文献数据库、PubMed、Web of Science、Embase、CA等。

（2）事实数据库（factual database），提供问题的答案，如医学术语、疾病的诊治方法、药物的用法和不良反应、化合物的结构与化学反应等。例如：Physician Data Query、电子版的词典、百科全书、年鉴等。

（3）数值数据库（numeric database），提供数据信息，包括统计数据、科学实验数据、化合物理化数据、人口数据、疾病发生和死亡数据、各种测量数据等。例如美国疾控中心CDC的Data and Statistics、ISI的JCR等。

（4）全文数据库（full-text database），提供文献全文的数据库。例如中文全文数据库：中国知网CNKI、中文科技期刊数据库、万方系统的数字化期刊全文库。常用英文全文数据库有SpringerLink、Proquest、Wiley、ScienceDirect、OVID。

（5）多媒体数据库（multimedia database），是对多媒体信息利用数据库方法进行管理的数据库系统，具有一般数据库的特征，可进行查询（query）、插入（insert）等操作。多媒体数据库相对传统数据库，区别在于存储的内容更加丰富，但是这些视频、音频、图像的数据库操作用传统的字符匹配操作方法是不适用的。例如多媒体数据库系统（图像）QBIC、Blobworld、Webseek。

（6）知识库（knowledge base），知识库有两种含义：一种是指专家系统设计所应用的规则集合，包含规则所联系的事实及数据，它们的全体构成知识库。这种知识库是与具体的专家系统有关，不存在知识库的共享问题。另一种是指具有咨询性质的知识库，这种知识库是共享的，不是一家所独有的。

四、文献信息数据库的检索途径

根据文献信息可划分为：

（1）自由词检索，又称文本词（text word），包括标题词（title word）、关键词（keyword）、文摘词（abstract word）、全文词（full text word）。通过从文献篇名、正文或摘要中抽取出来的能表达文献主要内容的单词或词组查找文献的检索途径。如图4-2-2。中国生物医学文献数据库。

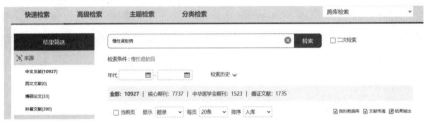

图4-2-2　自由词检索

（2）主题词检索。如图4-2-3。

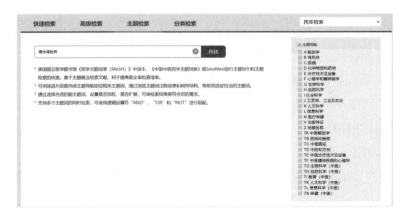

图4-2-3　主题词检索

（3）分类检索。如图4-2-4。

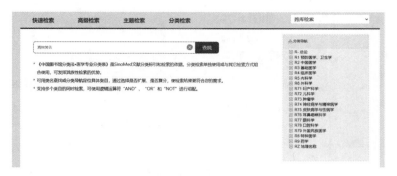

图4-2-4 分类检索

（4）作者检索。如图4-2-5。

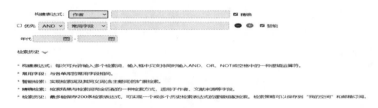

图4-2-5 作者检索

（5）题名检索。如图4-2-6。

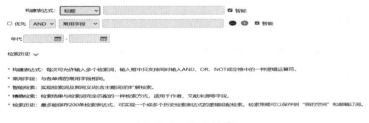

图4-2-6 题名检索

（6）引文检索。如图4-2-7。

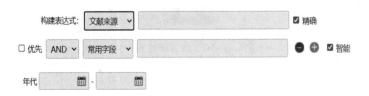

图4-2-7 引文检索

（7）机构检索。如图4-2-8。

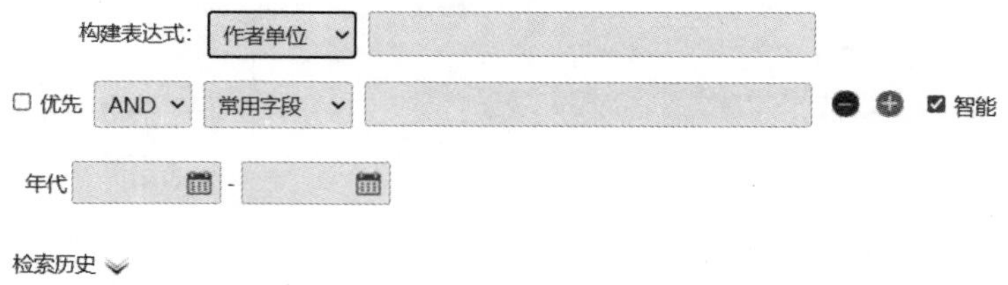

图4-2-8　机构检索

（8）刊名检索：如图4-2-9。

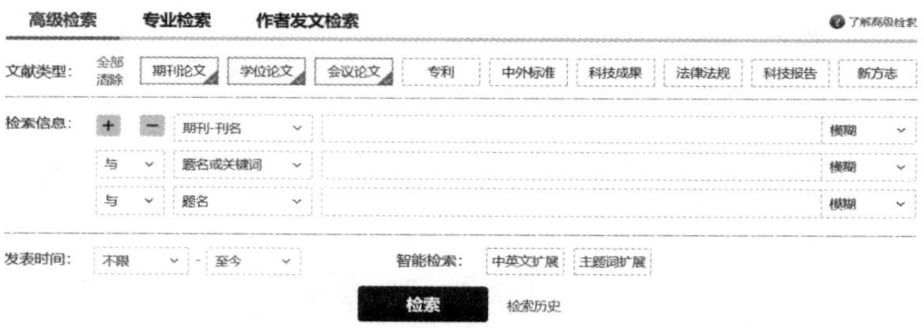

图4-2-9　刊名检索

（9）DOI号检索。如图4-2-10。

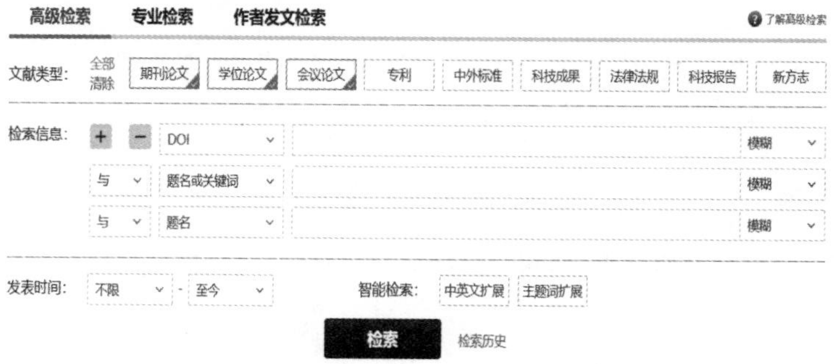

图4-2-10　DOI号检索

五、基本检索技术与检索策略

（一）文献检索的概述

1.文献检索的定义和作用

文献检索定义是根据用户需要，利用检索工具和检索系统查找出符合用户特定需要的过程。主要有如下方法：

（1）常用法（工具法）：顺查法、倒查法、抽查法。

（2）追溯法。

（3）分段法。

（4）浏览法。

2.文献检索的意义和作用

（1）获取科学知识的最佳捷径。

（2）避免科研工作重复、少走弯路。

（3）提高科研、生产效率，节省时间。

（4）提高信息素养。

（二）文献信息检索技术

（1）布尔逻辑检索。布尔运算符AND、OR、NOT分别表示逻辑与、逻辑或、逻辑非三种逻辑运算关系，如图5-2-11所示。逻辑"与"，检索表达式为 "A and B"，数据库中同时含有检索词A和B的文献为命中文献，作用是缩小检索范围，提高查准率。例如，查找"胰岛素治疗糖尿病"的文献，检索式为 insulin and diabetes。逻辑"或"，检索表达式为"A or B"，数据库中的文献中含有检索词A或B的文献为命中文献，作用是扩大检索范围。

例如，查找"肿瘤"的文献，检索式为cancer（癌） or tumor（瘤） or carcinoma（癌） or neoplasm （新生物）。逻辑"非"，检索表达式为"A not B"。数据库中凡含有检索词A而不含B的文献为命中文献，作用是缩小检索范围，提高查准率。例如，查"动物的乙肝病毒（不要人的）"的文献，检索式为 hepatitis B virus（乙肝病毒） not human（人类）。布尔逻辑运算的优先顺序，当一个检索表达式含有多个布尔算符时，执行的顺序为not>and>or，可用圆括号改变运算顺序，将需要优先运算者置于（）中。

（2）截词检索。把检索词截断，取其中的一部分片段，再加上截词符号一起输入检索，系统按照词的片段与数据库里的索引词对比匹配，凡是包含这些词的片段的文献均被检索出来。其主要用于检索词的单复数、词性的词尾变化、词根相同的一类词以及同一词的拼法变异等。常用的截词符号有"＊""？"。"*"，可代替0~n个字母。？可代替0~1个字母。例如：根据被截断部位的不同，左截断为*hydroxy，右截断为hyperten*，中截断为h*ophilia。

（3）邻近检索。邻近检索（proximity searching）是用来表示检索词与检索词之间位置关系的检索技术，通常用位置算符来实现。其采用的位置算符有near、with。"near"表示检索词位置相邻，检索词出现的顺序可前可后，如gene NEAR apoptosis；"with"表示检索词位置相邻，且两词出现的顺序与输入顺序一致，如liver WITH cancer。

（4）限定检索。限定检索（limit searching）又称限定字段检索（limit field searching），是利用检索词出现的字段进行的检索；用户可以指定检索某一字段或某几个字段以使检索结果更为准确，减少误检；采用缩写形式的字段标识符，如PubMed中[AU]著者、[AD]作者机构等。

（5）扩展检索。扩展检索（expand searching）是同时对多个相关检索词执行逻辑或检索的技术，即当用户输入一个检索词后，系统不仅能检出该检索词的文献，还能检出与该检索词同属于一个概念的同义词或下位词的文献，如PubMed中主题词的扩展检索。

（6）加权检索。加权检索（weighing searching）不仅检索提问词是否存在，而且计算提问词的权值，当权值之和超过阈值的记录才能在数据库中被检出来。在某些数据库中表现为仅检索主要概念主题词，如PubMed；而有些数据库表现为词频检索，如中国学术期刊全文数据库。

（7）精确检索和模糊检索。精确检索（exact searching）是指所检信息与输入的词组完全一致的匹配检索技术；在许多系统中用引号来表示，如检索"Acute Pancreatitis"；模糊检索（fuzzy searching）允许所检信息与检索提问之间存在一定差异，如检索Acute Pancreatitis，可检索出Pancreatitis、Acute Pancreatitis等。

（8）跨库检索。跨库检索（cross database searching）是一次对多个数据库同时进行检索的技术，能为用户提供统一的检索接口，将用户检索需求转化为不同数据库的检索表达式，并发地检索本地和广域网上的多个分布式异构数据库，并对检索结果加以整合，以统一的格式将结果呈现给用户。

（9）相关信息反馈检索。其是将与已检结果存在某种程度相关的信息检索出来的检索技术，多由检索系统自动进行检索。如PubMed的"Related Articles"、CNKI的相似文献。

（10）智能检索。自动实现检索词、检索词对应主题词及该主题词所含下位词的同步检索。例如中国生物医学文献服务系统（SinoMed）的智能检索。PubMed的"自动词语匹配检索"属于智能检索。

（11）其他。包括包含或排除检索技术、检索结果翻译与多语种检索。

（三）文献检索策略

见图4-2-11。

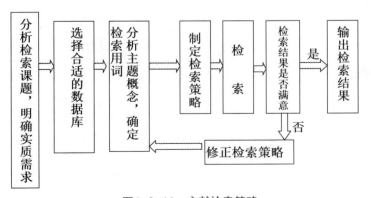

图4-2-11 文献检索策略

1. 检索策略的调整

（1）扩大检索范围的方法：增加同义词或近义词，用OR组配；主题词扩展检索（有下位词）或使用上位主题词进行检索；检索相关主题词；使用截词符或通配符；减少检索的字段限定；横向检索；检索引文。

（2）缩小检索范围的方法：使用逻辑运算符"and"或"not"；选择专指性的检索词；使用副主题词；主题词加权检索；限制字段检索。

2.检索效果的评价

（1）查全率（recall）。指系统在进行某一检索时检出的相关文献量占系统文献库中相关文献量的比率，它反映该系统文献库中实有的相关文献量在多大程度上被检索出来。

$$R＝（检出相关文献量/系统文献库中相关文献总量）×100\%$$

（2）查准率（precision）。指系统在进行某一检索时检出的相关文献量占检出的文献总量的比率，它反映每次从该系统文献库中实际检出的全部文献中有多少是相关的。

$$P＝（检出相关文献量/检出文献总量）×100\%$$

3.检索语言类型

见图4-2-12。

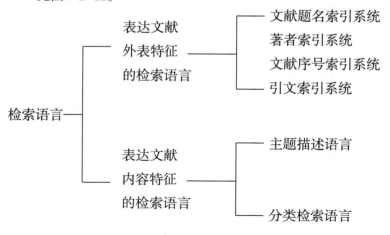

图4-2-12 检索语言类型

（1）分类检索语言。以分类号和类目名称作为标识符号，按学科、专业集中文献。典型代表：《中国图书馆分类法》（简称《中图法》）是我国各类图书馆应用最广泛的分类法。图书馆进行馆藏文献的分类排架和编制分类目录，图书发行、数据库的科学论文标引以及网络信息资源组织与检索等。

（2）主题描述语言及其应用。主题词法特点：采用指定的词语——"主题词"来专指或网罗相应的概念，也就是适当归并某个概念的同义词、近义词、拼法变异词及缩写等，以保证这个"主题词"与这个概念唯一对应；采用参照系统；主题词分类索引和等级索引，轮排索引；主题词表，增删修订定期更新。

（3）《医学主题词表》（medical subject headings，MeSH）。美国国立医学图书馆（NLM）研制的用于标引、编目和检索生物医学文献的英文受控词表。MeSH表汇集了由著名的医学专家、医学编辑和医学图书馆专家推荐的、在生物医学领域里使用频繁且使用者认可的主题词2.5万多个、副主题词83个。MeSH表的概念体系包括主题词、限定词、补充概念。

第三章

慢性肾脏病患者常用评估量表

一、慢性肾脏病自我照顾行为量表

指导语：请根据自己的实际情况和真实想法，在相应程度对应的数字下划"√"（表4-3-1）。

表 4-3-1　慢性肾脏病自我照顾行为量表

项　　目	完全没有做到	很少做到	有时做到	经常做到	完全做到
1.我会自行更改服药时间	5	4	3	2	1
2.我会自行停止服药	5	4	3	2	1
3.我会断断续续服药	5	4	3	2	1
4.我会自行减少服药次数	5	4	3	2	1
5.我会自行减少服药剂量	5	4	3	2	1
6.我用餐时会依据低蛋白质饮食原则来选择食物	1	2	3	4	5
7.我会依照专业人员建议的分量进食	1	2	3	4	5
8.我会控制食物的摄取量	1	2	3	4	5
9.外出用餐时，仍会遵守肾脏病饮食原则	1	2	3	4	5
10.我会保持规律运动	1	2	3	4	5
11.当我不想运动时，我仍会为了控制肾脏病而做运动	1	2	3	4	5
12.即使再忙，我仍会抽出时间去运动	1	2	3	4	5
13.我每天不吸烟	1	2	3	4	5
14.周遭有人吸烟我会制止或回避	1	2	3	4	5
15.我会监测自己的血压	1	2	3	4	5
16.当身体不舒服时会增加量血压次数	1	2	3	4	5

二、社会支持量表

指导语：下面的问题用于反映你在社会中所获得的支持，请在符合实际情况的数字下或对应的"□"内划"√"。

1.你有多少关系密切，可以得到支持和帮助的朋友？（只选一项）

（1）一个也没有 （2）1～2个 （3）3～5个 （4）6个或6个以上

2.近一年来你：（只选一项）

（1）远离家人，且独居一室。

（2）住处经常变动，多数时间和陌生人住在一起。

（3）和同学、同事或朋友住在一起。

（4）和家人住在一起。

3.你与邻居：（只选一项）

（1）相互之间从不关心，只是点头之交。

（2）遇到困难可能稍微关心。

（3）有些邻居很关心你。

（4）大多数邻居都很关心你。

4.你与同事：（只选一项）

（1）相互之间从不关心，只是点头之交。

（2）遇到困难可能稍微关心。

（3）有些同事很关心你。

（4）多数同事都很关心你。

5.你从家庭成员中得到的支持和照顾（在合适的框内画"√"）见表4-3-2。

表4-3-2　从家庭成员中得到的支持和照顾

家庭成员	无	极少	一般	全力支持
A.夫妻（恋人）				
B.父母				
C.儿女				
D.兄弟姐妹				
E.其他成员（如嫂子）				

6.过去，在你遇到急难情况时，曾经得到的经济支持和解决实际问题的帮助来源有：

（1）无任何来源。

（2）下列来源：（可选多项）A.配偶　B.其他家人　C.朋友　D.亲戚　E.同事　F.工作单位　G.党团工会等官方或半官方组织　H.宗教、社会团体等非官方组织；I.其他 ＿＿＿＿＿

7.过去，在你遇到急难情况时，曾经得到的安慰和关心的来源有：

（1）无任何来源。

（2）下列来源：（可选多项）A.配偶　B.其他家人　C.朋友　D.亲戚　E.同事　F.工作单位　G.党团工会等官方或半官方组织　H.宗教、社会团体等非官方组织；I.其他 ＿＿＿＿＿

8.你遇到烦恼时的倾诉方式：（只选一项）

（1）从不向任何人诉述。

（2）只向关系极为密切的1～2个人诉述。

（3）如果朋友主动询问你会说出来。

（4）主动述说自己的烦恼，以获得支持和理解。

9.你遇到烦恼时的求助方式：（只选一项）

（1）只靠自己，不接受别人帮助。

（2）很少请求别人帮助。

（3）有时请求别人帮助。

（4）有困难时经常向家人、亲友、组织求助。

10.对于团体（如党团组织、工会、学生会等）组织活动，你：（只选一项）

（1）从不参加。

（2）偶尔参加。

（3）经常参加。

（4）主动参加并积极活动。

三、简易疾病感知量表（BIPQ）

请在标度的某个数字上画圈，以此表明同意或不同意下列每个说法的坚决程度。

1.你的疾病对生活的影响有多大？

0　　1　　2　　3　　4　　5　　6　　7　　8　　9　　10
毫无影响　　　　　　　　　　　　　严重影响我的生活

2.你认为自己的疾病将持续多长时间？

0　　1　　2　　3　　4　　5　　6　　7　　8　　9　　10
很短时间　　　　　　　　　　　　　　　　永远

3.你感觉能在多大程度上控制住自己的疾病？

0　　1　　2　　3　　4　　5　　6　　7　　8　　9　　10
绝对不能控制　　　　　　　　　　　极大的控制力

4.你认为自己接受的治疗（药物等）能在多大程度上对疾病有所帮助？

0　　1　　2　　3　　4　　5　　6　　7　　8　　9　　10
毫无帮助　　　　　　　　　　　　　极其有帮助

5.你经受疾病引起的症状的程度有多大？

0　　1　　2　　3　　4　　5　　6　　7　　8　　9　　10
毫无症状　　　　　　　　　　　　　许多严重的症状

6.你有多关切自己的疾病？

0　　1　　2　　3　　4　　5　　6　　7　　8　　9　　10
毫不关切　　　　　　　　　　　　　极其关切

7.你感觉在多大程度上了解自己的疾病？

0　　1　　2　　3　　4　　5　　6　　7　　8　　9　　10
毫不了解　　　　　　　　　　　　　很清楚地了解

8.疾病在多大程度上影响你的情绪？（比如它是否让你生气、害怕、沮丧或忧郁？）

0　　1　　2　　3　　4　　5　　6　　7　　8　　9　　10

毫无情绪上的影响 　　　　　　　　　　　　　　情绪上极其受影响

9.请按照次序列出三个最重要的因素，你相信这三个因素导致了自己的疾病。

对我来说最重要的病因是

四、家庭亲密度与适应性量表

指导语：这里共有30个关于家庭关系和活动的问题。该问卷所指的家庭是指与你共同食宿的小家庭。请按照目前你的家庭实际情况来回答，回答时请在右侧（不是、偶尔、有时、经常、总是）五个不同的答案中选一个你认为适当的答案，并在所选的答案上打圈。请不要有什么顾虑，认真按自己的意见回答每一个问题，不要参考家庭其他成员的意见。如果对某问题不太清楚如何回答的话，请按照估计回答。请务必回答每一个问题，不要漏项。

1.在有难处的时候，家庭成员都会尽最大的努力相互支持。

A.不是　　　B.偶尔　　　C.有时　　　D.经常　　　E.总是

2.在我们的家庭中每个成员都可以随便发表自己的意见。

A.不是　　　B.偶尔　　　C.有时　　　D.经常　　　E.总是

3.我们家的成员比较愿意与朋友商讨个人问题而不太愿意与家人商讨。

A.不是　　　B.偶尔　　　C.有时　　　D.经常　　　E.总是

4.每个家庭成员都参与做出重大的家庭决策。

A.不是　　　B.偶尔　　　C.有时　　　D. 经常　　　E.总是

5.所有家庭成员聚集在一起进行活动。

A.不是　　　B.偶尔　　　C.有时　　　D.经常　　　E.总是

6.晚辈对长辈的教导可以发表自己的意见。

A.不是　　　B.偶尔　　　C.有时　　　D.经常　　　E.总是

7.在家里，有事大家一起做。

A.不是　　　B.偶尔　　　C.有时　　　D.经常　　　E.总是

8.家庭成员一起讨论问题，并对问题的解决感到满意。

A.不是　　　B.偶尔　　　C.有时　　　D.经常　　　E.总是

9.家庭成员与朋友的关系比家庭成员之间的关系更密切。

A.不是　　　B.偶尔　　　C.有时　　　D.经常　　　E.总是

10.在家庭中我们轮流分担不同的家务。

A.不是　　　B.偶尔　　　C.有时　　　D.经常　　　E. 总是

11.家庭成员之间都熟悉每个成员的亲密朋友。

A.不是　　　B.偶尔　　　C.有时　　　D. 经常　　　E. 总是

12.家庭状况有变化时，家庭平常的生活规律和家规很容易有相应的改变。

A.不是　　　B.偶尔　　　C.有时　　　D.经常　　　E.总是

13.家庭成员自己要作决策时，喜欢与家人一起商量。

A.不是　　　B.偶尔　　　C.有时　　　D.经常　　　E.总是

14.当家庭中出现矛盾时成员间相互谦让取得妥协。

A.不是　　　B.偶尔　　　C.有时　　　D.经常　　　E.总是

15.在我们家，娱乐活动都是全家一起去做的。

A.不是　　　B.偶尔　　　C.有时　　　D.经常　　　E.总是

16.在解决问题时孩子们的建议能够被接受。

A.不是　　　B.偶尔　　　C.有时　　　D.经常　　　E.总是

17.家庭成员之间的关系是非常密切的。

A.不是　　　B.偶尔　　　C.有时　　　D.经常　　　E.总是

18.我们家的家教是合理的。

A.不是　　　B.偶尔　　　C.有时　　　D.经常　　　E.总是

19.在家中每个成员习惯单独活动。

A.不是　　　B.偶尔　　　C.有时　　　D.经常　　　E.总是

20.我们家喜欢用新方法去解决遇到的问题。

A.不是　　B.偶尔　　C.有时　　D.经常　　E.总是

21.家庭成员能按家庭所做的决定去做事。

A.不是　　B.偶尔　　C.有时　　D.经常　　E.总是

22.在我们家，每个成员都分担家庭义务。

A.不是　　B.偶尔　　C.有时　　D.经常　　E.总是

23.家庭成员喜欢在一起度过业余时间。

A.不是　　B.偶尔　　C.有时　　D.经常　　E.总是

24.尽管家里有人有这样的想法，家庭的生活规律和家规还是难以改变。

A.不是　　B.偶尔　　C.有时　　D.经常　　E.总是

25.家庭成员都很主动向家里其他人谈自己的心里话。

A.不是　　B.偶尔　　C.有时　　D.经常　　E.总是

26.在家里，家庭成员可以随便提出自己的要求。

A.不是　　B.偶尔　　C.有时　　D.经常　　E.总是

27.在家庭中每个家庭成员的朋友都会受到极为热情的接待。

A.不是　　B.偶尔　　C.有时　　D.经常　　E.总是

28.当家庭产生矛盾时，家庭成员会把自己的想法藏在心里。

A.不是　　B.偶尔　　C.有时　　D.经常　　E.总是

29.在家里，我们更愿意分开做事，而不太愿意和全家人一起做。

A.不是　　B.偶尔　　C.有时　　D.经常　　E.总是

30.家庭成员可以分享彼此的兴趣和爱好。

A.不是　　B.偶尔　　C.有时　　D.经常　　E.总是

五、慢性病健康素养情况

你是否有能力做到以下事情？请圈出最符合自身能力的数字。（表4-3-3）

表4-3-3　慢性病健康素养情况

	没有困难	有少许困难	有一定困难	非常困难	完全没问题
1.阅读医院或者诊所的健康小册子	1	2	3	4	5
2.根据医生提供的信息做出健康决策	1	2	3	4	5
3.阅读书面信息有没有困难	1	2	3	4	5
4.理解日常生活中接触的健康信息	1	2	3	4	5
5.遵医嘱（比如按照医生的要求服药）	1	2	3	4	5
6.根据医生给的建议改变不良生活习惯	1	2	3	4	5
7.独自去医院看医生（如三甲级大医院）	1	2	3	4	5
8.通过与医生的交流获取自己需要的信息	1	2	3	4	5
9.支付看病的费用	1	2	3	4	5
10.单独填写医疗表单（比如门诊卡）	1	2	3	4	5
11.支付管理自身健康的费用	1	2	3	4	5
12.从大量的信息中找到自己需要的信息	1	2	3	4	5
13.选择不同的医院或医生以获得更好的服务	1	2	3	4	5
	从不	很少	偶尔	时常	总是
14.对自身健康不懂的地方，你是否会积极地去寻找答案？	1	2	3	4	5
15.对自己不理解的健康信息，你是否会要求家人或朋友帮你理解？	1	2	3	4	5
16.你是否经常和病友一起参加有益健康的活动（比如体育锻炼、听健康讲座）？	1	2	3	4	5
17.是否每次看医生都能做一些准备工作（事先想好要问医生的问题）？	1	2	3	4	5
18.除医生外，你是否经常同其他人讨论你的健康	1	2	3	4	5
	没想过	想过但没行动	很少	偶尔会	经常会
19.你在多大程度上考虑过把自己在日常生活中所得到的健康信息付诸实践？	1	2	3	4	5

续表

	没有困难	有少许困难	有一定困难	非常困难	完全没问题
20.ni9在多大程度上想过去询问医生治疗措施中不懂的方面	1	2	3	4	5
21.有时医生解释不太明白,你在多大程度上会继续追问呢?	1	2	3	4	5
22.你在多大程度上考虑过让家人或朋友陪你一起去看医生?	1	2	3	4	5
23.你是否考虑获取更多健康方面的信息呢?	1	2	3	4	5

	很不愿意	不愿意	无所谓	愿意	很愿意
24.你是否愿意在健康问题上投入时间?	1	2	3	4	5
25.你是否愿意关注自身的健康需求(信息资源、卫生资源等)	1	2	3	4	5
26.你是否愿意花费精力来改善自身健康?	1	2	3	4	5
27.你是否愿意通过改变生活方式来改善健康?	1	2	3	4	5

	不熟悉	不太熟悉	中等程度	较熟悉	非常熟悉
28.你是否熟悉社区医生上班的时间、地点?	1	2	3	4	5

六、选择题（1~4题为单选题，5~10题为多选题）

1.离中趋势指标中，最容易受极端值影响的就是（A）

A.极差

B.平均差

C.标准差

D.标准差条数

2.抽样平均误差说明抽样指标与总体指标之间的（B）

A.实际误差

B.平均误差

C.实际误差的平方

D.允许误差

3.总体平均数的假设检验方法，在小样本，且方差未知时，通常采用（B）

A. Z检验法

B. *t*检验法

C. 检验法

D. F检验法

4.未经信息加工，直接记录在载体上的原始信息是（A）

A.零次文献

B.一次文献

C.二次文献

D.三次文献

5.概率抽样调查是 （ABCD）

A.就是一种非全面调查

B.其目的就是根据抽样结果推断总体数量特征

C.它具有经济性、时效性、准确性与灵活性等特点

D.其调查单位就是随机抽取的E、抽样推断的结果往往缺乏可靠性

6.常用的样本指标有 （ABD）

A.样本平均数

B.样本成数

C.抽样误差

D.样本方差

E.标准差

7.简单随机抽样 （ACDE）

A.适用于总体各单位呈均匀分布的总体

B.适用于总体各单位标志变异较大的总体

C.在抽样之前要求对总体各单位加以编号

D.最符合随机原则

E.是各种抽样组织形式中最基本最简单的一种形式

8.表达文献内容特征的检索语言（AB）

A.主题描述语言 B. 分类检索语言 C. 文献题名索引系统

D.著者索引系统 E. 引文索引系统

9.文献检索的意义和作用：（ABCDE）

A.获取科学知识的最佳捷径

B.避免科研工作重复、少走弯路

C.提高科研、生产效率

D.提高信息素养

E.节省时间

10.布尔逻辑检索中布尔运算符包括：ABC

A.AND　　　B.OR　　　C.NOT　　　D.?　　　E.*

（段棣飞）

第五篇

CKD慢性病管理相关教学

第一章

慢性病管理教学方法简介

一、慢性病管理教学方法的概述

在当今信息化的社会里，以互联网、多媒体为代表的信息技术推动着教育理念、方法模式及教学过程等不断改变，教师课堂讲授，学生课下作业的传统教学方式已经远远不能满足护理教学，尤其是慢性病管理教学的需要。慢性肾脏病随访管理是指对慢性肾脏病（CKD）患者实施评估、入组、复诊、结案等全面、全程的健康管理，它作为CKD早期筛查和干预的有效手段，已经在国内外得到广泛认可。CKD作为常见慢性病之一，其慢性病管理教学尤其重要。慢性病管理教学因其涉及的内容繁杂，学生的水平参差不齐，培训时间十分有限，怎样对学生进行规范且高效的慢性病随访管理教学？这是教学老师亟待探索的问题。慢性病管理教学的对象包括进修生、护理规范化学员、实习生等，其中进修生是最重要的教学对象，他们承担着承上启下的作用，通过进修学习把慢病管理的专科理论知识和健康管理的实践能力带回下级医院，在下级医院推广普及。

二、慢性病管理的具体教学方法

（一）翻转课堂教学模式

翻转课堂教学模式（flipped class model，FCM）又称为颠倒课堂、反转课堂，19世纪出现在西点军校，后来广泛应用于教育领域的各个行业中。FCM作为一种教学模式，在医学教学、基础护理、医用化学到影像息、中医诊断等课程广泛应用。医学教育更需要从实际经验中学习，不能仅仅局限于简单的课堂说教，而需要运用更具体、形象、生动的教育媒介。在护理专业教学中应用FCM能够有效帮助学生将理论知识应用到临床实践，有助于学生尽快成长为专业护士。国内的护理教育者也开展了积极的实践应用，在各层次的护理教育中运用FCM，并取得了较好的效果。

FCM是指将传统的课上授课与课后作业的学习过程翻转过来，学生在课外时间通过网络视频或老师录制的视频和材料完成新知识的学习，课堂上主要是师生互动、答疑解惑、汇报讨论等，把传统的课堂传授知识的学习习惯和课外内化知识的结构翻转过来，重新形成"学习知识在课外，内化知识在课堂"的教学模式。FCM要求学习者在上课前使用计算机、手机等信息化设备，通过网络视频录制的微课或者使用PPT等学习材料自学，其学习不是毫无目的，而是实现课前设计和课中活动相呼应。

FCM使教师从课程内容的传授者变为学习过程的指导者与促进者，学生从被动的内容接受者变为学习活动的主体，教学组织形式从"课堂授课听讲+课后完成作业"转变为"课前自主学习+课堂协作探究"，课堂内容变为作业完成、辅导答疑和讨论交流等，课堂的评价方式也呈现出多层次、多维度。

（二）以案例为基础的教学方法

以案例为基础的教学方法（case-based learning，CBL）是以临床为重点，通过不同的方式来设置案例，把学生在学习过程中所涉及的各种典型病例作为基础，培养学生在不同真实临床场景下实际解决问题的能力和综合素质。通常通过小组案例分析研究，是以学生为主导和以学生为中心的探究性指导学习方法。学生主动学习、独立思考、查阅文献、分析问题，充分发挥学生的主观能动性。教学方法实施的步骤主要包括：①带教老师编写病案、设计问题。②学生主动预习。③带教老师讲解。④查看典型病例。⑤讨论。⑥归纳总结。

（三）以问题为基础的教学方法

以问题为基础的教学方法（problem-based learning，PBL）是以问题为导向，学生在老师的引导下，紧密结合临床实践，是主张以学生为中心、教师为引导的小组讨论式教学方法。PBL能加深知识背景，增强记忆力。教学方法实施的步骤主要包括：①带教老师提出问题。由带教教师选择典型病案，并结合具体病案给学生提出数个相关护理问题。②学生查找资料。要求每个学生根据典型病案及其相关问题进行独立思考，从资料中找出问题的答案，做好记录，并鼓励提出新的问题。③学生们分组讨论。教师组织学生进行讨论，在讨论中要求学生就提出的问题进行回答，教师进行必要的引导，鼓励学生积极开展讨论，并要求对答案的来源进行说明。④带教老师总结评价。带教老师对学生们的讨论结果进行补充、归纳和总结。

第二章
CKD慢性病进修教学

一、护士进修的概述

护士进修是指护士在现有理论和临床实践的基础上，到上级医院进行专科知识和技能水平的补充、更新、拓展、提高，是直接获取本专业领域的新技术、新理念的有效途径，是护士继续学习深造的一种重要途径。通过几个月或者一年的短期培训提高进修生的综合素质，成为毕业后继续教育的重要方式。我国护理体系目前存在护士学历普遍不高、年轻化明显等较为突出的问题，尤其是慢性病管理护士缺乏，更是需要有能力、有志向从事慢性病管理的护士继续学习深造，积极提高自己的慢性病管理综合能力。四川大学华西医院肾脏内科从2015年开始招收CKD慢性病管理进修护士，现将经验总结如下。

二、CKD慢性病进修项目的简单介绍

（1）四川大学华西医院肾脏内科的慢性病进修项目名称是"慢性肾病随访护理"，进修时间分为3个月和6个月。

（2）进修护士准入条件：①护师以上职称；②肾脏内科专科工作5年以上；③大专以上学历；④副主任护士或硕士学位者以上条件

可适当放宽。

（3）进修生培训执业师资：由本科室1名慢性病管理护士总体负责进修护士的全程培训，担任慢性病管理临床实践阶段的导师。该慢性病管理导师于2011年到台湾高雄医院参观学习CKD慢性病管理，在门诊进行慢性肾脏病健康教育10年整，具有丰富的CKD慢性病管理临床实践和教学经验。临床实践阶段由本科室2名中级以上职称的慢性病专科护士承担带教任务。

三、CKD慢性病进修项目的培训目标和方案

（一）培训目标

掌握慢性肾脏病随访管理相关的理论知识、患教沟通技巧、数据管理等，培养CKD慢性病管理人才，提高进修护士CKD慢性病管理的患教能力和综合素质。

（二）培训方案

通过阅读大量文献并结合临床教学经验，召集专家小组讨论法制定出CKD慢性病管理培训方案；培训形式包括讲座、护理查房、操作示范、操作实践、门诊观摩、以案例为基础的教学方法（CBL）和以问题为基础的教学方法（PBL）等。（表5-2-1、表5-2-2）

表 5-2-1　CKD 管理中心 3 个月进修生整体教学计划

月份	培训方案	培训形式	培训目标	考核方案
第一月	介绍CKD管理中心的环境，学习各项规章制度、工作流程和职责	讲授	熟悉CKD管理中心的环境，各项制度的学习及落实，熟悉CKD门诊工作流程和职责	不涉及
	学习CKD疾病相关指南和文献	CBL+PBL	掌握疾病相关指南，学会查阅相关文献	询问/抽查
	学习肾活检术的护理临床路径管理	讲授	了解肾活检术临床路径管理的具体内容	询问/抽查

续表

月份	培训方案	培训形式	培训目标	考核方案
第一月	学习CKD慢性病随访管理的沟通技巧、每日食物成分表计算等	讲授	熟悉CKD患教技巧、每日食物摄入量计算	询问/抽查
	熟悉CKD患者入组的纳入标准和排除标准，了解CKD患者的慢性病管理流程：入组、复诊、结案等	讲授	了解CKD管理具体流程和注意事项	询问/抽查
	操作示范：CKD患者健康宣教；CKD患者慢性病管理系统资料录入	示范	掌握门诊CKD患者健康教育的内容；熟练掌握慢性病管理系统资料录入	操作考核
第二月	操作示范：一对一患者健康宣教	示范	独立给门诊CKD患者进行一对一健康教育的内容	操作考核
	讲解慢性肾脏病常见检查指标解读	讲授	掌握慢性肾脏病常见检查指标的意义	询问/抽查
	营养科门诊观摩	门诊观摩	了解CKD患者营养咨询的相关内容	不涉及
第三月	轮转手术室、B超室	手术观摩	了解血管通路围手术期相关知识，了解肾活检术的过程	询问/抽查
	出科考核:①理论考试；②专科操作考试；③出科小讲课或护理查房	—	进行临床护理操作及专科知识评价；根据具体情况行出科小讲课或护理查房	操作及理论试卷考试

表 5-2-2　CKD 管理中心 6 个月进修生整体教学计划

月份	培训方案	培训形式	培训目标	考核方案
第一月	介绍CKD管理中心的环境，学习各项规章制度、工作流程和职责	讲授	熟悉CKD管理中心的环境，各项制度的学习及落实，性熟悉CKD门诊工作流程和职责	不涉及
	学习CKD疾病相关指南和文献、常见疾病的健康管理	CBL+PBL	掌握疾病相关指南，学会查阅相关文献	询问/抽查
	学习肾活检术的护理临床路径管理	讲授	了解肾活检术临床路径管理的具体内容	询问/抽查
	学习CKD慢性病随访管理的沟通技巧、每日食物成分表计算等	讲授	熟悉CKD患教技巧、每日食物摄入量计算	询问/抽查
	熟悉CKD患者入组的纳入标准和排除标准，了解CKD患者的慢性病管理流程：入组、复诊、结案等	讲授	了解CKD管理具体流程和注意事项	询问/抽查

续表

月份	培训方案	培训形式	培训目标	考核方案
第一月	操作示范：CKD患者健康宣教；CKD患者慢性病管理系统资料录入	示范	掌握门诊CKD患者健康教育的内容；熟练掌握慢性病管理系统资料录入	操作考核
第二月	操作示范：一对一患者健康宣教	示范	独立给门诊CKD患者进行一对一健康教育的内容	操作考核
	讲解慢性肾脏病常见检查指标解读	讲授	掌握慢性肾脏病常见检查指标的意义	询问/抽查
	营养科门诊观摩	门诊观摩	了解CKD患者营养咨询的相关内容	不涉及
第三月	轮转手术室、B超室	手术观摩	了解血管通路围手术期相关知识，了解肾活检术的过程	询问/抽查
第四月	操作示范：门诊CKD患者电话随访	示范	掌握门诊CKD患者电话随访的具体流程和注意事项	操作考核
第五月	文献阅读赏析	讲授	了解慢性病管理护士如何进行横断面研究	不涉及
第六月	出科考核：①理论考试；②专科操作考试；③出科小讲课或护理查房	—	进行临床护理操作及专科知识评价；根据具体情况行出科小讲课或护理查房	操作及理论试卷考试

四、CKD慢性病进修项目的特色教学方法

（一）背景

CKD随访管理作为早期筛查和干预CKD的有效手段，已经得到大家的认可，而慢性病管理教学因其涉及内容庞杂，进修生水平参差不齐，培训时间有限，如何对进修生进行规范化且有效的慢病管理教学，是我们教学中的重点和难点，这就需要教学老师探究最佳的教学模式。近年来，CBL和PBL是较为新颖的医学教育方法，广泛地应用于临床疾病和护理教学中，也应用于慢性病管理教学中。

（二）CBL 和 PBL 相结合的教学模式概述

采用CBL和PBL相结合的教学模式，是指CKD慢性病管理带教老师选择CKD随访管理中的典型案例，如糖尿病肾病、狼疮肾炎、肾性高血压等患者的随访管理，将患者的一般资料、主要的临床表现及实验室检查结果等用PPT以具体案例的形式展示给进修生；进修生针对具体案例相互讨论，分析现在存在的主要健康管理问题，对于无法解决的问题，通过相互之间的交流讨论、查阅相关书籍或者检索最新文献资料等方式，自主寻找具体解决方法，提出相关的健康问题，拟定出健康教育的决策。在整个过程中进修生处于主动地位。同时，带教老师针对进修生讨论的具体问题给予适当的引导，纠正和补充不足的地方，最后由进修生归纳、总结健康教育实施的具体措施。在讨论过程中，带教老师不起主导作用，由进修生主动提出需要解决的问题，积极解决问题，归纳、总结问题，整个过程中体现出以学生为中心，老师给予引导，学生自主学习的主导思想。

（三）CBL 和 PBL 相结合的教学模式的意义

1. CBL和PBL相结合的教学模式，有利于增强进修生的记忆力和认知力

在教学过程中，教师起到全程引导和控制的作用，激励进修生借助多种途径自主学习，积极参加小组讨论，但又不过多干预进修生的讨论和决策。针对典型案例的临床表现、实验室指标，教师引导进修生逐层剖析，强化重点内容，自主学习解决难点，最后总结、归纳要点。通过提出问题→自学解惑→小组讨论→归纳总结的教学过程，进修生对慢性病管理的理论知识、操作技能产生深刻印象，继而转化成自己的知识库，从而增强进修生的记忆力和认知力。在自学和小组讨论过程中，进修生查阅文献的能力、表达能力等综合能力也明显提高，对CKD随访患者的管理更加有效，从而产生较强的成就感。

2. CBL和PBL相结合的教学模式，有利于建立进修生的慢性病随访管理思维模式

CKD慢性病随访管理需要带教老师具有丰厚的知识储备、丰富的实践经验、较强的组织沟通能力等，需要具备很强的综合能力，才能在整个教学中才能起到组织引导的作用。对进修生进行CKD慢性病随访管理培训时，需要带教老师运用更加科学、系统的教学方法才能实现。案例教学法通过CKD慢性病管理的经典案例，让进修生在模拟环境中能有针对性地讨论和学习，注重培养进修生的分析能力和决策力；而问题学习教学法则是进修生发现问题后，通过相互讨论、查阅文献资料、自学等方式解决实际问题，更加注重培养进修生的自主学习能力。这两种教学方法相结合，摆脱传统教学方式中老师教授、学生接受的被动模式，激发进修生自主学习的积极性，有利于培养进修生在CKD慢性病管理方面的发散思维和横向思维模式，能拓展进修生的知识面和综合素质，进而提高进修生对教学的满意度。

3. CBL和PBL相结合的教学模式使CKD慢性病随访管理教学达到互补的作用，使学习更加高效

在CKD慢性病随访管理带教过程中，CBL教学法是以临床工作中真实且复杂的具体案例为基础，进修生运用健康教育的基础知识来解决这些问题，从而调动他们的主观能动性，更加深刻地理解这些案例中的要点，但是缺乏知识体系的系统化和完整性。而PBL教学法是围绕如何解决健康管理过程中的具体问题，使进修生通过讨论、自学等过程重新整合知识体系，扩展知识面，从而达到和CBL教学法互补的作用，使学习更加高效。

五、CKD慢性病进修项目的考核要求

见表5-2-3。

表 5-2-3　CKD 慢性病进修项目的考核要求

内容	具体考核要求
理论考试	包括CKD疾病相关知识、营养、运动、心理等方面知识。题型为单选题、多选题和案例分析题；满分为100分，80分及格
专科操作考试	包括CKD患者一对一健康宣教和CKD患者入组时慢性病管理系统资料录入，抽签选择一项目考核；满分为100分，90分及格
出科小讲课	进修护士根据自身情况选择一主题，通过查阅文献、梳理要点，制作成PPT，以讲授的方法进行汇报；满分为100分，80分及格

六、选择题（1~2题为单选题，3~5题为多选题）

1.慢性肾病随访护理的进修时间为（D）

A.1个月和2个月　　　　B.1个月和3个月　　　　C.3个月和4个月

D.3个月和6个月　　　　E.6个月和12个月

2.理论考试的内容不包括（E）

A.CKD疾病相关疾病知识　　　B.营养知识　　　C.运动康复知识

D.心理护理知识　　　　　　E.医保相关知识

3.进修护士准入条件有（ABCDE）

A.护师以上职称　　　　B.肾脏内科专科工作 5 年以上

C.大专以上学历　　　　D.副主任护士以上条件可适当放宽

E.硕士学位者以上条件可适当放宽

4.CKD慢性病管理培训方案的形式包括（ABCDE）

A.讲座、护理查房　　　　B.操作示范、操作实践　　　C.门诊观摩

D.以案例为基础的教学方法　　　E.以问题为基础的教学方法

5.CKD慢性病进修项目的考核内容包括（ABC）

A.理论考试专科　　　　B.操作考试　　　　C.出科小讲课

D.护理查房　　　　　　E.门诊观摩

（王芳 刘敏）

第六篇

CKD相关健康资源

第一章
CKD相关健康资源概述

CKD已经成为我国突出的社会问题与重大公共卫生问题，也是目前全球面临的严峻公共卫生问题。然而，由于当前我国缺乏相对完整的慢性病医疗服务模式，一定程度上，模式的缺失造成了医疗资源流失与浪费，且不利于我国医院的平稳发展。根据我国当前医疗保险政策情况，提升对慢性病相关医保政策关注程度并做出相应的修改与完善，有效地控制与管理慢性病，有利于我国居民健康水平的提升。其主要包括慢性病早期筛查、风险预测、危险分层、预警与综合干预、效果评估等。

一、医疗保障制度

医疗保障制度是指国家制定法律法规，保障公民患病时得到基本医疗服务的制度，由社会保障和医药卫生事业共同组成，包括以基本医疗保险为主体，以医疗救助为托底，补充医疗保险、商业医疗保险、医疗互助、慈善援助等共同发展的多层次体系。医疗保障体系可分为三个层次，即保底层、主体层和补充层。其中，医疗救助作为保底作用，基本医疗保险为主体作用，补充医疗保险和商业保险构成补充层。

二、医疗保险

医疗保险是为抵御防范疾病经济风险而建立的，是国家对参加医疗保险的患者进行医疗费用偿付的一种制度。保险机构采用合同契约的方式预先征集参保人一定资金，当参保人在保险期间内发生疾病后，按照保险合同规定的条款内给予参保者一定经济补偿。补偿经济损失和风险互担是医疗保险最主要的功能。

根据保险机构举办主体不同，主要分为社会医疗保险和商业医疗保险。社会保险是指通过强制性的规范筹集基金，不以营利为目的，没有人群选择，并为所有参保人员公平地分担由于疾病引起的经济风险；商业保险是以盈利为目的，由参保者和保险公司之间自愿缔结并向保险公司支付保险费，保险公司根据合同约定的疾病治疗情形赔偿保险金。

三、医疗救助

医疗救助是指政府和社会对无力承担大额医疗费用的贫困居民提供经济资助的行为，以减免医疗费用为主要形式，保障贫困者在患病时不因经济无法承担而错失基本的医疗服务。医疗救助是现代医疗保障制度的有机组成，是处于医疗保障体系的最低层次和基本卫生服务的最后一道防线，承担兜底作用。

四、长期照护保险制度

长期照护保险制度是为长期失能人员的基本生活照料和与基本生活密切相关的医疗护理提供资金或服务保障的社会保险制度。支付内容为基本护理服务费用，是应对人口老龄化、健全社会保障体系的重要措施。

第二章
我国慢性病医疗保障政策

　　为加强门诊慢性病管理医疗保障，国家通过医保顶层制度设计、医保药品目录调整、集中招标带量采购、取消药品耗材加成、"互联网+"医保支付、扩大异地联网结算等多个层面上协同推进，共同提高抵御慢性病医疗费用的风险，降低老百姓的就医成本，提高就医服务，提高慢性病管理成效。

　　2019年8月，国家医疗保障局《关于完善"互联网+"医疗服务价格和医保支付政策的指导意见》中指出，"以人民健康为中心，适应'互联网+'医疗健康发展，合理确定并动态调整价格、医保支付政策，支持'互联网+'在实现优质医疗资源跨区域流动、促进医疗服务降本增效和公平可及、改善患者就医体验、重构医疗市场化竞争关系等方面发挥积极作用"。

　　"互联网+"医保是为解决医疗卫生资源分布不均衡，保障公民便捷享受有保障的卫生服务，降低就医成本，改善就医服务体验的重要措施。"互联网+"医保服务主要通过以下方面来实现功能：

一、远程医疗相关项目纳入医保基金支付范围

对于依托"互联网+"显著改善成本效率的治疗项目，通过基金测算并制定具体的管理办法，纳入医保基金的支付范围，建立远程指导医院与被指导医院的远程协作平台，可使患者不出院即享受到高级别医疗机构的诊治服务，可有效降低患者就医成本，同时也提高被指导医疗机构的医疗技术水平。

二、扩大异地就医联网结算覆盖范围

随着全国跨省联网结算定点医疗机构不断扩大，备案流程不断简化完善，国内已经实现全国范围内住院业务的联网结算，但相比住院业务由于门诊就诊结算频率高、数据量大，并且各统筹地区保障政策和保障水平存在巨大的差异，系统可承载力不够等情况，未能实现全国门诊联网结算。但各个省份或区域内已经积极探索跨统筹区域门诊联网结算的工作，如四川省已经在2016年实现省内门诊特殊疾病的联网结算，在参保地申请并备案了省内统一的病种体系内的病种后，即可持二代社保卡在省内任意统筹地区的门诊异地联网结算定点医院结算报销门诊特殊疾病费用。门诊跨区域联网结算将有效解决异地长期居住的门诊慢性病患者门诊报销流程复杂、垫资压力大的难题，降低就医成本，更好保障慢性病治疗。

三、医保电子凭证

建设全国医保基础信息库，为参保人员生成医保电子凭证，并结合移动支付技术，探索实现医保电子支付，配合互联网医院门诊复诊等相关政策，将实现病情稳定的慢性病患者通过线上问诊、开具医嘱、医保移动支付、物流药品配送等，不到实体医院就诊即可享受长期、便捷的治疗。

第三章

区域门诊慢性病保障政策示例

成都市医保门诊特殊疾病是指一些病情相对稳定，需长期在门诊治疗的慢性或重症疾病，将这些疾病的门诊治疗费用纳入基本医疗保险统筹基金支付范围，满足此部分疾病患者的长期门诊基本医疗需求，减轻他们医疗费的负担。

现基于《成都市医疗保障事务中心关于成都市基本医疗保险门诊特殊疾病认定、治疗机构管理和病种认定有关问题的通知》（成医中心发〔2020〕36号）文件，对成都市医保门诊特殊疾病的覆盖范围、准入标准和诊疗报销范围予以介绍（主要以肾脏相关疾病为例）。

一、高血压病

（一）认定标准

（1）认定机构出院证明书或门诊诊断证明书。

（2）符合下列各项之一：

a.病史资料提示非同日三次血压符合1级及以上高血压诊断标准。

b.动态血压监测符合1级及以高血压诊断标准。

c.动态血压监测或既往住院病史资料提示既往符合高血压诊断标准，经治疗后目前未达到高血压诊断水平，但需要长期服用降压药维持血压；心脏彩超、肾功能、眼底检查、CT等其中一项提示靶器官损害。

（二）支付范围

（1）抗高血压药物治疗。

（2）高血压伴发靶器官损害及相关临床疾病的治疗。

（3）治疗期间及治疗后的相关检查。

二、糖尿病

（一）认定标准

（1）认定机构出院证明书或门诊诊断证明书。

（2）符合下列各项之一：

a.糖尿病症状加一次随意静脉血浆葡萄糖或空腹静脉血浆葡萄糖或OGTT 2小时静脉血浆葡萄糖符合糖尿病诊断标准。

b.无糖尿病症状需要两次静脉血浆葡萄糖符合糖尿病诊断标准。

（二）诊疗范围

（1）口服降糖药和胰岛素治疗。

（2）糖尿病并发症的治疗。

（3）治疗期间及治疗后的相关检查。

三、系统性红斑狼疮

（一）认定标准

（1）认定机构出院证明书或门诊诊断证明书。

（2）实验室检查，如血常规、肾功能、相关免疫学检查等符合系统性红斑狼疮1997年ACR标准或2009年SLICC修订的ACR标准。

（二）支付范围

（1）药物治疗（糖皮质激素、免疫抑制剂）。

（2）并发症的治疗。

（3）激素及免疫抑制剂不良反应的治疗。

（4）对症治疗。

（5）治疗期间及治疗后的相关检查。

四、肾病综合征

（一）认定标准

（1）认定机构出院证明书或门诊诊断证明书。

（2）符合下列各项之一：

a.24小时尿蛋白定量、血浆白蛋白、血脂、肾功能检查结果符合大量蛋白尿、低蛋白血症。

b.有明显的肾病综合征的临床表现，24小时尿蛋白定量接近但未达3.5 g/d，需认定机构专科副主任（含）以上医师签署诊断证明书和病情说明，并根据相关病史资料、24小时尿蛋白定量、血浆白蛋白、血脂、肾功能检查等进行认定。

（二）支付范围

（1）引发肾病综合征的原发疾病的治疗（如糖皮质激素、细胞毒药物等）。

（2）对症治疗（利尿、抗凝、降脂）。

（3）激素及免疫抑制剂治疗不良反应的治疗。

（4）治疗期间及治疗后的相关检查。

五、慢性肾脏病

（一）认定标准

（1）认定机构出院证明书或门诊诊断证明书。

（2）实验室检查包括血常规、尿常规、肾功能检查经专科医生认定符合慢性肾脏病2期或以上的临床诊断标准。

（3）对于CKD 5期患者需要血液透析治疗的，凭认定机构肾透析原始资料（血常规、尿常规、肾功能检查）进行认定。

（4）对于CKD 2~4期合并严重并发症，内科保守治疗无效，必须透析治疗的，需具有肾透析资质的认定机构专科副主任（含）以上医师签署诊断证明书和病情说明，根据肾透析原始资料进行认定。

符合认定标准第1、2条可认定，需行血液透析治疗须同时符合第3或第4条。

（二）支付范围

（1）透析治疗。

（2）慢性肾功能不全的并发症及原发性疾病的治疗。

（3）除透析治疗外的内科治疗及相关的对症治疗。

（4）治疗期间及治疗后的相关检查。

六、慢性肾脏病门诊血透

（一）认定标准

（1）认定机构出院证明书或门诊诊断证明书。

（2）CKD 5期患者、非糖尿病肾病eGFR<10 ml/（min·1.73 m^2）、糖尿病肾病eGFR<15 ml/（min·1.73 m^2）。

（3）CKD 3~5期内科保守治疗无效，合并严重并发症需要长期维持透析者。

（4）急性肾损伤除外。

（5）出具具有认定资格医院的有确诊意义的相关化验检查资料，包括血常规、尿常规、肾功能检查、超声检查结果。

（二）支付范围

（1）血液净化治疗。

（2）慢性肾脏病的药物治疗。

（3）慢性肾脏病并发症的治疗。

（4）与慢性肾脏病及其并发症相关的检查。

七、甲状腺功能亢进

（一）认定标准

（1）认定机构出院证明书或门诊诊断证明书。

（2）甲状腺功能检查如FT3、FT4、TSH或甲状腺摄131碘率等符合甲状腺功能亢进的诊断，超声检查提示甲状腺增大、血运丰富。

（二）支付范围

（1）抗甲状腺药物治疗。

（2）放射性131碘治疗及辅助药物治疗。

（3）药物治疗、放射性131碘治疗引起的相关不良反应的治疗。

（4）治疗期间及治疗后的相关检查。

八、甲状腺功能减退

（一）认定标准

（1）认定机构出院证明书或门诊诊断证明书。

（2）甲状腺功能检查，如FT3、FT4、TSH或甲状腺摄131碘率等符合甲状腺功能减退的诊断。

（二）支付范围

（1）甲状腺激素（或左甲状腺素）治疗。

（2）其他对症治疗。

（3）药物治疗引起的相关不良反应的治疗。

（4）治疗期间及治疗后的相关检查。

第四章

关于慢性病的医保问题

一、关于异地就医

（一）异地转诊注意事项

（1）异地转诊备案需在异地就诊前办理，事后办理无效。

（2）异地转诊备案办理地点：①成都市三级定点医疗机构；②参保关系所属医保经办机构。

（3）异地转诊备案办理时所需资料：①社会保障卡；②本人身份证（委托他人办理的还应提供受委托人身份证）；③3个月内三级定点医疗机构出具的病情证明。

（4）异地转诊生效开始时间为核准登记当日，有效期一年，有效期满后如仍需继续异地就医的，应重新办理异地转诊事前备案登记手续。

（5）异地转诊应选择转诊所属市、州行政区域内的基本医疗保险定点医疗机构就诊，且仅限于住院治疗。

（6）异地转诊发生的医疗费本人全额垫付后，自出院之日起3个月以内（特殊情况不超过12个月），单位参保人员由单位经办人、个人参保由个人到基本医疗保险关系所属医疗保险经办机构按照相关规定办理费用结算，办理时须提供以下资料：①财政、税务部门制作或监制的住院收费专用票据报销联原件（加盖医院财务专用章）；②患者或家属签字认可的住院费用汇总清单（医院盖章）、中药复式处方；③出院病情证明原件（加盖医院公章或病情证明章）；④异地住院、外伤住院需提供住院期间的病案首页和入院记录复印件（加盖医院病案专用章）；⑤异地住院须提供医院的定点、等级证明（加盖社保机构证明章）；⑥参保人员身份证原件及复印件、社保卡以及其在成都市工行、农行或建行任一活期存折或本人签字的卡（原件及复印件），委托他人办理须提供参保人员和代办人的身份证原件及复印件。

（二）异地就医需要携带的相关手续

需要携带患者医保卡、就诊卡、身份证。

（三）患者省内异地门特联网结算须知

1.业务经办基本条件

（1）二代芯片医保卡。

（2）已在参保地进行门特认定和异地门特登记备案。

2.经办流程

（1）实名制就诊卡和二代芯片医保卡至医保办刷卡联网（注：若新增门特病种或更换就诊卡，需重新办理刷卡联网）。

（2）就诊时告知医生为异地门特患者。

（3）持医生开具的导诊单至财务收费室窗口缴费结算。

（4）报销政策、特殊药品规定具体咨询参保地医保局。

二、门诊特殊疾病申办流程

（一）成都市门诊特殊病种

申请认定的病种最多不得超过5种，且周期（三个月）内只能选择一家成都市定点医疗机构治疗，周期内不能增加病种，如要增加，需要参保地医保局提前结算后再办理病种新增。

1.病种认定办理需要提供的资料

（1）准备患者身份证复印件、医保卡复印件。

（2）半年内出院病情证明书或门诊病情证明书。

（3）有病种认定资格医疗机构的相关检查报告。

2.慢性肾脏病血液透析治疗患者认定办理资料

（1）半年内门诊病情证明书或出院病情证明书。（需注明每周血液透析两次或以上。）

（2）提供血常规、肾功能检查、尿常规、输血前全套检查及身份证、社保卡复印件。

（3）患者需现场照相。

（二）四川省门诊特殊病种

原则上每年只能选一家机构就医购药，且一年内不能更换。若同时患有精神病（稳定期）、肝炎、结核病的门特病人，除选择前三种疾病相应专科医院外可再选择一家医院作为其他门特疾病的就医结算医院。同时患有一、二类门特疾病病人，可选择两家定点医院。（如省门特慢性肾功能衰竭的透析治疗申报流程。）

1.准入标准

患有慢性肾功能衰竭并符合腹膜透析或血液透析指标，现已进行透析治疗者。

（1）慢性肾功能衰竭的腹膜透析指征：血肌酐在707μmol/L（8 mg/dL）或Ccr<10 ml/min伴出现尿毒症症状者；若为糖尿病并发者指征相应放宽，Ccr<15 ml/min。

（2）血液透析指征：Ccr 5~10 ml/min开始透析，糖尿病患者可提早至15 ml/min；出现水潴留、心力衰竭或尿毒症性心包炎；有难以控制的高血压和高磷血症，临床及X线检查发现软组织钙化。

2.申报所需资料

（1）三级甲等医院提供的肾功能检查（血肌酐、尿素氮）报告单。

（2）定点医院进行透析的病情证明书。

（3）三个月内三级甲等医院出院证或门诊病历（记载病情和治疗方案）。

三、选择题（1~2题为单选题，3~5题为多选题）

1.异地就医需要携带哪些相关手续？（A）

A.医保卡、就诊卡、身份证

B.出院证明书、就诊卡、身份证

C.医保卡、出院证明书、身份证

D.医保卡、就诊卡、出院证明书

E.医保卡、就诊卡、身份证

2.特殊疾病门诊几月结算一次？（B）

A.2个月　　B. 3个月　　C. 4个月　　D. 5个月　　E. 6个月

3.特殊疾病门诊申请需要怎么做？（AB）

A.需要挂号　　　　B.需要开具病情证明

C.需要社保卡　　　　D.需要就诊卡

E.需要身份证

4.省内异地门特联网结算基本条件有哪些（ABD）

A.二代芯片医保卡　　　　B.已在参保地进行门特认定

C.实名制就诊卡　　　　D.异地门特登记备案

E.需要开具病情证明

5.门诊血液透析认定资料包括哪些（ABCDE）

A.半年内门诊病情证明书或出院证明书

B.血常规、肾功能、尿常规

C.输血前全套检查

D.身份证复印件、社保卡复印件

E.患者需现场照相

（苏东美）

参考文献

［1］俞洁，李秀梅，顾海红，等．CKD 管理发展现状分析和探讨 [J]．健康教育与健康促进 2020，15（2）：205-206，213.

［2］袁红，李俊，张丽华，等．新形势下健康管理中心护士素质与多元化角色 [J]．护理实践与研究，2021，07（17）：77-79.

［3］马登艳，陈懿，温月，等．CKD 防治问答 [M]．成都：四川科学技术出版社，2020.

［4］Hsu HT，Chiang YC，Lai YH， et al. Effectiveness of Multidisciplinary Care for Chronic Kidney Disease: A Systematic Review[J]. World views Evid Based Nurs，2021，18（1）：33-41.

［5］王园园，祝佩，王赟．层级管理模式在 CKD 患者健康管理中的应用 [J]．齐鲁护理杂志，2020，26（5）：92-95.

［6］高艳，王瑞敏．教练技术 GROW 模型在高校辅导员谈心谈话工作中的应用 [J]．社科纵横，2019，34（10）：137-140.

［7］盛凌黎，王琳，张先闻，等．"微信 + 全程慢病管理"模式对 CKD3 ～ 4 期疗效研究 [J]．临床肾脏病杂志，2021，21（1）:49-53.

［8］王荣英，贺振银，赵稳稳，等．2016．慢性病管理研究进展 [J]．中国全科医学，2016，19（17）:1989-1993.

［9］冯娅婷，陈长英．英国护士在慢性病管理中的作用及启示 [J]．中华护理杂志，2016，51（3）:381-384.

［10］陈倩灵，张高福，陈汉，等．儿童原发性肾病综合征并尿路感染危险因素 Meta 分析 [J]．中华实用儿科临床杂志，2019， 34（14）:1087-1091.

［11］刘丽丽，张佳丽，李秀彦，等．肾病综合征患儿心理弹性与家庭管理方式的相关性分析 [J]．中华现代护理杂志，2019， 025（034）:4445-4449.

［12］陈如月，李晓忠，朱赟，等．原发性肾病综合征患儿血、尿中可溶性程序性死亡受体 1 和配体 1 水平及其临床意义 [J]．中华肾脏病杂志，2019，35（3）:170-176.

［13］蔡小凡，张晓丹，钟逸斐，等．肾病综合征特发性膜性肾病患者临床病理特征与肾功能的相关性[J]．中国中西医结合肾病杂志，2020，021（004）:317-320.

［14］中华医学会糖尿病学分会微血管并发症学组．中国糖尿病肾脏疾病防治临床指南 [J]．中华糖尿病杂志，2019，11（1）:15-28.

［15］郑文，潘少康，刘东伟，等．糖尿病肾病治疗进展 [J]．中华肾脏病杂志，2020，36（6）:476-480.

［16］中华医学会肾脏病学分会专家组.糖尿病肾脏疾病临床诊疗中国指南 [J].中华肾脏病杂志，2021，37（3）:255-304.

［17］刘志红.中国狼疮肾炎诊断和治疗指南 [J].中华医学会杂志，2019，99（44）:3441 ~ 3455.

［18］段培，宋霞，吕桂兰.狼疮肾炎患者妊娠时机的评估 [J].中华肾脏病杂志.2019，35（6）:471 ~ 475.

［19］赵贵盛，王新，赵欢.长期小剂量糖皮质激素治疗对狼疮性肾炎患者骨密度的影响分析 [J].中外医学研究，2019，17（21）:156 ~ 158.

［20］平利峰，王晓磊，孙凤艳，等.狼疮性肾炎患者血清自身免疫抗体水平变化及相关性研究 [J].疑难病杂志，2019，18（3）:289 ~ 292.

［21］沈静，菊艳，黄良.系统性红斑狼疮患者的综合皮肤护理效果 [J].中国继续医学教育，2019，11（18）:178 ~ 180.

［22］李小平，曹煜.炎症反应在过敏性紫癜性肾炎发病中的作用 [J].内科，2020，15（03）.

［23］杨浩，陈涛.过敏性紫癜的诊治进展 [J].医学综述，2020，26（19）.

［24］常染色体显性多囊肾病临床实践指南专家委员会.中国常染色体显性多囊肾病临床实践指南（第二版）[J].临床肾脏病杂志，2019，19（4）：227-235.

［25］魏婷，帅状，等.常染色体显性遗传性多囊肾症状前筛查及肾脏管理 [J].国际遗传学杂志，2020，43（1）:57-59.

［26］马登艳，陈懿，温月，等.慢性肾脏病防治问答 [M] 成都：四川科学技术出版社，2020.

［27］王迎新，赵斌.我国慢性肾病患者中高血压患病率的变化 [J].中国卫生统计，2019，36（3）:433-435.

［28］郑颖，蔡广研，陈香美.《ISH2020 全球高血压实践指南》对我国肾性高血压管理的启示 [J].中华医学杂志，2020，100（42）：3281-3284.

［29］党喜龙，蒋红利.慢性肾脏病高血压指南解读 [J].华西医学，2019，34（7）：746-751.

［30］李亚琼，梅峰.肾性高血压的治疗进展.中西医结合心血管病电子杂志，2020，8（35）:23+34.

［31］李顺民.现代肾脏病学 [M].北京：中国中医药出版社出版，2019.

［32］Waziri B，Duarte R，Naicker S. Chronic Kidney Disease-Mineral and Bone Disorder （CKD-MBD）: Current Perspectives[J].Int J Nephrol Renovasc Dis.2019，12:263-276. Published 2019 Dec 24.

［33］中华医学会内分泌学分会. 中国 HUA 与痛风诊疗指南（2019）[J]. 中华内分泌代谢杂志，2020，36（1）:1-13.

［34］张敏，高霞. 高脂血症导致慢性肾脏病机制的研究进展 [J]. 转化医学杂志，2020，9（1）:61-64.

［35］倪兆慧. 慢性肾脏病患者的血脂管理 [J]. 肾脏病与透析肾移植杂志，2019，28（4）:349-350.

［36］杨阳，杨宗璐，柯亭羽. 肥胖相关性肾病的治疗进展 [J]. 医学综述，2020，26（7）:1283-1287.

［37］杜泽东，张璇，王定平，等. 体重指数与胃癌根治术后预后关系 [J]. 医学研究生学报，2019，32（3）:258-262

［38］王霞，蒋松. 国家慢性肾脏病全程管理中心（CKDMC）简介 [J]. 肾脏病与透析肾移植杂志，2020，29（5）:499-500.

［39］中国医师协会肾脏内科医师分会，中国中西医结合学会肾脏疾病专业委员会营养治疗指南专家协作组. 中国慢性肾脏病营养治疗临床实践指南（2021 版）[J]. 中华医学杂志，2021，101（8）:539-559.

［40］程改平，秦伟，刘婧，等.《KDOQI 慢性肾脏病营养临床实践指南 2020 更新版》解读 [J]. 中国全科医学，2021，24（11）:1325-1332.

［41］方吕贵，任翼，郭传，等. 大豆蛋白在慢性肾脏病中作用的 Meta 分析 [J]. 临床肾脏病杂志，2021，21（2）:100-105.

［42］臧丽，王少清. 慢性肾脏病患者运动康复管理策略研究进展 [J]. 中国全科医学，2020，23（1）:109-113.

［43］林博，周文琴，张帆. 慢性肾脏病病人疲乏症状评估工具及其非药物干预研究进展 [J]. 护理研究，2020，34（23）:4236-4239.

［44］姚晶，徐林芳，吴春蕾，等. 饮食健康教育对维持性血液透析患者饮食管理行为、钙磷代谢及营养状况的影响 [J]. 中国健康教育，2020，36（12）:1141-1144.

［45］Yamamoto S，Brian M S，Komaba H，et al. Medical Director Practice of Advising Increased Dietary Protein Intake in Hemodialysis Patients With Hyper-phosphatemia: Associations With Mortality in the Dialysis Outcomes and Practice Patterns Study[J]. Journal of Renal Nutrition，2021.

［46］Song Y Y，Chen L，Wang W X，et al. Social Support，Sense of Coherence，and Self-Management among Hemodialysis Patients[J]. Western Journal of Nursing Research，2021.

［47］朱帅.居家腹膜透析小知识 [N]. 上海中医药报，2020-11-06（003）.

［48］郭红霞，唐雯.新型腹膜透析液的研究进展 [J]. 中国血液净化，2020，19（06）:403-405+409.

［49］Eroglu E，Heimbürger O，Lindholm B. Peritoneal dialysis patient selection from a comorbidity perspective[J]. Semin Dial. 2020，00:1－15.

［50］Rodríguez-Chagolla JM，Vásquez Jiménez E，Herrera Arellano L，et al.. Peritoneal Dialysis Is an Option for Acute Kidney Injury Management in Patients with COVID-19[J]. Blood Purif，2020，5:1-7.

［51］Alexandrou ME，Balafa O，Sarafidis P. Assessment of Hydration Status in Peritoneal Dialysis Patients: Validity，Prognostic Value，Strengths，and Limitations of Available Techniques[J]. Am J Nephrol，2020，51（8）:589-612.

［52］Cullis B，Al-Hwiesh A，Kilonzo K，et al. ISPD guidelines for peritoneal dialysis in acute kidney injury: 2020 update（adults）[J]. Perit Dial Int，2021，41（1）:15-31.

［53］王莎莎，刘红霞，高凤莉，等.肾移植受者免疫抑制药物依从性现况分析 [J]. 中国护理管理，2020，20（03）:355-359.

［54］肖满田，陈勇，萧灿荣，等.学龄前儿童慢性肾病相关因素调查分析 [J]. 中国妇幼保健，2020，35（8）: 1500-1503.

［55］Uber AM，Sutherland SM. Acute kidney injury in hos-pitalized children: consequences and outcomes[J].Pediatr Nephrol，2020，35:213-220.

［56］冯仕品，王莉，刘喜，等.1002 例慢性肾脏病患儿临床及病理分析 [J]. 临床儿科杂志，2021，39（2）:87-90.

［57］付倩，刘小荣，陈植，等.单中心 371 例儿童慢性肾脏病 2～5 期回顾性研究 [J]. 中华实用儿科临床杂志，2020，37（5）:338-343.

［58］刘小彦，梅峰.老年人群慢性肾脏病的流行病学研究进展 [J]. 世界最新医学信息文摘，2019，19（61）:102-104.

［59］陈春会，刘祯帆，龙霖.老年慢性肾脏病早期患者疾病相关知识与自我管理能力的相关性 [J]. 护理学杂志，2020，35（17）: 11-17.

［60］刘海洋，刘虹.慢性肾脏病营养治疗的研究进展 [J]. 中国血液净化，2020，19（04）:259-262.

［61］中国医师协会肾脏内科医师分会，中国中西医结合学会肾脏疾病专业委员会营养治疗指南专家协作组.中国慢性肾脏病营养治疗临床实践指南.2021 版 [J]. 中华医学杂志，2021，101（08）:539~559.

［62］Zhu Y，Liu X，Li N，et al. Association Between Iron Status and Risk of Chronic Kidney Disease in Chinese Adults[J]. Front Med（Lausanne），2020，6:303.

［63］Ikizler T A，Burrowes J D，Byham-Gray L D，et al. KDOQI Clinical Practice Guideline for Nutrition in CKD: 2020 Update[J]. American Journal of Kidney Diseases，2020，76（3）:S1-S107.

［64］孟宪东，谢伟.精神心理疾病调护与治疗指南 [M].成都：四川科学技术出版社，2020.

［65］胡君梅.正念减压自学全书 [M].北京：中国轻工业出版社，2019.

［66］杜理平，单岩，常天颖，等.腹膜透析病人体力活动研究进展 [J].护理研究，2019，33（14）:2422-2426.

［67］杨蕾，吴晓霞，王颖，等.慢性肾脏病康复运动强度的研究进展 [J].中国康复理论与实践，2020，26（09）:1033-1037.

［68］臧丽，王少清.慢性肾脏病患者运动康复管理策略研究进展 [J].中国全科医学，2020，23（01）:109-113.

［69］Martins do Valle F，Valle Pinheiro B，Almeida Barros AA，et al.Effects of intradialytic resistance training on physical activity in daily life,muscle strength，physical capacity and quality of life in hemodialysis patients：a randomized clinical tria[J].Disabil Rehabil，2020，42:3638-3644.

［70］黄颖，董丽娜，李荣山，等.老年慢性肾脏病患者生活质量评估及其危险因素分析 [J].中华肾脏病杂志，2021，37（1）:16-22.

［71］丁琳，王宝莲，李晓蓉.介入护士进修意愿调查及其原因分析 [J].介入放射学杂志，2020，29（2）:201-204.

［72］廖宗峰，李玲，王宗文，等.护士进修需求评估量表的编制及信度、效度检验 [J].现代临床护理，2021，20（1）:45-50.

［73］张惠婷，吴晓丹，张丽娟，等.乳腺癌个案管理专科进修护士的培养与效果 [J].护理学杂志，2020，35（21）:60-62.

［74］刘瑞敏，王志增，张海龙，等.医学免疫学在线小班分组讨论课的教学方法及实施 [J].中国免疫学杂志，2020，36（19）:2327-2329+2333.

［75］银孟卓，李晴，熊炜烽，等.多学科诊疗协作模式下 PBL 联合 CBL 在老年医学教学的应用初探 [J].继续医学教育，2020，34（03）:22-24.

［76］陈懿，刘敏，马登艳，等.CBL 结合 PBL 在护理规范化培训学员慢病管理中的应用研究 [J].卫生职业教育，2021，39（11）:151-152.